Christel Schoen (Hg.)

Krebs: Gemeinsam sind wir stark

Ärzte, Therapeuten und Betroffene berichten

Christel Schoen (Hg.)

GEMEINSAM

SIND WIR STARK

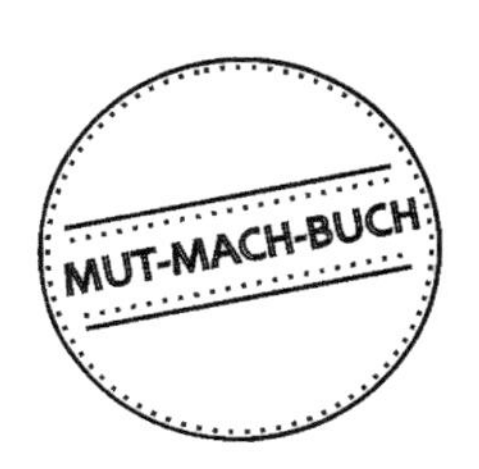

Ärzte, Therapeuten und Betroffene berichten

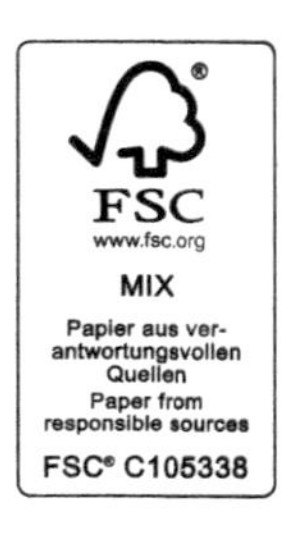

Lektoren: Michael Heberling, M.A., Journalist/Irmgard Wiesenhütter, M.A.

Satz, Layout und Illustrationen: Manuela Bößel * www.tangofish.de

(Titelbild unter Verwendung eines Fotos von Stephan Schoen)

Herstellung und Verlag: BoD- Books on Demand, Norderstedt

ISBN: 9783750407480

Bibliografische Informationen der Deutschen Nationalbibliothek

Die Deutsche Nationalbibliothek verzeichnet diese Publikation in der Deutschen Nationalbibliografie; detaillierte bibliografische Informationen sind im Internet unter dnb.d-nb.de abrufbar.

Inhaltsverzeichnis

Von A bis Z, persönliche Erfahrungsberichte von Fachleuten aus unterschiedlichen Gesundheits- und Heilberufen, die ihre Arbeit mit Krebspatienten, in unterschiedlichen Gesundheits-, Beratungs-, Begleit- und Betreuungseinrichtungen aus ganzheitlicher Sicht beschreiben.

Begleitung

Beratung

E

Ernährung

L

Lymphdrainage

M

Mamma-Care-Nurse

Massage

Musik

Einleitung von Christel Schoen

Aller guten Dinge sind drei

Liebe Leserinnen, liebe Leser,

mit dem Titel „Krebs: Gemeinsam sind wir stark; Ärzte, Therapeuten und Betroffene berichten“, halten Sie nun den dritten Band aus dem Projekt „Mut-mach-Buch“ in Ihren Händen. Dieses Buch ist, wie die beiden Vorgänger, eine Fundgrube für alle Krebspatienten und ihre Angehörigen, interessierte Ärzte und Therapeuten, für alle Menschen, die zum Thema Krebs bzw. für die Bewältigung einer Krebserkrankung nach Informationen über bewährte ganzheitliche Therapien, gesundheitsfördernde Methoden und Mittel als unterstützende oder ergänzende Maßnahme zur konventionellen Medizin suchen.

In den beiden erfolgreichen Anthologien „Krebs: Alles ist möglich – auch das Unmögliche; Persönliche Berichte von Krebsbetroffenen“ (2011/2015) und „Krebs: Wege aus der lauten Stille des Schweigens; Persönliche Berichte von Krebsbetroffenen und ihnen nahestehenden Menschen“ (2016) haben die Autorinnen und Autoren eindrucksvoll über ihre eigene Krebserkrankung und ihre Kraft gebenden und Mut machenden Bewältigungsstrategien geschrieben. Sie haben gezeigt, dass sich schulmedizinische Behandlungen und natürliche Heilverfahren dabei nicht ausschließen müssen, sondern ergänzen und verstärken können, um mit vereinten Kräften für den Patienten bestmögliche Ergebnisse zu erreichen. Auch dieses neue Buch zeigt: Eine individuelle Kombination aus konventionellen und komplementär-medizinischen Maßnahmen oder Angeboten fördert die positive Mitarbeit des Patienten, aktiviert die Selbstheilungskräfte, stärkt vor allem das Immunsystem als Wächter der Gesundheit.

Selbstheilungskräfte sind in der Natur normal. Bei kleinen Wunden sehen wir beispielsweise, dass der menschliche Körper nahezu mit allem ausgestattet ist, was zum Heilen der Verletzung benötigt wird. Bei einer lebensbedrohlichen Erkrankung wie Krebs ist das Selbstheilungssystem aber überfordert und braucht umfangreiche medizinische Unterstützung für Körper, Geist und Seele. Durch ein Miteinander von Komplementär- und Schulmedizin entstehen neue Perspektiven für eine integrative Medizin, die das Beste aus beiden Welten zum Wohl des Patienten vereint.

In diesem dritten Mut-mach-Buch zeigen die Autorinnen und Autoren – Ärzte und Therapeuten aus unterschiedlichen Gesundheitsbereichen und Betroffene – anhand ihrer persönlichen Erfahrungsberichte vielfältige Mittel und Wege auf, vielleicht auch Auswege, bei der ganzheitlichen Bewältigung einer Krebserkrankung. Als eine Art nachhaltigen Routenplaner und/oder Wegbegleiter bieten sie Ihnen für Ihre Entscheidungsfindung zielführende Informationen und praxisrelevante Impulse, die Sie inspirieren, sensibilisieren und befähigen, das Gesundwerden mit passender fachlicher und menschlicher Unterstützung, selbstbestimmt, vertrauensvoll und mutig anzugehen.

Die schulmedizinischen Methoden der Behandlung einer Krebserkrankung sind weithin bekannt. Leserinnen und Leser finden deshalb in diesem Buch wichtige Informationen über ein breites Spektrum an bewährten alternativen und ergänzenden, ganzheitlichen Therapien und therapeutischen Ansätzen, Methoden und Mitteln zum Thema Krebs.

Im Sinne eines Handbuches geht es in den Beiträgen, gegliedert von A bis Z, um bedeutsame Bewältigungsstrategien bei einer Krebserkrankung. Einige Beispiele: Achtsamkeitstraining, aktive Bewegung, kompetente psychoonkologische und sozial-rechtliche Beratung, gesundheitsfördernde Ernährung, die Heilkraft der Natur und Sprache, Philosophie, Psychologie, Spiritualität, komplementäre Zahnmedizin. Ebenso werden Aufgaben und Angebote unterschiedlicher Beratungs-, Begleit- und Betreuungseinrichtungen vorgestellt, die Sie bei der Entscheidungsfindung, bei wichtigen psychologischen Themen oder sozialrechtlichen Fragen unterstützen – wenn es beispielsweise um Ansprüche auf eine Haushaltshilfe, eine Reha, einen Schwerbehindertenausweis oder um den weiteren beruflichen Weg bzw. die Berentung wegen einer Schwerbehinderung geht.

Liebe Leserinnen und Leser, nutzen Sie die Impulse der hier vorgestellten Unterstützungs- und Begleitangebote, um eine neue Normalität zu finden, neue Prioritäten zu setzen, sich auf neue Dinge einzulassen, die begeistern und Spaß machen. In den Beiträgen finden Sie deshalb auch einiges über sinnstiftendes kreativ-künstlerisches Gestalten, wie beispielsweise über Musik, Tanz oder ehrenamtliches Engagement u.v.a.

Weiterführende Infos und Literatur zum jeweiligen Thema finden Sie über den Link zur Homepage der Autorin/des Autors oder über die entsprechende E-Mail-Adresse unter den Beiträgen.

Im Anhang dieses Buches finden Sie ebenfalls eine Link- und Adressenliste mit wichtigen Kontakten und Informationen im deutschsprachigen Raum, einschließlich sozialversicherungsrechtlicher Beratungsmöglichkeiten.

Bitte lesen Sie die Beiträge mit einer gesunden Portion Neugier und Skepsis zugleich. Lassen Sie sich nicht unter Druck setzen, alles anwenden zu müssen. Es muss für Sie stimmig sein: Jeder Tumor ist anders, jeder Mensch, der an einem Tumor erkrankt ist, hat seine eigene Lebens- und Krankheitsgeschichte. So vielfältig wie die Krebsarten, deren Ursachen und Krankheitsverläufe sind, sind auch die Wege der Krankheitsbewältigung. Jede Variante kann richtig sein. Das rechte Maß für ähnliche Diagnosen kann aber völlig unterschiedlich sein. Ein Patentrezept und eine Garantie gibt es nicht.

Die Idee zum Projekt „Mut-mach-Buch“ entwickelte ich 2008 während meiner eigenen Erkrankung (Fibromatöser Pleuratumor). Im Laufe der konventionellen medizinischen Maßnahmen (Chemo- und Strahlentherapie, OP), die meinen anfangs inoperablen Tumor verkleinern sollten, suchte ich nach weiteren Informationen über alternative und ergänzende Behandlungsmöglichkeiten, Unterstützungs- und Beratungsangebote. Bei der Recherche lernte ich unter anderem, dass eine Krebserkrankung ein sehr vielschichtiges Geschehen ist, dass alle Ebenen unseres Menschseins – Körper, Geist und Seele – sowie unser näheres Umfeld betroffen sind und dass diese Ebenen, sowohl beim Krankwerden wie auch im Genesungsprozess, zusammenwirken.

Vor allem die positiven Botschaften im Austausch mit anderen Krebsbetroffenen bestätigten meine Erfahrungen und halfen mir, nach und nach einen konstruktiven, zuversichtlichen und mutigen Umgang mit meiner Krebserkrankung zu finden. Ende 2010 startete ich das Projekt „Mut-mach-Buch“, um dem gesellschaftlichen Tabuthema Krebs den Schrecken zu nehmen. Mit möglichst vielen positiven persönlichen Geschichten von Krebsbetroffenen und ihnen nahestehenden Menschen wollte ich dem Trend negativer Statistiken und gesellschaftlicher Vorstellungen, wonach eine Krebs-Diagnose einem Todesurteil gleichkommt, einen starken Gegenpol setzen. Die große Beteiligung von Autorinnen und Autoren aus dem gesamten deutschsprachigen Raum hat mich sehr überrascht und bestärkt.

Durch die vielen Kontakte und Begegnungen mit anderen Krebsbetroffenen wurde das Buchprojekt im Laufe der Zeit zu einem segensreichen Stützpfeiler auf meinem eigenen Genesungsweg. Die vielen anerkennenden Rückmeldungen auf die beiden „Mut-Mach-Bücher“ und meine eigenen guten Erfahrungen motivierten mich, Beiträge von Fachleuten aus unterschiedlichen Gesundheits- und Heilberufen zu sammeln, die ihre Arbeit mit Krebsbetroffenen und das Thema Krebs aus ganzheitlicher Sicht beleuchten.

Aus eigener Betroffenheit weiß ich, wie schwierig es ist, nach der Diagnose „Krebs“ noch im Schock-Zustand die Pilotin oder der Pilot im eigenen Leben zu bleiben und nicht einem Autopiloten das Ruder zu überlassen. Trotz „medizinischen“ Drucks der anlaufenden „Maschinerie“, keine „wertvolle Zeit“ zu verlieren, ist es für jeden Patienten wichtig, dass er umfassend informiert ist. Denn nur so kann er sich wohlüberlegt für ein individuell passendes Maß an medizinischen Therapien frei entscheiden und in sie einwilligen. Dazu kann auch das Einholen einer Zweit- oder sogar einer Drittmeinung ratsam sein. Für manche Entscheidungen braucht es verschiedene Blickwinkel oder sogar einen Perspektivwechsel. Um den eigenen inneren Heilungsprozess zu wecken, kann evtl. bei den Beteiligten ein Umdenken und Loslassen gewohnter therapeutischer Schemata erforderlich werden.

Unwissenheit erzeugt Ungewissheit, und diese schafft vermehrt Ängste. Angst aber ist ein schlechter Berater. Wissen hingegen beruhigt, schafft Vertrauen und Zuversicht in die eigenen Ressourcen und Fähigkeiten und lässt mutig den eigenen Genesungsweg finden und gehen.

Die innere Zustimmung des Patienten zur Therapie ist wichtig, weil dadurch nicht nur die Ängste, sondern auch Therapie-Nebenwirkungen erheblich reduziert werden. Die Schmerzkontrolle und die Fähigkeit, mit dem Leidensdruck besser klar zu kommen, werden gestärkt. Damit steigen die Chancen für eine gelingende Bewältigung der Krebserkrankung und für eine zufriedenstellende Lebensqualität im Alltag mit und nach dem Krebs.

Nehmen Sie sich die notwendige, für Sie wertvolle Zeit, um herauszufinden, was Sie wann und wie selbst für Ihr Gesundwerden tun können. Suchen Sie nach Antworten auf Fragen wie: Was kann mir selbst auf meinem Genesungsweg weiterhelfen? Wo bekomme ich die Hilfen und die Unterstützung her, die ich brauche?

Meine eigenen Erfahrungen bestätigen die wertvollen Möglichkeiten einer professionellen psychologischen Beratung und Begleitung während der medizinischen Maßnahmen und vor allem in der Nachsorge. Diese bieten unter anderem Psychosoziale Krebsberatungsstellen, Psychoonkologie, Psychotherapie usw. Bei der Reflexion der Bedeutung von Beziehungen, Gefühlen, von Lebenssinn und Lebenswillen geht es um eine ganzheitliche Sicht auf Ihre Situation, um Umstände wahrzunehmen, die neu gestaltet werden sollten. Ressourcen stärkende Maßnahmen können so, auch im Sinne von Salutogenese, die Psyche, das Selbstvertrauen, das Selbstmanagement des Krebsbetroffenen unterstützen, d. h. die eigenen Fähigkeiten und Energiequellen können gezielt fürs Gesundwerden gefördert und genutzt werden. Wenn Sie erst einmal erfahren haben, dass Sie den Herausforderungen gewachsen sind und sie bewältigen können, wenn Ihr Leben wieder einen (starken) Sinn hat und Sie zuversichtlich nach vorne blicken können, dann lässt sich das Gesundwerden kraftvoll gestalten.

Eine wertschätzende Kommunikation zwischen allen Beteiligten und die Heilkraft der Sprache sind ebenfalls von zentraler Bedeutung für den gesamten Krankheits- und Genesungsprozess. Wörter können Menschen schwach und krank machen oder wohltun wie heilsame Medizin. Eine zeitlich ausreichende, sachliche und trotzdem einfühlsame Kommunikation zwischen Ärzten, Therapeuten und Krebspatienten ist deshalb entscheidend dafür, ob sich der Kranke als mündig und eigenverantwortlich ernstgenommen fühlt und sich ein vertrauensvolles Verhältnis für die Zusammenarbeit entwickeln kann. Eine umfassende Aufklärung bezieht sich dabei sowohl auf die Diagnose als auch auf den Verlauf der Erkrankung mit oder ohne Behandlung. Wird der Krebspatient ausführlich über die Risiken und die Nebenwirkungen der Behandlungsmaßnahmen informiert, führt das zu weniger Ängsten, selbst wenn die Befunde ungünstig sind. Für ihn selbst kann es entscheidend sein, die eigenen körperlichen und emotionalen Bedürfnisse und Wünsche klar zu formulieren, Grenzen zu setzen und einzuhalten.

Einige Beiträge wollen den Mut der Leserinnen und Leser wecken, sich mit den negativen Gefühlen wie Ohnmacht, Wut, Angst, Schuld, Verzweiflung und Trauer über den Verlust der körperlichen Unversehrtheit oder körperlicher Funktionen auseinanderzusetzen. Sie wenden sich spirituellen Themen zu, mit dem Bewusstsein von Endlichkeit, Sterben und Tod. Mit sich eins zu werden, mit der Welt ins Reine zu kommen, Frieden schließen zu können mit sich, den Menschen um sich und bei manchen auch mit Gott, ist für Krebsbetroffene hilfreich und anstrengend zugleich. Chancen und Risiken liegen bei diesen Herausforderungen oft nah beieinander. In einigen Beiträgen werden Sie über die segensreichen Möglichkeiten einer Palliativen Medizin in der Sterbebegleitung, beispielsweise zu Hause durch eine spezialisierte ambulante Palliativversorgung (SAPV), auf einer Palliativ-Station im Krankenhaus, in einem Hospiz oder durch ehrenamtliche Hospizhelferinnen und -helfer gut informiert. Für die Angehörigen kann eine professionelle Trauerbegleitung sehr hilfreich sein. Der Glaube kann eine starke gesundheitsfördernde Kraft sein, und Gebete können den Verlauf von Erkrankungen positiv beeinflussen, deshalb ist die Krankensalbung Thema eines Beitrags.

Allen Leserinnen und Lesern wünsche ich, dass

- sich für sie beim Lesen der unterschiedlichen Beiträge der Nebel um ihre Krebserkrankung langsam lichtet, sie wieder Boden unter die Füße bekommen und ihren Genesungsweg immer klarer vor sich sehen können.
- sie ihre Entscheidungen für ihr individuelles Genesungspaket so treffen können, dass alles zu ihren eigenen Überzeugungen und Entwicklungen passt.
- sie die passenden medizinischen Experten und Menschen in ihrem Umfeld finden bzw. haben, die mit Kompetenz und Professionalität, Offenheit und Zuversicht ihr Vertrauen in die gemeinsame Arbeit bestärken und so ein „heilsames Feld“ schaffen.
- sie ihrem „inneren Heiler“, dem besten Arzt, der in jedem Menschen wohnt, vertrauen und seine Kräfte zur Selbstregulation bzw. Selbstheilung mit hoffungsvollen Gedanken und zuversichtlichen Einstellungen unterstützen können.

- sie sich neben den medizinischen Profis auch psycho-onkologische Unterstützung von außen suchen und annehmen, damit sie ihre Erkrankung als Weckruf, Lernprozess und/oder Reifungsprozess verstehen können, über das eigene Leben tiefgreifend nachzudenken, die Lebensweise und Lebenswelt evtl. zu verändern und zu neuer Stärke heranzuwachsen.
- sie und alle an ihrem Genesungsprozess Beteiligten mit dem Herzen sehen, mit der Seele hören und mit Liebe dabei sein können.
- sie aus möglichst vielen Gedanken – ein „Danke“ machen können.

Herzlichst

Ihre

Christel Schoen

Projektinitiatorin und Herausgeberin

Kontakt und Infos

info@projekt-mut-mach-buch.de

www.projekt-mut-mach-buch.de

Geleitwort von György Irmey

Die Menschen in ihrem Kranksein ganzheitlich begreifen und behandeln

Christel Schoen hat in dem nun vorliegenden Buch eine Vielzahl von Schätzen und Anregungen zusammengeführt. Erstmals sprechen hier nicht nur von der Krankheit „Krebs“ Betroffene, sondern es kommen Therapeuten zu Wort, die besondere Wege für und mit ihren Patientinnen und Patienten bei der Bewältigung der Krebserkrankung gehen. Viele hilfreiche Impulse geben anderen betroffenen Menschen Motivation und Hoffnung im Umgang mit ihrer Erkrankung.

Ganzheitlich tätigen Therapeuten muss es ein Anliegen sein, bei Menschen nicht nur Krankheiten zu behandeln, sondern diese Menschen in ihrem Kranksein zu begreifen. Die Basis dafür ist das therapeutische Gespräch, in dem ein objektiver Krankheitsbefund in seiner Auswirkung auf den einzelnen kranken Menschen zu erfassen gesucht wird.

Wenn Ärztinnen und Ärzte beispielsweise dabei nicht strikt gemäß den Leitlinien der Medizin handeln, begeben sie sich auf ein unsicheres Terrain. Das braucht noch gar nicht zu heißen, dass sie diese Leitlinien prinzipiell ablehnen. Allein wenn sie auf berechtigten Wunsch mancher Krebspatienten nur Teile davon gutheißen und Methoden anwenden, die in den Leitlinien nicht verankert sind, handeln sie mutig. Eigene Wege zu gehen verlangt nicht nur vom Kranken, sondern auch von manch einem Behandler viel Mut und Rückgrat. Dennoch darf sich keine Patientin oder kein Patient der Tatsache verschließen, dass alle Ärztinnen und Ärzte auf Grund ihrer persönlichen Erfahrung und auch ihres persönlichen Weltbildes handeln. Auch der Schulmediziner wägt im Idealfall seine professionelle Distanz und Empathie mit den objektiven Erkenntnissen und dem aktuellen Stand der Wissenschaft ab. Dabei lässt sich weder die persönliche Erfahrung noch irgendeine Statistik eins zu eins auf den einzelnen Menschen, der in eine Klinik oder Praxis kommt, übertragen.

Eigenverantwortung und Selbstwirksamkeit

Beide Eigenschaften und Fähigkeiten sind für mich im Laufe der Jahre zu wichtigen Schlüsselbegriffen in der Auseinandersetzung mit einer Krebserkrankung geworden. Denn niemand darf, ob in der naturwissenschaftlich oft einseitig orientierten, universitären Medizin, noch in einer biologisch ausgerichteten ganzheitlichen Heilkunde, die Verantwortung vollständig an den Behandler abgeben. Natürlich ist jeder Therapeut für sein Handeln verantwortlich, auch wenn er ein Ergebnis nicht garantieren kann. Falls ich mich als Patient beispielsweise für die geeignete Behandlung meines Krebsgeschehens einem geplanten chirurgischen Eingriff unterziehen muss, dann übergebe ich natürlich dem Operateur die Verantwortung. Und wenn ich als Betroffener den Entschluss gut mittragen kann, wird die Operation viel eher zu dem Erfolg führen, den ich mir wünsche.

Der immense Zeitdruck, der in der naturwissenschaftlich orientierten Medizin im Zusammenhang mit einer Krebserkrankung aufgebaut wird, ist meist völlig kontraproduktiv. Der Befund einer Krebserkrankung darf nicht verharmlost werden, und dennoch dürfen sich Menschen Zeit lassen, zu den für sie richtigen persönlichen Entscheidungen kommen zu können.

Achtsamkeit

Dies ist ein weiteres Schlüsselwort. Achtsamkeit auf Augenhöhe ist ein entscheidender Kern in der Begegnung mit dem kranken Menschen. Nie waren die Möglichkeiten so groß, nicht nur positive, verheißungsvolle Nachrichten, sondern bewusste Falschmeldungen, wie ein um sich greifendes Strohfeuer, in rapider Zeit zu verbreiten. Eine sogenannte Magic-Bullet (= Zaubermittel) gegen Krebs, wie wir es uns innerhalb oder außerhalb der Medizin wünschen, wird es auf absehbare Zeit nicht geben.

Dennoch haben wir heute in unseren Wohlstandsländern, in allen Bereichen der Medizin und auch jenseits von ihr, Zugang zu einem großen Potenzial an Heilungsmöglichkeiten, welches viel umfassender ist, als es die heutige Medizin den Menschen suggerieren mag.

Jeder einzelne Mensch kann viel Wesentliches zu seinem persönlichen Heilprozess beitragen. Viele von mir beratene Menschen empfinden, dass die naturwissenschaftlich orientierte Medizin sich in immer noch mehr Details verbeißt – dabei sollten vielmehr ein Raum und eine Atmosphäre geschaffen werden, in der Heilung möglich werden kann. Menschen brauchen Impulse, um im Leben zu bleiben und nicht nur am Leben gehalten zu werden. Die Aufmerksamkeit darf nicht nur der Vielzahl der Maßnahmen und des Tuns gelten, sondern es gilt achtsam zu schauen, mit welchem Bewusstsein und mit welcher Einstellung wir etwas tun, unabhängig davon, ob bei einem biologisch naturheilkundlich, einem mehr konventionell orientierten Vorgehen oder einer persönlichen Mischung aus beiden.

Lassen Sie sich Zeit beim Lesen des Buches, spüren Sie nach, welche Texte Sie besonders ansprechen, reflektieren Sie das Gesagte mit wohlwollender Skepsis und wägen Sie ab, was Sie für sich persönlich an Anregungen aus den wunderbaren Beiträgen gewinnen können.

Vertrauen ist eine Oase, die von der Karawane des Denkens nie erreicht wird, sagte der Sufi-Weise Khalil Gibran.

Dieses Vertrauen wünsche ich allen Leserinnen und Lesern für ihren persönlichen Heilprozess, wenn sie selbst von der Krankheit betroffen sind, und ebenso für Ihre Begleiter.

Heidelberg, im März 2019

Dr. med. György Irmey

Ärztlicher Direktor
Gesellschaft für biologische Krebsabwehr e.V. (GfBK)
Voßstr. 3, 69115 Heidelberg

Kontakt und Infos
www.biokrebs.de

A

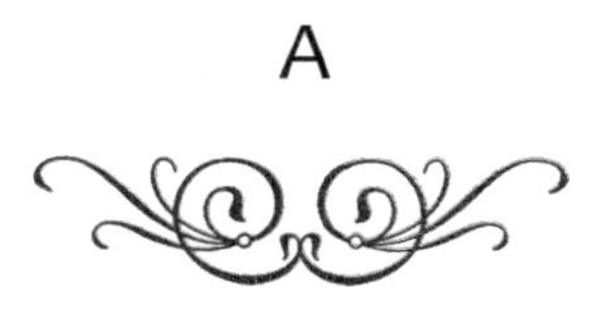

Achtsamkeitstraining

Moment mal …

Natur und Achtsamkeit als Ressourcen für Gesundheit und Glück

Nils Altner

Unser Leben erhalten wir ungefragt als ein Geschenk. Wir nehmen es als gegeben hin, genauso wie auch die Natur und die Luft, die uns umgeben. Und für die meisten von uns entfaltet sich dieses Geschenk in den ersten zwei, drei Jahrzehnten mit einer robusten Ausstattung an Lebenskraft, Selbstregulation und der Fähigkeit zur Selbstheilung. Was brauchen unser Körper und Geist, damit diese Fähigkeiten ein Leben lang gestärkt und erhalten bleiben? Die Erkenntnisse aus über 100 Jahren naturheilkundlicher Praxis und Forschung lassen sich mit einem Wort zusammenfassen: Natur.

Über Hunderttausende von Jahren sind wir Menschen als Naturwesen durch die Auseinandersetzung mit Naturgegebenheiten geprägt worden. Über Millionen von Jahren sind auf unserem blauen Planeten Erde unbeschreiblich komplexe und aufeinander abgestimmte Naturprozesse entstanden. Seit etwa 100 Jahren beeinflussen und stören wir diese zunehmend durch unsere Lebensweise. Das wirkt sich bekanntlich nach außen hin auf das Klima und die Ökosysteme aus, aber natürlich auch nach innen auf unser menschliches Sein in der Welt und auf unsere Gesundheit.

Wir Menschen sind nicht ohne unsere natürliche Umgebung denkbar. Sie nährt uns, und wir sind ein Teil der Natur, indem unser biologisches Leben nach ihren Rhythmen und Gesetzen verläuft. Mit jedem Atemzug tauschen wir Moleküle aus mit der Welt, in der wir leben.

Viele Aspekte der Natur, die uns in unserer Evolution geformt haben, treten in polaren Entsprechungen und im Verlauf eines Jahreskreislaufes auf: Tag und Nacht, Hitze und Kälte, Überfluss an Nahrung und Mangel daran, Bewegung und Ruhe sowie die Auseinandersetzung mit Mikroorganismen, Parasiten und anderen Herausforderungen. Im Verlauf des Lebens erwachsen aus der Bewältigung dieser natürlichen Herausforderungen die Kompetenzen unseres Organismus, z.B. die Immunabwehr, die Regulation der Körpertemperatur, Beweglichkeit, Ausdauer usw.

Ein Motor unserer Kulturentwicklung war der Wunsch, uns die Bedrohungen, Beschwerlichkeiten und Unannehmlichkeiten der Natur zunehmend vom Leibe zu halten. Deshalb verfügen wir heute über ein dauerhaftes Überangebot an industriell hergestellten Nahrungsmitteln und anderen Gütern. Wir haben uns in unseren Gebäuden mittels elektrischen Lichts, Heizungs- und Klimaanlagen weitgehend unabhängig vom Hell-Dunkel, Warm-Kalt, Tages- und Jahresrhythmus eingerichtet. Unsere Ruhephasen sind nicht mehr durch naturgegebene, rhythmisch wiederkehrende Erscheinungen wie Dunkelheit oder Winter vorgegeben. Bedrohungen durch wilde Tiere oder aggressive Nachbarn sind auf ein Minimum geschrumpft. Hygienische Standards und die Verfügbarkeit von Antibiotika halten uns Parasiten sowie bedrohliche, aber auch nützliche Mikroorganismen vom Leibe. Körperliche Arbeit in Landwirtschaft, Wald, am Wasser, im Handwerk und in der Industrie verrichten nur noch wenige Menschen, die hauptsächlich Maschinen bedienen.

Entfernungen überbrücken wir mit Kommunikationstechnik oder legen sie sitzend mittels Transportmaschinen zurück.

Familiäre und soziale Rollen und Bezüge sind sehr frei gestaltbar. Und es ist uns heute sogar weitestgehend möglich, auch ohne sie zu leben. Virtuelle Kooperation, Gemeinschaften und Realitäten treten zunehmend an die Stelle real-leibhaftiger Beziehungen und der Auseinandersetzung mit anderen Menschen und mit unserer natürlichen Lebenswelt.

Unsere Kulturentwicklung ist also geprägt von einer zunehmenden Befreiung oder Loslösung von naturgegebenen Abhängigkeiten und Herausforderungen. Doch mit der wachsenden Unabhängigkeit entsteht auch ein zunehmendes Unverbunden-Sein mit der Natur und untereinander. Dadurch sind wir, wie gesagt, weniger herausgefordert bzw. angeregt, viele der in uns angelegten Fähigkeiten zu entwickeln. Das betrifft z.B. folgende Fähigkeiten des Organismus:

- Kälte und Wärme auszugleichen
- mit Nahrungsmangel durch Optimierung von Energiegewinnung und -verbrauch umzugehen
- ein optimales Gewicht zu erhalten
- Muskelkraft und Beweglichkeit zu erhalten
- Parasiten und Mikroorganismen immunologisch zu regulieren bzw. optimal zu nutzen
- rhythmisches Wechseln zwischen An-und Entspannung
- Nahrungsmittel, Kleidung, Energie und Alltagsgegenstände in lokalen Kreisläufen herzustellen und zu recyceln

- Das Empfinden und Gestalten unserer Verbundenheit oder auch Untrennbarkeit von natürlichen und sozialen Bezügen.

In jungen Jahren zehren wir dabei vom Vorschuss an Vitalität und Regenerationsfähigkeit in uns, den uns die Natur zum Lebensanfang schenkt. Doch die Natur selbst leidet zunehmend unter Beschädigungen, die wir ihr zufügen. Am besten tun wir daran, wenn wir erlernen, gut für die Natur in uns und um uns zu sorgen, solange der Vorrat an gesundheitsfördernder Regulationsfähigkeit innen und außen noch nicht aufgebraucht ist.

Unsere Kulturentwicklung weg von der Natur haben wir zu weit getrieben. Inzwischen leben so viele Menschen entfremdet von ihr, dass wir vom „Natur-Defizit-Syndrom" sprechen. Vor allem Kinder und Jugendliche versuchen wir gezielt zurückzuführen zum Erleben der Natur. Doch auch für erwachsene Menschen ist dieser Bezug eine wichtige Quelle für Gesundheit und Lebensqualität. Erleben Sie das auch so? Erinnern Sie sich an einen Moment draußen in der Natur, in dem Sie mit allen Sinnen bewusst achtsam eingestimmt waren auf die Welt um Sie herum:

- Was haben Sie gesehen, gehört, gespürt, empfunden?
- Wie hat sich Ihr Körper angefühlt?
- In welcher Stimmung waren Sie?
- Was klingt jetzt noch in Ihnen nach?

Wenn Natur für den Erhalt und die Wiederherstellung unserer Gesundheit so wichtig ist, gilt es, das Bewusstsein und die Achtsamkeit für sie bei möglichst vielen Menschen zu stärken.

Wann haben Sie zum letzten Mal das Gefühl gehabt, in einem Moment zu verweilen und von Herzen seine Schönheit und das Wunder des Lebens zu empfinden? In diesen Momenten breitet unsere Seele ihre Flügel aus und verbindet sich ruhig und kraftvoll mit dem lebendigen Universum. Doch dies wahrzunehmen und bewusst zu erleben ist eine Herausforderung im scheinbar immer schneller werdenden Lebenstakt. Viel öfter empfinden wir uns wie in einem Hamsterrad, dessen Bewegungen viel zu schnell für uns sind und das sich dennoch nicht von der Stelle zu bewegen scheint. Dieses kollektive Gefühl, gefangen zu sein in einer sinnlosen Beschleunigung, ist sicher ein wichtiger Grund für das wachsende Interesse an Achtsamkeit, Meditation und Kontemplation.

Fakt ist, dass unser Geist und unser Körper Schaden nehmen, wenn wir dauernd unter Anspannung stehen. Wir sind Naturwesen und brauchen daher rhythmische Wechsel von Aktivität und Ruhe, von nach außen gerichtetem TUN und von eher nach innen orientiertem, empfangenden SEIN. Wenn dieser Wechsel im Alltag auf Dauer fehlt, treiben wir Raubbau an unseren Ressourcen für Gesundheit, Gesundung und Glücklich-Sein. Es ist der mind-body-medizinischen Forschung und Praxis (= Geist-Körper-Medizin) zu verdanken, dass achtsamkeitsbasierte Interventionen wie Meditation, Yoga oder Qi Gong ihren Weg in die Regelmedizin finden, so z.B. auch in die Behandlungsleitlinie für die Diagnostik, Therapie und Nachsorge des Mamma-Karzinoms (1).

Beginnen wir am besten mit uns selbst. Wenn Sie wollen, probieren Sie die folgenden drei Schritte aus:

1. Verweile doch, du bist so schön!

Erlauben Sie sich, den nächstbesten Moment in diesem Sinne zu begrüßen. Stoppen Sie ihre Agenda für eine Weile und lassen Sie sich jetzt zur Be-Sinnung nieder. Nehmen Sie wahr, was sich Ihren Sinnen darbietet. Schauen, riechen, fühlen, horchen, schmecken Sie den Moment in seiner prallen Fülle. Lassen Sie Ihre Brust sich mit einem genüsslichen tiefen Atemzug weiten. Vielleicht mögen Sie eine Hand auf Ihr Herz legen und sich dem Wunder öffnen, dafür, dass Sie jetzt hier, an diesem Ort, warm, lebendig und bewusst gegenwärtig sind.

2. Was ist mir wichtig?

Bleiben Sie mit einem Teil Ihrer Aufmerksamkeit beim Spüren des Körpers, wenn Sie sich nun fragen, was Ihnen bezogen auf Ihr Sein mit und in der Natur wichtig ist. Bemerken Sie dabei, wenn Ihr Körper sich beim Suchen nach Antworten zu der Frage verändert, z.B. sich bewegt, der Atem tiefer oder schneller wird usw.

3. Den Kreis weiten!

Nachdem Sie diese Frage und die möglichen Antworten verkörpert, durchfühlt und durchdacht haben, kehren Sie zur Ausgangssituation zurück. Nehmen Sie wieder wahr, wie Sie in diesem Moment sitzen oder stehen. Spüren Sie den sicheren Boden unter Ihnen, Ihr Aufgerichtet-Sein, das Würde und Kraft ausdrückt, den Raum, den Ihr Körper einnimmt, die feinen Bewegungen Ihres Körpers und den Atem, der ihn durchfließt und belebt. Verweilen Sie für ein paar Atemzüge ganz präsent in Ihrem Körper und weiten Sie dann Ihren Aufmerksamkeitsraum vom Innern her nach außen, in die Welt, die Sie umgibt. Nehmen Sie das Zimmer, das Gebäude, den Ort, die Landschaft mit all ihren unbelebten und belebten Anteilen wahr. Und spüren Sie sich, so lange Sie möchten, umgeben, eingebunden, untrennbar von all dem. Dann beenden Sie diese bewusste Zeit mit sich selbst in Ihrer Lebenswelt, so, wie es für Sie passt.

Wenn Ihnen das guttut, dann gönnen Sie sich solche achtsamen Momente des bewussten Verbundenseins immer wieder. Und nähren Sie damit sich selbst und Ihr Engagement in der Welt. Eine vom Autor gesprochene Anleitung zu einer vertiefenden Achtsamkeitsübung, dem Body-Scan, finden Sie am Ende des Beitrags (2).

Das leibhaftig empfundene achtsame Verweilen im Moment wird meist als sehr entlastend, beruhigend und auch beglückend erlebt. Und wissenschaftliche Meta-Analysen zeigen, dass mehrwöchige Achtsamkeitsprogramme wie MBSR (Mindfulness-Based Stress Reduction) mittelstark lindernd auf psychische Symptome von Angst, Depressivität und Stress wirken. Bei Erkrankungen des Bewegungsapparates, bei Krebs, HIV, Herz- und Suchterkrankungen lassen sich ebensolche Symptom-Verringerungen nachweisen. Auch nehmen Empathie, Krankheitsbewältigung, Schlaf- und Lebensqualität zu (3).

Eine aktuelle Analyse der Wirkeffekte von achtsamkeitsbasierten Interventionen für Kinder und Jugendliche unter 18 Jahren fand ähnliche Ergebnisse (4).

Selbstachtsamkeit als protektiver (= erleichternder) Faktor

Im Rahmen einer vom Bundesministerium für Bildung und Forschung in Auftrag gegebenen Studie zum Einfluss des demografischen Wandels auf Kreativität und Leistungsfähigkeit von Forschern und EntwicklerInnen haben wir untersucht, ob und welche protektiven Wirkungen Achtsamkeit auf psychische Belastung, Gesundheit und Arbeitsfähigkeit hat (5). 62 Prozent der dazu befragten 398 Beschäftigten aller Altersgruppen aus Forschung und Entwicklung klagten über Symptome mittlerer und starker Erschöpfung, Schlafstörungen, fühlten sich ausgelaugt und lustlos, schnell irritierbar sowie generell erschöpft, müde und ausgebrannt.

Unsere Datenanalyse legt nahe, dass eine ausgeprägte Selbstachtsamkeit als eine zentrale Gesundheitsressource vor Überschätzung der eigenen Kraftreserven, vor Überforderung und einer nachfolgenden vitalen Erschöpfung schützt. Die Personen in unserer Studie, die hohe Werte für einen bewussten und freundlich achtsamen Selbstbezug aufwiesen, die sich beispielsweise für ihre eigenen Fehler und Schwierigkeiten nicht verurteilen, die sich selbst freundlich behandeln, die mit Humor wahrnehmen können, wenn Dinge im Leben schief gehen, oder wie sie sich manchmal das Leben schwer machen, die auf die Motive ihrer Handlungen achten, zeigten geringe Anzeichen für eine vitale Erschöpfung.

Mit der Achtsamkeitspraxis finden wir inmitten einer außer sich geratenen Welt Mittel und Wege, mit denen es gelingt, im Moment achtsam zu verweilen und uns an seiner Schönheit zu freuen. Dabei können wir darauf bauen, dass wir alle zutiefst wissen, wie gut sich eine präsente, geistesgegenwärtige Haltung anfühlt, da wir als kleine Kinder oft in ihr gegenwärtig waren. Und es ist wunderbar und heilsam, wenn wir nicht nur unseren Kindern die Kultivierung dieser zutiefst menschlichen achtsamen Haltung ermöglichen, indem wir darauf basierte Erziehungs- und Bildungsformen etablieren, sondern sie selbst als gestresste Erwachsene nutzen (6).

Gelebte Nachhaltigkeit

Weder wir Menschen noch die Erde halten dem Wachstums- und Beschleunigungswahnsinn weiter stand. Es ist so deutlich absehbar, dass die Ressourcen in uns und in der Natur sich bald verschleißen, wenn wir uns jetzt nicht besinnen und auf Regeneration umschalten. Halten wir inne und lassen ein Zeitalter wirklicher Nachhaltigkeit beginnen.

Der erste Schritt ist ganz leicht. Erlauben Sie sich, den nächstbesten Moment mit einem „Verweile doch, du bist so schön“ zu begrüßen. Stoppen Sie immer wieder im Alltag ihre Agenda für eine Weile und lassen Sie sich in diesem Moment zur Be-Sinnung nieder. Nehmen Sie wahr, was sich Ihren Sinnen darbietet. Schauen, riechen, fühlen, horchen, schmecken Sie den Moment in seiner prallen Fülle. Lassen Sie Ihre Brust sich mit einem genüsslichen, tiefen Atemzug weiten. Vielleicht mögen Sie eine Hand auf Ihr Herz legen und sich dem Wunder öffnen, dafür, dass Sie jetzt hier, an diesem Ort warm, lebendig und bewusst gegenwärtig sind. Wenn Ihnen das guttut, dann gönnen Sie sich solche achtsamen Momente immer wieder.

Zum Autor

Dr. phil. Nils Altner, AG Gesundheit & Prävention, Klinik & Lehrstuhl für Naturheilkunde & Integrative Medizin, Kliniken Essen-Mitte/Universität Duisburg-Essen

Kontakt und Infos

www.achtsamkeit.com

Regional sortierte Liste der AchtsamkeitslehrerInnen

http://www.institut-fuer-achtsamkeit.de/mbsr-lehrerinnen-nach-plz
http://www.mbsr-verband.de/kurse-kompaktkurse.html

MulitplikatorInnen-Schulungen zu „Gesundheit, Achtsamkeit und Mitgefühl in der menschenbezogenen Arbeit – GAMMA“ am Lehrstuhl für Naturheilkunde und Integrative Medizin der Universität Duisburg-Essen

https://www.nhk-fortbildungen.de/52-0-GAMMA.html

Weiterführende Literatur

(1) interdisziplinäre S3-Leitlinie für die Diagnostik, Therapie und Nachsorge des Mamma-Karzinoms (2012). Langversion 3.0, AWMF-Register-Nummer: 032 – 045OL, S. 283

(2) http://www.achtsamkeit.com/audio.htm hier ist als Download verfügbar, eine vom Autor gesprochene Anleitung zu einer vertiefenden Achtsamkeits-übung, dem Body Scan.

(3) de Vibe Michael, Bjørndal A, Tipton E, Hammerstrøm KT, Kowalski K.: Mindfulness based stress reduction (MBSR) for improving health, quality of life and social functioning in adults. Campbell Systematic Reviews 2012:3, DOI: 10.4073/csr.2012.3.

(4) Zoogman, S., Goldberg, S. B., Hoyt, W. T., & Miller, L. (2014). Mindfulness interventions with youth: A meta-analysis. Mindfulness, July, 2014

(5) www.kreare.de

(6) Altner, Nils: Achtsam mit Kindern leben. Wie wir uns die Freude am Lernen erhalten. München, Kösel 2009

Altner, Nils (2012) Achtsamkeit im Kindergarten. Weinheim: Beltz

Atemtherapie

Die Heilkraft im Atem

Grundlegende Zusammenhänge über das lebenswichtige Bindeglied zwischen Körper, Geist und Seele

Stefan Klatt

Als Atemlehrer werde ich seit vielen Jahren in die von Dr. med. Ebo Rau gegründete Selbsthilfegruppe Krebs in Amberg eingeladen. Anhand von praktischen Übungen informiere ich in Vorträgen und Gesprächen über meine Atemarbeit und Yoga. In den ersten Jahren des Bestehens dieser Gruppe, damals von Dr. Rau noch selbst geleitet, erlebte ich immer wieder, wie sich Mitglieder mit der einen oder anderen erfolgversprechenden Therapie an Dr. Rau wandten, um sowohl seinen medizinischen, vor allem aber seinen liebevollen menschlichen Rat einzuholen. Sehr geschickt entzog er sich meist der Rolle des Ratgebers und gab die Verantwortung immer wieder in die Hände des Hilfesuchenden zurück, mit der Bekräftigung, dasjenige auszuprobieren, von dem man selbst überzeugt sei, ohne dass dabei der Geldbeutel zu sehr strapaziert werde.

Inwieweit ich Ihnen mit meinen Erfahrungen und dem Wissen über den Atem helfen kann, entscheiden Sie selber. Probieren Sie es aus, denn eines ist sicher: Bewusstes Atmen ist das einfachste Heilmittel und steht uns zu jeder Zeit im Überfluss zu Verfügung, und das alles kostenfrei.

Ich kam im Alter von 22 Jahren als junger Erwachsener zum ersten Mal mit der Tiefenatmung nach Leonard Orr in Berührung, die nachhaltig mein Leben veränderte und zu meinem Beruf geworden ist. An mir und vielen Klienten, die ich seither begleiten konnte, haben sich mir Zusammenhänge erschlossen, dass der Atem tatsächlich das Bindeglied zwischen Körper, Geist und Seele darstellt. Meistens sind wir uns dieser lebenswichtigen Verbindung nicht bewusst, denn das Atmen ist ja selbstverständlich, scheinbar etwas Einfaches, das nicht extra erwähnt werden muss.

Atem ist Leben – ohne Atmung versiegen innerhalb von drei bis fünf Minuten die Lebenskräfte.

So habe ich selbst, von ein paar grundlegenden physiologischen Zusammenhängen abgesehen (Sauerstoff beim Einatmen und Kohlendioxid beim Ausatmen), weder während meiner Schul- und Ausbildungszeit noch im Studium etwas über die existenzielle Lebensversorgung und damit auch Heilungsmöglichkeit erfahren, die bewusstes Atmen bewirken kann.

Sollten Sie Wunderübungen erwarten, muss ich Sie sogleich enttäuschen, denn es gibt sie nicht. Ich werde in diesem Artikel den Schwerpunkt auf die Bewusstwerdung Ihrer Atmung lenken – so verstanden ist jede Übung wunderbar und bringt uns uns selbst ein Stück näher.

Nehmen Sie doch sogleich beim Lesen der folgenden inspirierenden Heilgedanken Ihren Atem wahr:

Atem ist Leben – alles, was lebt, atmet – ich atme – im Atem bin ich verbunden mit der Kraft meines Lebens – das Leben ist jeden Augenblick neu – der Atem führt mich in den gegenwärtigen Augenblick – Heilung ist in jedem Moment möglich – bewusstes Atmen ist das einfachste, mir immer zur Verfügung stehende Heilmittel: kostenfrei und unbezahlbar zugleich.

Jeder Mensch ist einzigartig. So sind auch die Heilungsgeschichten, die wir in den ersten „Mut-mach-Büchern“ gelesen haben, so verschieden, dass uns schon längst klar ist: Keine Krankheitsgeschichte lässt sich mit einer anderen vergleichen. Jeder geht seinen eigenen Weg. Ungeachtet der verschiedenen persönlichen Lebenswege und Therapiemöglichkeiten möchte ich auf eine Gemeinsamkeit hinweisen, die wir mit allen Lesern und allen Lebewesen der Erde teilen: Wir atmen. Obwohl ich mich über drei Jahrzehnte mit der Atemarbeit beschäftige, ist diese Erkenntnis immer noch das Interessanteste, was mir mein Leben zu bieten hat, denn am seidenen Faden des Atems hängt das gesamte Leben, meine Heilung und alles, was dazu gehört. Die Höhen und Tiefen meines Lebens spiegeln sich im Atem. Geht es mir gut, atme ich frei, unbeschwert und tief. Geht es mir nicht ganz so gut oder habe ich körperliche und seelische Schmerzen, stockt der Atem und verändert seinen natürlichen Lauf.

Der Atem ist immer da – ein ständiger Begleiter, der zum besten Freund und Therapeuten werden kann. Wie ein eingebautes Navigationssystem steht er vom ersten Atemzug an zur Verfügung und vermag immer den besten Rat zu geben. So können äußerliche Wege, Therapien und Medikamente zwar äußerst wirksam sein, zeigen aber nur dann den vollen Effekt, wenn durch diese Impulse die Lebenskraft wieder entfacht wird.

So möchte ich mit diesen Zeilen, zusätzlich zu all den therapeutischen Wegen, die Sie bereits gehen und von deren Heilkraft Sie überzeugt sind, Ihre Bewusstheit für den Atem wecken. Durch bewusstes Atmen wird ein sehr mächtiger Lebensimpuls angeregt.

Die Lösung kann in einem einzigen Atemzug liegen – jeder Atemzug versorgt mich mit Kraft und Energie – jedes Mal, wenn ich ausatme, entspanne ich mich und lasse los – im Loslassen finde ich Lösungen – im Loslassen erfahre ich Erlösung und Heilung – so wie ich an einer Tankstelle mein Auto mit Kraftstoff befülle, tanke ich Lebenskraft mit jedem Atemzug.

Diese Zeilen mögen Ihnen Mut und Vertrauen geben, dass die Kraft des Lebens auch jetzt gerade ungebrochen durch Ihren Körper fließt und Sie bestmöglich versorgt. Und so sind wir einst auf die Welt gekommen – auch wenn sich seitdem vieles verändert hat, sind die wesentlichen Dinge des Lebens doch immer noch die gleichen: Ich werde von einer Lebenskraft gespeist, die haben möchte, dass ich da bin.

Auch wenn wir im Laufe des Lebens viel erfahren, durchlebt und gelernt haben mögen, ist das Prinzip des Lebens, das selbst in sämtlichen Laboratorien der Welt noch nicht entschlüsselt werden konnte, trotz seiner Komplexität einfach und leicht. Diese Einfachheit zeigt sich meiner Meinung nach in der Leichtigkeit der Atmung von Neugeborenen. Wie ein unbeschriebenes Blatt wird ein Kind geboren und ist dennoch von Beginn an mit dem Wichtigsten, dem natürlichen, zusammenhängenden Atmen, ausgestattet. Gerade von Babys können wir das natürliche Atmen, die Leichtigkeit des Seins, wieder entdecken. Sie strahlen diese Einfachheit aus, die uns Erwachsenen oft verlorengegangen ist. Sie bringen eine Dimension der Gegenwärtigkeit in unser Leben, bei der die Sorge um den morgigen Tag nicht den Augenblick dominiert. Im Babyalter sowie später, überwiegend während der Nacht, im Tiefschlaf, fließt der Atem noch natürlich. Ein- und Ausatmung gehen fließend und entspannend ineinander über. Durchschnittlich gesehen ist diese Babyphase stärker als alle folgenden von vermehrter Gesundheit, Wachstum und Vertrauen ins Leben geprägt.

Ich bin der festen Überzeugung, dass zu dieser Zeit der Atem noch richtig fließt. Natürlich ist vieles Weitere nötig, wie die materielle und emotionale Versorgung und Pflege, und sollte in ihrer Bedeutung in keiner Weise unterschätzt oder vernachlässigt werden. Nur möchte ich Ihnen besonders nahe bringen, dass die Lebenskraft als solche vom ersten bis zum letzten Atemzug da ist und unsere Lebendigkeit und damit auch einen Großteil unserer Gesundheit ausmacht.

Es ist immer Zeit für einen bewussten Atemzug – weiteratmen ist besser als die Luft anhalten – jeder Atemzug stärkt meine Lebensgeister – Energie durchströmt meinen Körper, bis in jede Zelle – ich werde geatmet, von einer Kraft, die größer ist, als ich es mir vorstellen kann – bewusstes Atmen beflügelt meine Seele.

Unsere Kultur, die seit Jahrtausenden christlich geprägt ist, bietet einen Zugang zu echten Lebensweisheiten und -orientierungen, einen Schatz von Heilungsgedanken, den wir zu jeder Zeit nützen können. Jesus verbrachte sein Leben lang damit, dies mit einfachen Worten und Gleichnissen zu vermitteln. Wenn er auf Fülle, Heilung und Lebenskraft zu sprechen kam, sagte er auch, dass sich uns diese erschließen könnten, wenn wir so wie die Kinder würden und dem Leben vertrauten.

Was mag darunter zu verstehen sein? Eine unübersehbare Tatsache ist, dass wir älter werden und die Lebensjahre mit den damit verbundenen Erfahrungen an Bedeutung gewinnen. Vielleicht meint Jesus das kindliche Vertrauen zum Leben, das in den leuchtenden Kinderaugen auch Erwachsene berührt und verzaubert.

Die Verbindung von der Geburt bis zum Heute sehe ich im Atem. Er fließt in den ersten Wochen und Monaten noch sehr natürlich und verändert sich langsam bis zum dritten Lebensjahr. Während zu Beginn des Lebens der Tag von den augenblicklichen Befindlichkeiten geprägt war, entwickelt sich durch bewegende Eindrücke des Lebens, wie Schul- und Lehrzeit, Krisen und Krankheiten, unser auf Erfahrung beruhendes Denken und Verhalten mit jedem Jahr. Mit Entwicklung der Sprache können wir Erlebtes benennen und es als solches anschließend im Gehirn abspeichern und wieder erinnern. Je älter wir werden, desto stärker beeinflusst dies auch den Alltag. Dass sich die Atmung linear zu dieser Entwicklung ebenfalls verändert, scheint noch nicht wissenschaftlich untersucht worden zu sein. Doch wir benennen es, wenn wir beispielsweise sagen: Luft anhalten und durchstarten, oder in brenzligen Situationen verschlägt es einem den Atem. Wir kennen Momente, in denen wir von seelischem Kummer und körperlichen Schmerzen gebeutelt, die Luft anhalten, weil dieser reflexartige Impuls uns scheinbar weniger empfindlich, verletzbar macht. Dann stellt sich nicht selten das Gefühl ein, von der Lebenskraft abgeschnitten zu sein. Diese unbewussten Überlebensstrategien gehen mit Veränderungen der Atmung einher, die früher oder später den körperlichen Energiezufluss reduzieren und damit unsere Lebendigkeit beschneiden. So kann es sein, dass der Atem nur noch des Nachts in der Tiefschlafphase frei fließen kann und tagsüber unterbrochen und häufig mit unbewussten Pausen erfolgt. Wir spüren tatsächlich die körperliche Auswirkung, mit weniger Kraft versorgt zu sein. Es gilt diese Zusammenhänge von Lebensprägung und Atmung zu erkennen und aufzulösen. Der Körper verliert durch die Unterbrechung des natürlichen Atemflusses immer mehr an Kraft, was zu einem Voranschreiten der körperlichen und seelischen Dysbalance führt und sich in Form von Krankheiten niederschlagen kann.

Diese unbewussten Verhaltensweisen, die möglicherweise bereits bei Menschen in der Steinzeit aktiv waren, bestehen auch heute noch. Wir nehmen kaum wahr, dass wir den Atem anhalten, wenn wir körperlichen Spannungen, Schmerzen oder Unwohlsein ausgesetzt sind. Es geht damals wie heute in bedrohlichen Situationen um Kampf oder Flucht. Stellt sich beispielsweise ein Gefühl von Bedrohung ein, wegen Platzmangels in der Einkaufsschlange im Supermarkt, an der Arbeitsstelle im Großraumbüro, oder ein Gefühl von Trauer und Wut – dann können diese Momente sofort durch unbewusstes Luftanhalten kontrolliert werden. Diese Entscheidung läuft im Gehirn in Bruchteilen von Sekunden ab. Der Blutdruck erhöht sich, und Adrenalin wird vermehrt ausgeschüttet.

Mag es in unserem heutigen Alltag sehr selten lebensbedrohliche Zustände geben, so reagiert der Körper trotzdem bei negativen Gedanken, Gefühlen und Stress mit Atemanhalten, diesem Überbleibsel an steinzeitlicher Konditionierung. Ein weiteres Beispiel: Beobachten Sie Ihr Atmen beim Ansehen der Fernsehnachrichten. Kaum tauchen negative Meldungen mit den dazugehörigen Bildern auf, stockt die Atmung. Da wir allerdings an den Krisen der Welt in diesem Moment nichts verändern können, halten wir als Lösung des Dilemmas die Luft an. Durch diese unbewusste Drosselung des lebendigen Atems scheinen die negativen Eindrücke erträglicher zu sein.

Von der biblischen Weisheit, so wie die Kinder zu werden (sie atmen ja noch natürlich), entferne ich mich unter diesen Gesichtspunkten immer weiter. Und dennoch fällt der Körper jede Nacht im Tiefschlaf in diesen natürlichen Baby-Atemrhythmus zurück, um sich körperlich und seelisch zu erholen. Diesen Regenerationsprozess kann ich durch bewusstes Atmen nutzen.

Bewusstes Atmen ist ein „Ja“ zu meinem Leben – bewusstes Atmen – weil es frei und glücklich macht – beim Ausatmen lasse ich los – ich löse mich von allem, was mir zu viel ist, und schaffe Platz für ein neues Leben – jeder bewusste Atemzug verbindet mich mit der Kraft meines Lebens – nur der

Augenblick zählt, und der ist jetzt – das Leben wird mir in jedem Moment neu geschenkt.

„Die Lösung all unserer Sorgen und Schwierigkeiten kann in einem bewussten Atemzug gefunden werden" – eine Aussage, die ich in meiner Arbeit in Yoga- und Atemkursen immer wieder durch Gespräche und Übungen erläutern muss. Sich als lebendiges Wesen bewusst zu sein, impliziert für mich die Anerkennung des Lebensprinzips, das seit Anbeginn der Welt existiert und auch im heutigen Menschen des 21. Jahrhunderts, nach einer Evolutionsgeschichte von rund 3,5 Milliarden Jahren, immer noch wirkt. Dieses Schöpfungsprinzip ist geprägt von Wandel und Veränderung, von Anpassung und Entfaltung und kann durch bewusstes Atmen und auch durch Meditation erfahrbar gemacht werden. Voraussetzung dafür scheint mir zu sein, ganz im gegenwärtigen Augenblick anzukommen, um aus den Konditionierungen des Verstandes, der stark an Vergangenheit und Zukunft orientiert ist, herauszutreten. Es handelt sich gewissermaßen um eine Erweiterung unseres Bewusstseins, das mit seinen lösungsbringenden Möglichkeiten weit über das alltägliche Gedankengut hinausreicht und damit auch so manchen Heilgedanken freisetzen kann.

Der nächste logische Schritt ist nun, ganz im gegenwärtigen Sein, im „Jetzt" anzukommen, um die darin enthaltene Lebenskraft zu 100 Prozent nutzen zu können. Auf diesem Weg ist das Bewusstwerden der Atmung und der darin befindlichen Lebenskraft eine wunderbare Hilfe. Indem ich die Momente meines Lebens wieder entspannter erlebe, lösen sich bereits auf der gedanklichen Ebene viele Probleme.

Bewusstes Atmen wirkt sich vor allem auf die Gehirnfunktionen aus, denn das Gehirn ist das Organ, das permanent den meisten Sauerstoff benötigt. Durch eine bessere Sauerstoffversorgung des Gehirns werden bereits nach zehn Minuten bewussten Atmens vermehrt stimmungsaufhellende und schmerzlindernde Hormone freigesetzt. Dies begünstigt weitere positive Stoffwechselreaktionen, von denen der gesamte Organismus profitiert. Körper wie auch Psyche fühlen sich kräftiger an, belastende Dinge erscheinen weniger dramatisch. Die Umsetzung von gesundheitsfördernden Ideen und Vorsätzen lassen sich in diesem Zustand leichter verwirklichen.

Sich der Präsenz der Gegenwart bewusst zu sein bedeutet, aus dem Nachdenken auszusteigen. Berühmte Naturwissenschaftler hatten aufgrund dieses Phänomens, in Augenblicken der Entspannung, in denen sie ihrer natürlichen Atmung sehr nahe waren, z. B. bei Spaziergängen in der Natur, Inspirationen für wichtige Entdeckungen. Ebenso liegt bei Situationen, die scheinbar unabänderlich und nicht als lösbar eingestuft werden, die Lösung in deren echter Annahme. Der Atem lügt nicht und ist ein Spiegelbild der momentanen Lebenssituation. So spiegelt sich das Annehmen einer Situation ganz deutlich in der Einatmen-Phase, in der man den Sauerstoff und die darin gebundene Lebensenergie (Prana, Chi) aufnimmt. Beim Ausatmen zeigt der Körper, in welchem Maße man bereit ist, loszulassen und dem Lebensprozess aufs Neue zu vertrauen. Nach dem Motto „Lieber den Spatz in der Hand als die Taube auf dem Dach“ neigt der Mensch leider eher dazu, an bekannten Sicherheiten festzuhalten. Diese Haltung auf die Atmung übertragen, hat verheerende Folgen: Im Festhalten werden die Giftstoffe, die der Körper eigentlich ausscheiden möchte, zurückgehalten und verursachen körperliche Spannungszustände auf muskulärer und zellulärer Ebene. Auf der psychischen Ebene treten dadurch vermehrt Konzentrationsstörungen und seelische Probleme auf.

Auch wenn es manchmal schwierig erscheint, die Lösung ist so einfach: „Durchatmen und sich frei atmen“. Vielleicht hat Jesus, wie alle Yogis des Altertums, das Geheimnis des bewussten Atmens gekannt, als er diese Lebensweisheit darlegte: „Wer das Leben festhält, wird es verlieren, und wer es loslässt, wird es finden.“

Ich wünsche Ihnen, dass Sie über bewusstes Atmen sich selbst und Ihr Leben besser verstehen und annehmen können. Auf der ganzen Welt gibt es niemanden, der genauso ist, wie Sie es sind, ein jeder ist einmalig und wunderbar. Nehmen Sie Ihr Geburtsrecht, atmen zu dürfen, intensiv wahr. Ihre einzigartigen Fähigkeiten und Talente können sich somit entfalten, das Wunder der Heilung kann beginnen – denn Atem ist Leben.

Zum Autor

Stefan Klatt (geb. 1960) lebt in Kastl/Oberpfalz. Er ist Yoga- und Atemlehrer.

Kontakt und Infos

www.gesundheitspraxis-kastl.de

Weiterführende Literaturempfehlungen

Paramahansa, Yoganada: Autobiographie eines Yogi; Self-Realization Fellowship 1998

Griebl Günter: Die Schwingen der Freiheit; Rowohlt TB-V, Rnb. 1993

Für die Gesellschaft für Biologische Krebsabwehr e.V. in Heidelberg hat er mit Dr. Ebo Rau einige „Immerwährende Kalendarien“ zum Thema veröffentlicht, mit einfachen, alltäglich praktizierbaren Atem- und Yogaübungen, täglichen Affirmationen u.v.m.

Näheres siehe Anhang oder unter www.biokrebs.de

B

Bachblütentherapie

„Kraft für einen neuen Anfang“

Bachblüten zur Krebs-Nachsorge für Betroffene

Mechthild Scheffer

Gerade nach einer Krebs-Operation geht es um eine konsequente, oft radikale Neuorientierung, um ein Wiederfinden der eigenen wahren Persönlichkeit und des „eigenen Lebensplans“. Mehr noch: Wiederhergestellt werden muss das gute Verhältnis zur eigenen inneren Führung, der Verbindungsinstanz zu unserem eigenen unsterblichen, göttlichen Wesenskern. Denn hier liegt die Quelle jeder dauerhaften Heilung, die ja letzten Endes immer Selbstheilung ist. „Heile dich selbst“ ist auch die Kernbotschaft der „Original Bachblütentherapie“.

Der englische Arzt Dr. Edward Bach beschrieb 38 grundlegende negative Verhaltensmuster wie zum Beispiel Angst haben, eifersüchtig reagieren, resignieren, übertriebene Kompromissbereitschaft zeigen, sich minderwertig fühlen etc. Gleichzeitig entwickelte er 38 sanft wirkende, homöopathieähnliche Blütenessenzen, welche diese destruktiven Verhaltensmuster gezielt auflösen.

Durch den Einsatz der Bachblüten wird die Verbindung zur inneren Führung oder inneren Stimme wiederhergestellt. Dies stärkt den eigenen

Wesenskern, und man findet wieder Anschluss an seine seelischen Selbstheilungskräfte. So wird ein echter Neuanfang im Leben möglich.

Nach meiner Erfahrung lassen sich im Umgang mit der Krebserkrankung auf seelischer Ebene drei deutliche Phasen beobachten:

Phase I	Schockverarbeitung (kann 3 Monate und mehr dauern)
Phase II	Individuelle Selbstauseinandersetzung
Phase III	Neuorientierung

Phase I - Schock-Verarbeitung

Weil die Wissenschaft zu lange nicht genug über die Entstehung einer Krebserkrankung wusste und der Verlauf oft tödlich war, löst die Diagnose „Krebs“ auch heute noch meistens ein schweres Trauma aus, begleitet von vielen irrationalen Ängsten. Bis dieser Schock einigermaßen bewältigt ist, können erfahrungsgemäß mindestens drei Monate vergehen. Die folgenden Bachblüten haben sich in dieser Phase sehr bewährt:

Star of Bethlehem, die Trostblüte

Denk-und Gefühlsmuster:
„Ich kann es nicht fassen, ich bin wie versteinert.“

Führt im Bewusstseinsprozess:
von Schock ... zur Reorientierung

Aspen, die Ahnungsblüte

Denk-und Gefühlsmuster:

„Was kommt jetzt alles Grauenhaftes auf mich zu? Wie geht es weiter?“

Führt im Bewusstseinsprozess:
von dunkler Vorahnung ... zu bewusster sensibler Wahrnehmung

Willow, die Schicksalsblüte

Denk- und Gefühlsmuster:
„Warum muss das gerade mir passieren?“

Führt im Bewusstseinsprozess:
vom Schicksalsgroll ... zur Selbstverantwortung.

Phase II - individuelle Auseinandersetzung

Erst wenn der Schock abgeklungen ist, wird sich der oder die Betroffene meist der vollen Tragweite der persönlichen Situation bewusst und kann sich innerlich damit auseinandersetzen. Die Bewältigungsstrategien reichen vom „Nicht-Wahrhaben-Wollen“ über Gefühlsunterdrückung bis zur Entscheidung, die vorgeschlagenen Therapien mitzumachen und durchzuhalten. Später werden auch unbewusstere Verhaltensmuster bewusst und können bearbeitet und transformiert werden.

Sweet Chestnut, die Erlösungsblüte

Denk- und Gefühlsmuster:
„Nie in meinem Leben war ich hoffnungsloser und verzweifelter. Es gibt keine Steigerung mehr.“

Führt im Bewusstseinsprozess:
durch die Nacht ... zum Licht.

Agrimony, die Ehrlichkeitsblüte

Denk- und Gefühlsmuster:
„Ich möchte meine Umwelt nicht mit meinen Ängsten belasten."
„Ich tue einfach so, als ob gar nicht viel wäre."
„Gedanken an den Tod verdränge ich."

Führt im Bewusstseinsprozess:
von der Scheinharmonie ... zum inneren Frieden

Cherry Plum: Die Gelassenheitsblüte

Denk- und Gefühlsmuster:
„Ich muss mich jetzt zusammenreißen."
„Ich muss meine Gefühle unter Kontrolle behalten".

Führt im Bewusstseinsprozess:
von der Überspannung zur Entspannung

Oak, die Ausdauerblüte

Denk- und Gefühlsmuster:
„Ich muss das jetzt alles durchhalten."
„Ich verbrauche viel Kraft, um immer tapfer zu sein."

Führt im Bewusstseinsprozess:
vom Müssen ... zum Wollen.

Centaury, die Blüte des Dienens

Denk- und Gefühlsmuster:
„Es fällt mir schwer, ‚Nein' zu sagen, wenn mir etwas zu viel ist."
„Wenn andere etwas von mir erwarten, neige ich dazu, das zu tun, auch wenn ich es selbst gar nicht möchte."
„Ich muss jetzt meinen Willen stärken."

Führt im Bewusstseinsprozess:

vom willenlosen Dienen ... zum bewussten Handeln.

Holly, die Herzöffnungsblüte

Denk- und Gefühlsmuster:
„Ich fühle mich in meinen Gefühlen missverstanden, das kränkt mich“
„Das Mitgefühl der anderen macht mich misstrauisch, da mache ich zu.“
Führt im Bewusstseinsprozess:
vom verschlossenen Herzen ... zur Großherzigkeit.

Clematis, die Realitätsblüte

Denk- und Gefühlsmuster:
„Ich bin mit meinen Gedanken immer woanders.“
„Ich möchte mich aus dieser Welt zurückziehen, einfach nicht da sein.“

Führt im Bewusstseinsprozess:
von der Realitätsflucht ... zur Realitätsgestaltung.

Pine, die Blüte der Selbstakzeptanz

Denk- und Gefühlsmuster:
„Wer weiß, womit ich diese Krankheit verdient habe.“
„Vielleicht steht es mir gar nicht zu, gesund und glücklich zu leben.“

Führt im Bewusstseinsprozess:
von der Selbstentwertung ... zum Selbstrespekt.

Ein oft völlig unbewusstes und daher besonders destruktiv wirkendes Muster ist der blockierte Zustand der folgenden Blüte:

Wild Rose, die Blüte der Lebenslust

Denk- und Gefühlsmuster:
„Damit habe ich mich innerlich abgefunden.“

„Im Grunde habe ich keine Motivation mehr."

Führt im Bewusstseinsprozess:
vom mutlosen Aufgeben ... zur Aktivierung der Lebenslust.

Phase III – Neuorientierung

Jetzt ist der entscheidende Schritt getan, es erfolgt die Wiedergeburt in das wirklich eigene Leben, für das man selbst verantwortlich ist. Man weiß, dass es nie mehr so sein wird, wie es früher war, sondern anders, reicher und tiefer. Jetzt heißt es vor allem stabilisieren und konsolidieren. Hier sind zwei Bachblüten besonders wichtig:

Walnut, die Verwirklichungsblüte

Denk- und Gefühlsmuster:
„Für mich beginnt eine neue Lebensphase, in der ich standhaft sein und mir selbst treu bleiben muss."

Führt im Bewusstseinsprozess:
von der Beeinflussbarkeit ... zur inneren Festigkeit.

Trotzdem kommt es in der Neuorientierungsphase regelmäßig zu Rückschlägen und Entmutigungen. Diese gilt es dann immer wieder zu transformieren, zu überwinden.

Gentian, die Glaubensblüte

Denk- und Gefühlsmuster:
„Wenn eine Kleinigkeit schief geht, zweifle ich gleich am Erfolg der ganzen Sache."
„Das hat mich umgehauen, ich bin entsetzt und deprimiert."

Führt im Bewusstseinsprozess:
vom Zweifel ... zum Vertrauen.

Abschlussbetrachtung

Mit dieser Übersicht hoffe ich, einige wertvolle Hinweise gegeben zu haben, die dazu motivieren sollen, die Bachblütentherapie in der Krebsnachsorge einzusetzen. Natürlich ist jeder Patient ein Individuum. Daher können je nach seiner Bewusstseinsentwicklung im Verlauf der Therapie auch noch andere Bachblüten für ihn wichtig werden. Entscheidend ist letzten Endes die seelische Begleitung der jeweils aktuellen Situation mit den entsprechenden Bachblüten.

Nutzen Sie dieses wunderbare Werkzeug zur Wiedergeburt in ein neues authentisches Leben.

Zur Autorin

Mechthild Scheffer lebt als internationale Fachexpertin der „Original Bachblütentherapie“ in Wien. Sie führte das Werk von Dr. Edward Bach 1981 im deutschen Sprachraum ein, fungierte jahrzehntelang als Repräsentantin des englischen Bach Centre in den deutschsprachigen Ländern, gründete die Institute für Bachblütentherapie Forschung und Lehre in Hamburg, Wien und Zürich. Sie entwickelte das erste Ausbildungsprogramm der Original Bachblütentherapie. Einige ihrer Bücher gelten als Grundlagenwerke der Original Bachblütentherapie und wurden in viele Sprachen übersetzt.

Kontakt und Infos

info@bach-bluetentherapie.com

www.bach-bluetentherapie.com

Weiterführende Literatur

Scheffer Mechthild: Die Original Bachblütentherapie für Einsteiger

Scheffer Mechthild: Das Standardwerk: Die Original Bach-Blütentherapie, Das gesamte theoretische und praktische Bachblüten-Wissen

Scheffer Mechthild: Kartenset, Bachblüten als Wegbegleiter

(alle erschienen im Irisiana- Verlag)

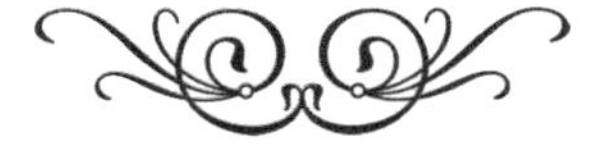

Begleitung

Wenn das Leben nach der Krebsdiagnose aus der Bahn gerät

Die bunte Vielfalt der psychoonkologischen Begleitung

Elvira Engelhardt

Gerade sitze ich vor meinem noch leeren Blatt und weiß nicht so recht, wie ich beginnen soll.

Sechs Jahre sind inzwischen vergangen, als Christel und ich uns bei der Ausbildung zur Gesundheitstrainerin für das Bochumer Gesundheitstraining kennenlernten. Ihr erstes Mut-mach-Buch hatte sie auch im Gepäck. Das Werk hat mich so begeistert, dass ich in den von mir geleiteten Selbsthilfegruppen für krebsbetroffene Menschen häufig einen Beitrag daraus vorlese. Die Reaktionen bestätigen, welch wertvolle Arbeit mit diesem Buch und jedem einzelnen Erfahrungsbericht geleistet wurde.

Vor einigen Monaten schrieb mir Christel, dass nun ihr drittes Buchprojekt in Arbeit sei und es doch schön wäre, wenn ich in einem Beitrag über meine psychoonkologische Begleitung der Klinikpatienten berichten würde.

In der onkologischen Praxis, in der ich tätig bin, gab es bis vor gut zwei Jahren ein solches Angebot noch nicht, und wir waren gespannt, wie es sich entwickeln würde. Bereits im ersten Jahr wurde es von den Patienten so gut angenommen, dass es inzwischen erweitert werden konnte.

Wenn ein Patient erstmals zu mir kommt, hat er meist kurz vorher die Diagnose einer Krebserkrankung bekommen. Plötzlich ist sein Leben von einer Sekunde auf die andere völlig aus der Bahn geraten, traumatisch, haltlos. In dieser Phase ist ein Patient häufig verzweifelt, hilflos, wütend, ängstlich, schwankt zwischen Hoffen und Bangen und kann kaum etwas annehmen. Hier wende ich eine Krisenintervention an (zusätzliche Ausbildung siehe Autorin), das heißt, der Patient wird so aufgefangen, wie es für ihn gerade notwendig ist, und dies kann von Patient zu Patient sehr unterschiedlich sein.

Beim zweiten Termin hat der Patient häufig viele Fragen, die sich meist erst nach und nach einstellen. Was den medizinischen Bereich betrifft, verweise ich an den zuständigen Arzt. Wenn der Patient es wünscht, vereinbaren die Arzthelferinnen gleich einen Arzttermin, bei dem der Patient dann seine Fragen beantwortet bekommt. In Bezug auf organisatorische Dinge und vieles andere können die Patienten von mir Rat und Tipps bekommen bzw. verweise ich an entsprechende Stellen.

Von Patient zu Patient kann es dann sehr unterschiedlich weitergehen. Da gibt es zum Beispiel solche, die ich eher zufällig wiedersehe, wobei wir da nur ein paar Worte wechseln. Andere Patienten wiederum, die je nach Rhythmus ihrer Chemotherapie in die Praxis kommen, bitten schon im Voraus um einen Termin, der dann zeitgleich mit dieser Behandlung stattfindet. Oder es werden regelmäßige wöchentliche Termine vom Patienten vereinbart, die dann in separaten Besprechungszimmern stattfinden können. Familienangehörige dürfen ebenfalls dazukommen oder das Angebot auch für sich selbst nutzen.

Bei den regelmäßigen Einzelterminen begleite ich den jeweiligen Patienten ganz individuell und auf ihn abgestimmt. Beispielsweise bringe ich ihm eine Entspannungstechnik bei, die für ihn passt, oder rege ihn dazu an, bei sich vor Ort ein Schnuppertraining zu besuchen, um eine geeignete Entspannungsmöglichkeit zu finden. Wenn der Patient nicht durch die Chemotherapie belastet ist und es wünscht, arbeiten wir auch therapeutisch im Gespräch oder mit einer Imaginationstherapie (mehrjährige Ausbildung in KIP: Katathym-Imaginative Psychotherapie). Die Visualisierungsmethode hat der Arzt und Psychoanalytiker Hans Carl Leuner entwickelt, und sie wurde 1955 als wissenschaftlich fundiertes Verfahren in die Psychotherapie eingeführt.

Innere Entwicklungsprozesse können bewusst gemacht, gefördert und integriert werden. Dies geschieht auf der Ebene der Imagination (Vorstellung), die die innere Situation verdeutlicht, sowie auch auf der Gesprächsebene. Es wird die Tatsache genutzt, dass jeder Mensch bei seinen Gedanken- und Erlebnisprozessen unentwegt seine inneren Bilder als assoziatives Mittel nutzt. Je nach Zustand des Patienten ergänze ich auch abwechselnd mit passenden Phantasiereisen, speziellen Vorstellungsübungen oder einem ganzheitlichen Gesundheitstraining (Bochumer Gesundheitstraining), welches dazu beitragen kann, die Selbstheilungskräfte anzuregen.

Bei der Zusammenarbeit mit Patienten wollen ganz vielfältige Situationen besprochen und bewältigt werden. Hier zwei Praxisbeispiele:

Eine Patientin, nennen wir sie Gertrud, die furchtbar erschrocken war und weinte, da ihre Haare begannen auszugehen. Gertrud konnte nicht weiter zusehen, wollte ihre Haare komplett entfernt haben und bat mich verzweifelt um Hilfe. Ich berichtete Gertrud von Friseuren vor Ort, die sehr einfühlsam sind, Erfahrung mit Krebspatienten haben und sich ganz individuell auf sie einstellen würden. Gertrud vereinbarte noch während unseres Gesprächs einen Termin. Wir besprachen danach, wie sie den Friseurbesuch gern für sich gestalten möchte, damit sie dies mit den Friseuren würde besprechen können. Anschließend zeigte ich Gertrud Möglichkeiten auf, wie unterschiedlich sie Kopftücher binden kann, was es noch für Kopfbedeckungen gibt oder welche Arten von Perücken nebst deren Pflege möglich sind. Erleichtert und zuversichtlich, viele verschiedene Gestaltungsmöglichkeiten zu haben, ging sie aus unserem Gespräch. Bei unserem nächsten Termin berichtet Gertrud freudestrahlend, wie wunderbar der Friseurbesuch trotz ihres Haarverlustes gewesen sei. Dass er genauso ablief, wie Gertrud es sich gewünscht hatte, und sie froh sei, dass sie vorher mit mir besprechen konnte, was sie diesbezüglich bewegte.

Als eine weitere Patientin erstmals zu mir kam, wir nennen sie Ilse, hatte diese nach einer OP von einer Uniklinik die Diagnose bekommen, dass sie nicht mehr lange zu leben habe. Ilse war wie erstarrt, und mit ihr hielt ich die Stille aus, die sich gerade breitmachte. Leise bot ich Ilse an, dass sie mit mir alles, was es auch sei, besprechen dürfe und ich das auch mit ihr aushalten würde. Nach einer Weile löste sich die Starre, und Ilse wurde von bitterlichen Weinphasen geschüttelt. Während der gesamten Zeit berührte ich leicht ihren Arm und signalisierte so, dass ich ganz bei ihr war. Einige Zeit später fragte mich Ilse nach dem Tod. Wir sprachen ganz offen darüber, und ich erzählte ihr unter anderem, dass der Tod in anderen Kulturkreisen genauso zum Leben gehöre wie alles andere auch. Nicht wie bei uns, wo alles, was nur im Entferntesten mit dem Tod zusammenhängt, gemieden wird, da die Menschen mit ihrer eigenen Endlichkeit konfrontiert werden und ihnen das Angst bereitet.

Unsere nächsten Termine beinhalteten unter anderem den diesbezüglichen Umgang mit Familie, Freunden, die möglichen Bestattungsarten, Möglichkeiten des legalen selbstbestimmten aus dem Leben Scheidens im Ausland. Wie könnte eine eventuelle Trauerfeier gestaltet werden, was alles wäre grundsätzlich zu organisieren, zu regeln, wem würden welche persönliche Briefe für später hinterlassen (Geburtstage, Schulentlassung, Hochzeit, Geburt u.v.m.)? Bei einem der Folgetermine sprachen wir darüber, wie denn der künftige Weg für Ilse aussehen solle. Möchte sie sich dem ergeben, was ihr anhand von Erfahrungen gesagt wurde? Das eventuell eintreffen könnte, jedoch nicht müsse? Oder wollte Ilse Selbstverantwortung übernehmen, es könnte ja auch anders kommen? Inzwischen ist einige Zeit vergangen, in der Ilse mit meiner Begleitung therapeutisch viel an sich gearbeitet hat. Es ist nichts mehr, wie es vorher war. Ilse hat sich selbst kennen und lieben gelernt, lebt nun ihr eigenes Leben, und es geht ihr sehr gut damit. Wir wissen nicht, wie es weitergehen wird, wünschen und hoffen jedoch auf eine wundervolle Zukunft ...

Mein Buchbeitrag kann leider nur einen kleinen Einblick in die wertvolle Tätigkeit der psychoonkologischen Begleitung geben.

Ihnen, liebe Leserinnen und Leser, wünsche ich von Herzen, sich selbst zu finden und Ihren ureigenen Weg zu gehen – vielleicht gehen Sie ihn ja schon.

Alles Liebe für Sie!

Zur Autorin

Elvira Engelhardt (geb. 1960) lebt in Ahorn/Coburg. Sie arbeitet in eigener Praxis als Heilpraktikerin für Psychotherapie, ist zertifiziert in psychoonkologischer Begleitung und betreut Opfer von Straftaten und Unglücksfällen (Continentale-Versicherung) sowie Menschen in Krisensituationen (Psychosoziale Notfallversorgung Coburg Stadt und Land) sowie Einsatzkräfte (Stressbewältigungsteam).

Kontakt und Infos

info@pschoonkologie-coburg.de

psychoonkologie-coburg.de

Ich weiß, wie es ist, Krebs zu haben

Mit meinen Erfahrungen andere Betroffene unterstützen

Gudrun Eleonora Haera

Im Gleichgewicht sein...

Im Gleichgewicht sein mit sich
im Augenblick leben,
Gelassenheit.

Den Weg gehen ins Ungewisse
ins Bodenlose,
Vertrauen wagen
ankommen und bleiben.

Ich saß am Schreibtisch, als das Telefon läutete. Es war die Klinik, in der ich kurz zuvor zur Untersuchung war.

Unkompliziert wurde mir mitgeteilt: „Frau Haera, Sie haben Krebs, besuchen Sie die Sprechstunde, kommen Sie (Datum, Uhrzeit) zu uns."

Das Telefon schweigt, aber nichts in mir. Ich sitze noch immer am großen Schreibtisch, der vor dem Fenster steht. Ich starre in den Himmel. Die Stimmen in mir überschlagen sich.

Krebs, was bedeutet das? Wie lange dauert die Behandlung? Werde ich leiden?

Oder bedeutet das Tod? Sterben? – Stopp, NEIN, so nicht!, schreie ich mich innerlich an. Aber, was soll ich tun, was muss ich jetzt ordnen?

In das Chaos hinein rede ich mir Mut zu: „Du, Gott, wenn Du mir das zumutest, dann wird das einen Sinn haben.“

Ich stelle fest, ich werde etwas ruhiger. Ich bin wieder auf meiner Spur.

Wenn ich da durchkomme, so rede ich mit mir, werde ich eine Selbsthilfegruppe gründen und anderen helfen, so gut ich kann.

Das war der Anfang, und es kam eine sehr harte Zeit, die härteste meines Lebens – aber ich gesundete.

Ich hatte eine große Dankbarkeit in mir, erlebte Momente des Glücks im achtsamen Erleben des Augenblicks. Ich lebte.

Eine Selbsthilfegruppe brauchte ich nicht zu gründen. Es gab genügend. Aber meine Augen wurden geöffnet. Ich erlebte in meiner Umgebung so viele Krebspatienten. Ja, ich hatte diese Krankheit durchlitten und wurde geheilt. Ich wusste, wie es ist, Krebs zu haben. Meine Erfahrungen konnte ich einbringen, sie wurden gebraucht, gerade, weil ich nicht vom grünen Tisch aus redete.

Ich schloss mich einer Selbsthilfegruppe an.

Es war auf einem Ausflug an einem Freitag. Auch zwei Neue waren dabei. Als wir zur Besichtigung eine Kirche betraten, stand Maria (Name geändert) neben mir. Sie erzählte von sich und dem, was bei ihr anstand. Sie war alleinstehend, ohne Familie. Sie sagte: „Am Montag muss ich zur OP, bei mir sieht es nicht gut aus, ich weiß nicht, ob ich wieder gesund werde. Die Ärzte machen mir wenig Hoffnung.“ Sie schaute mich mit einem forschenden Blick an. Hatte sie Vertrauen gewonnen? Leise sagte sie zu mir: „Kannst Du mit mir beten, dass ich die Kraft habe, das alles durchzustehen, wie es auch ausgeht?“ Sofort sagte ich zu. Dass wir keine Möglichkeit fanden, uns noch vorher zu treffen, störte uns nicht. Ich betete mit ihr am Telefon. Meine eigenen Worte klangen noch lange in mir nach: „Gott, gib Du Mut und Kraft, diese Therapien durchzustehen. Hilf Du!“

Inzwischen hörte ich von einem älteren mir bekannten Ehepaar, dass auch ihre Tochter vom Krebs befallen sei. Sie brauchte keine praktische Hilfe (wie später M.), sie hatte dafür ihre fürsorgliche, christlich geprägte Familie. Der Kontakt zu ihr war hauptsächlich durch das Telefon und Briefe gegeben, denen ich gute Sprüche beifügte. Sie lebte von diesen Worten. In dieser Beziehung erlebte ich, wie hilfreich es sein kann, das „gute Wort Gottes“ zu besitzen, um es weiterzugeben. Es hat Wirkung und es sind keine toten Buchstaben, nicht nur irgendein gedrucktes Wort, es hat dynamis (griech. Kraft). Sie freute sich über diese Briefe und die kleinen Aufmerksamkeiten, die ich ihr zukommen ließ.

Ich hatte mir inzwischen angewöhnt, die Besuche, die Briefe, die ich schrieb, in Stichpunkten in einem Heft zu notieren, auch den Inhalt der Telefongespräche. So konnte ich genau, bevor eine OP anstand, eine neue Therapie begann, mit den Betroffenen sprechen und ihnen auch Mut machen. Sie sagten mir oft: „Du kennst das, was wir jetzt erleben, wie man sich fühlt.“ Ja, es war wohl gut, dass ich selbst eine Betroffene war.

Ich frage bei allem, was ich erlebe, nach dem Sinn der Ereignisse, konnte ich so meine eigene Krankheit erklären?

Ich hatte einmal zwei Krebs-Kranke aus meinem Ort eingeladen, den Tisch festlich gedeckt, Blumen aufgestellt. Es herrschte eine entspannte Atmosphäre. Wir sprachen viele wichtige und auch, trotz unserer chronischen Krankheit, lebensfrohe Dinge an.

In meinem Gästebuch fand sich dann ein Eintrag, ich hätte Vorbildcharakter, trotz allem eine positive Lebenseinstellung. Ja, ich gab mir Mühe, positiv zu bleiben, denn das hilft wirklich, besser leben zu können, und kann auch letztlich zur Gesundung beitragen.

Selbst die normale Medizin hat inzwischen erkannt, dass es eine Wechselwirkung zwischen Leib, Seele und Geist gibt (Neuroimmunologie).

Als Maria wieder entlassen wurde, rief sie mich an. Ich fuhr zu ihr. Der Haushalt überforderte sie. Sie benötigte auch praktische Hilfe. Abwasch, Aufräumen, Einkauf waren angesagt. Die Hürde, einem wildfremden Menschen diese Hilfe zu geben, entfällt bei einem Mitbetroffenen. Bei anderen Patienten wurde ich allerdings mehr als Ansprechpartner gebraucht. Überall sah ich Arbeit. Sie fiel mir vor die Füße, und ich tat sie auch gern.

Plötzlich fühlte ich mich überfordert, meine eigenen Therapien lagen noch nicht lange zurück. Das Stehen in der Küche, der Abwasch strengten mich sehr an, auch vorher die weite Fahrt von mir z. B. zu Maria. Da kamen mir die gutgemeinten Worte eines erfahrenen Leiters einer Selbsthilfegruppe zu Hilfe: „Mitgefühl darfst Du haben, aber Du darfst nicht mitleiden." Meine eigenen „Batterien" müssten erst wieder aufgeladen werden.

Ich brauchte erst einmal eine Auszeit. Ich verreiste. Es tat gut, versorgt zu werden und auszuruhen, ich hatte auch Zeit, über mich und meine

Aktivitäten nachzudenken. Ja, ich wollte helfen, aber so konnte es nicht weitergehen.

In dieser Zeit starb Maria. Sie hatte es nicht geschafft. Der letzte Besuch bei ihr, schon in der Palliativstation, bleibt mir ewig in Erinnerung. Sie schaute mir mit großen Augen nach, mir, die ich wieder gehen konnte.

Was war jetzt mit mir? Mit meinem Versprechen?

Ich fragte nach Sinn, beschäftigte mich wieder mit der Logotherapie nach Victor E. Frankl.

Was wollte ich im Leben nach der Krankheit erreichen? Wie viel Zeit bleibt mir? Eines wusste ich: „Liebe ist das größte Geschenk, das uns zuteilwerden kann, und die wollte ich erhalten und geben."

Das war mir das Wichtigste, und die Verbundenheit mit Gott, denn er ist der Geber des Lebens und er ist der, der es eines Tages wieder einfordert und fragt: „Was hast Du getan mit Deinen Talenten?"

Ich kam zurück. Auch die Beerdigung einer jüngeren Mutter war inzwischen erfolgt. Viel Leid kam mir entgegen. Aber ich war gestärkt in mir.

Wir sangen in der Gemeinde, gerade damals, oft das Lied „Meine Zeit steht in Deinen Händen, nun kann ich ruhig sein, ruhig sein in Dir. Du gibst Geborgenheit (im Leben und im Tod), Du kannst alles wenden, gib mir ein festes Herz, lass es ruhen in Dir": Es blieb als Ohrwurm in mir und gab mir Halt.

Ja, Gott wird eines Tages das Ende setzen. Aber bis dahin möchte ich leben, und zwar lustvoll, voll Freude werde ich mein eigenes Leben leben, trotz aller Not um mich herum und werde da sein für die, die mich brauchen.

Ich will leben, vieles erleben. Ja, ich habe Lust auf Leben, denn es ist das größte Geschenk, das wir haben.

... trotzdem vertrauen

Plötzlich
sah ich alles
wie es war.
Die nackte Wahrheit,
das Vergangene, das Gestern,
das, was eben ist.
Und das Kommende,
ahne ich es?

Und in ALLEM spürte ich sie,
die liebende Hand Gottes.

ER sprach:
„Ich war gegenwärtig
in dem, was war.
Bin in dem, was ist,
und in dem, was kommen wird.
Fürchte dich nicht.
Mein Plan steht fest für Dich.
Du bist mein Werkzeug
in dieser Welt.“

Gehe hin,
getrost.
Ich bin bei Dir.

Zur Autorin

Gudrun-Eleonore Haera, Lehrerin (Diplompädagogin) i. R., lebt in Garching b. München, ehrenamtliche Unterstützung von Krebspatienten

Kontakt und Infos

gudrun.haera@gmail.com

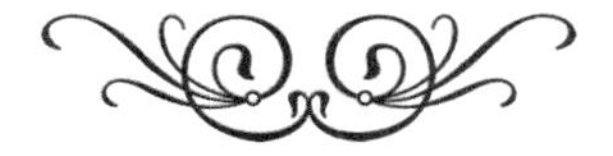

Viel Wirbel um die Säule

Psychosoziale Begleitung einer Krebskranken

Ramona Sommer

Lisl, Mitte 60, steht schon im Mantel vor dem Garderobenspiegel und zieht ihre Lippen hellrot nach. Lippenstift muss immer sein, wenn wir gemeinsam im Stadtpark spazieren gehen. Noch rasch das dünne, glatte Haar bürsten, welches so schön golden glänzt und ihr blasses Gesicht in zeitlosem Bobhaarschnitt umrahmt. Selbst ihren Schmerz trägt sie mit Würde, fast schon elegant, wie einen teuren Nerz, der sich um ihre Lendenwirbel legt.

Sie war das Risiko eingegangen, ihre Lendenwirbelsäule nach der Tumorentfernung versteifen zu lassen. Der Preis dafür: Chronisch starke Schmerzen, die nur mit Morphium in Schach zu halten waren. In ihrem Spind im Bad standen weitere Mittel: homöopathische Zuckerperlen, Bachblütenfläschchen und fein duftende Aromatropfen als Seelentröster gegen den Leidensblues. Sie vertraute diesen Pflanzenhelfern, ihren Verbündeten gegen die Folter in ihren Lenden. Lisl war unverdrossen auf der Suche nach neuen Wegen, ihr Leiden zu entwaffnen. In kleinen Schritten gelang es ihr sogar, die tägliche Dosis der Schmerztabletten zu reduzieren. Dabei halfen auch Osteopathie und Heilpraktiker mit wohltuender Zuwendung.

Eine andere Wohltat war die Pralinentorte, die wir regelmäßig nach dem gemeinsamen Spaziergang in einem eleganten Café genossen. Viele Spiegel, alte Samt- und Ledersessel, inklusive des unverblassten Traums, die große, letzte Liebe doch noch zu treffen. Sie liebte solch ein rituelles Bad in Nostalgie.

Natürlich gab es auch immer wieder Einbrüche, wo Lisl sich lebhaft an alles erinnerte, was sie nicht mehr hatte und konnte, z. B. Konzertbesuche, Reisen. Dabei dachte sie wehmütig an ihr Chalet im Elsass, das sie krankheitsbedingt aufgeben musste. Gelegentliche Ausflüge auf der Jacht ihrer Verwandtschaft entschädigten sie dafür als kurze, erholsame Auszeiten vom behandlungsintensiven Alltag.

Lisl war ganz auf sich gestellt. Es gab keinen Partner, keine Kinder, die ihr den Rücken stärken könnten. Sie musste einen Lebensinhalt jenseits von Familienglück entdecken. Keine Kinder. Aber ein Kinderbuch wollte sie illustrieren. Ein lang gehegtes Herzensprojekt, das bis jetzt auf sie gewartet hatte. Sie zeigte mir ihre zauberhaften Entwürfe. Feinste Grafik in Aquarell getaucht. Wunschbilder einer magisch heilen Welt. Ein

Relikt aus ihrer Schaffenszeit als Grafikerin. Jetzt konnte sie endlich schöpferisch werden, befreit vom Auftragsdruck. Trotz der schicksalhaften Folgen konnte sie nun ihrem eigenen Lebensfluss folgen und die bezaubernden Augenblicke, die ihr viele kostbare Tage schenkten, wesentlich tiefer schätzen.

Zur Autorin

Ramona Sommer (geb. 1959) lebt in München. Sie war zuletzt tätig in der Altenpflege mit psychosozialer Begleitung. Außerdem ist sie Schauspielerin.

Kontakt und Infos

rsommer1@hotmail.de

Beratung

Perspektiven für ein Leben mit und nach einer Krebserkrankung

Ambulante psychosoziale Krebsberatung

Claudia Reuthlinger

Wenn Menschen den Weg in die Beratungsstelle gefunden haben, ist die erste Hürde genommen. Sich in einer krankheitsbedingt herausfordernden Lebenssituation psychoonkologische Unterstützung zu holen, fällt Patientinnen und Patienten nicht immer leicht.

„Entschuldigen Sie, es ist ... während ich hier vor der Tür stand, wurde mir gerade so bewusst, dass ich nun dazugehöre..." Eine Frau stand mit Tränen in den Augen vor mir, als ich ihr die Eingangstür unserer Psychosozialen Krebsberatungsstelle öffnete. Sie war zum ersten Gespräch gekommen, wenige Tage nach ihrer Diagnose. Den Hinweis auf die Krebsberatungsstelle hatte sie bisher lediglich im Vorbeigehen auf dem Weg zu einer Zahnarztpraxis im selben Haus wahrgenommen.

„Dazugehören" – zu den Menschen, die die Erfahrung einer Krebsdiagnose teilen. In Deutschland sind das jedes Jahr mehr als 490.000 Frauen und Männer, die neu erkranken. Wenn man die Angehörigen mit bedenkt, erweitert sich der Kreis der Betroffenen um ein Vielfaches. Durch verbesserte Früherkennung und Fortschritte in der Therapie leben zudem immer mehr Menschen nach oder mit der Erkrankung. Und der Bedarf an sowie das Bedürfnis nach psychoonkologischer Unterstützung als Teil der Versorgung steigen. Häufig ist es die Empfehlung eines Arztes, Kontakt mit der Krebsberatungsstelle aufzunehmen, oder Erkrankte, Angehörige, Freunde suchen eigeninitiativ nach wohnortnahen Hilfsangeboten.

Eine Krebsdiagnose fordert existenziell heraus. Es sind nicht nur die körperlich belastenden Therapien und ihre Folgen, auch das seelische Befinden des erkrankten Menschen, wie das der Angehörigen, ist tief erschüttert. Die Lebensplanung, das Leben selbst scheint in Frage gestellt. Psychoonkologische Angebote stehen Erkrankten, Angehörigen sowie professionellen Helfern und Interessierten offen. Die Unterstützung orientiert sich an den individuellen Anliegen und kann im medizinischen Therapieverlauf sowie zu einem späteren Zeitpunkt wahrgenommen werden.

Oft werden sich Betroffene erst nach überstandener Therapie nach und nach bewusst, was sie in den zurückliegenden Monaten hinter sich gebracht haben.

Orientierung finden – Information hilft

„Wir geben Orientierungshilfen. Wenn beim Arzt nicht immer ausreichend Zeit bleibt für Gespräche, helfen wir Menschen, ihre Krebserkrankung und deren Auswirkungen besser zu verstehen und das Erlebte zu verarbeiten. Wir stehen ihnen und ihren Angehörigen bei der Einschätzung verschiedener Therapien zur Seite und informieren über Unterstützungsmöglichkeiten“, heißt es in den Richtlinien der Bayerischen Krebsgesellschaft e.V.

Mit der Diagnose sehen sich Betroffene einer Vielzahl von medizinischen, für sie oftmals neuen Informationen ausgesetzt. Einzelne Inhalte aus Arztgesprächen klingen nach, werden interpretiert, während andere Informationen überhört werden. Im Diagnoseschock eine nachvollziehbare Reaktion. Zudem sehen sich Betroffene häufig zahlreichen Ratschlägen aus ihrem Umfeld sowie unterschiedlich qualitätsgesicherten Informationen aus dem Internet ausgesetzt. Hier können Gespräche helfen, Inhalte zu sortieren, offene Fragen zu konkretisieren und Prioritäten zu setzen. Bei Bedarf werden gezielt weitere Ansprechpartner und hilfreiche Adressen vermittelt. Krankheitsverständnis und Eigenverantwortung werden gefördert, damit sich Patienten so vertrauensvoll wie möglich auf eine Therapie einlassen können.

Beratung in sozialen Fragen

Eine Krebserkrankung bringt Veränderungen in sämtlichen Lebensbereichen mit sich, Belastungen in finanziellen und sozialen Belangen, im

Berufsleben. Fragen tauchen auf: Welche Zuzahlungen muss ich leisten? Wer unterstützt meine Familie in der Zeit, in der ich auf Reha bin? Wie sinnvoll ist ein Schwerbehindertenausweis? Was passiert, wenn ich über die Zeit des Krankengeldbezugs hinaus arbeitsunfähig bin? Wie gestaltet sich eine Wiedereingliederung? Sorgen, mit den geringeren Einkünften den Lebensunterhalt nicht bestreiten zu können, begleiten manchen Betroffenen.

Die sozialrechtlichen Fragestellungen, mit denen an Krebs erkrankte Menschen im Therapieverlauf und darüber hinaus konfrontiert werden, sind vielfältig. Nicht wenige fühlen sich zeitweise damit überfordert. Die Erfahrungen dieser Ausnahmesituation, den Erwartungen anderer und Ansprüchen an sich selbst nicht genügen zu können, können Zweifel und Selbstwertprobleme auslösen.

„Es ist nicht zu fassen... In meiner Arbeit bin ich mit komplizierten Sachverhalten beschäftigt, trage Personalverantwortung ... und nun sitze ich hier, mit dem Schreiben der Versicherung in der Hand...“, erklärt mir ein Ratsuchender verzweifelt im Gespräch.

Therapiebedingte Nebenwirkungen wie Konzentrationsprobleme und Erschöpfungszustände können Schwierigkeiten in der Bewältigung von Anforderungen verstärken.

In einer Lebenssituation, die von Unsicherheit und Ängsten begleitet ist, wirken konkrete, auf den Einzelfall bezogene Hilfestellungen in sozialen Fragen sehr entlastend. Gleichzeitig können Betroffene in ihrer Handlungsfähigkeit und dem Vertrauen in die eigenen Bewältigungskompetenzen bestärkt werden. Ratsuchende erhalten Unterstützung in der Interessensvertretung gegenüber Leistungsträgern. Zusammen mit mir als Beraterin können Anträge für Rehabilitationsmaßnahmen oder finanzielle Unterstützung gestellt, Fragen der finanziellen Sicherung im Krankheitsfall geklärt oder Widersprüche formuliert werden. Bei Bedarf wird der Kontakt zu weiteren Unterstützungs- und Betreuungsdiensten vermittelt.

Die Schnittstellen psycho-sozialer Beratungsaspekte lassen sich am Beispiel „Schwerbehinderung“ verdeutlichen. An Krebs erkrankte Menschen sehen sich mit einer Thematik konfrontiert, die sie unvorbereitet trifft und Befremden auslösen kann. Was hat Krebs mit Behinderung zu tun? Im Kontext der psychosozialen Beratung können die Menschen in ihrem Gewahrwerden der vorübergehenden wie bleibenden körperlichen und seelischen Beeinträchtigungen aufgefangen werden. Nicht selten ergibt sich aus einem ersten Kontakt mit sozialrechtlichen Anliegen eine psychoonkologische Begleitung.

Psychoonkologische Beratung – Hilfreiches stärken

Ressourcenorientierte Interventionen, psychologisch-pädagogische Elemente, sinn- und achtsamkeitsbasierte Interventionen, imaginative Methoden und andere tragen dazu bei, die subjektive Befindlichkeit der Ratsuchenden zu stabilisieren und zu verbessern. Die psychoonkologische Begleitung bietet einen geschützten Raum – zum Reden und Schweigen, für Abschied und Neuorientierung, zum Wieder- und Neuentdecken von Ressourcen, für die Begegnung mit Sorgen und Ängsten sowie Gesundem und Heilsamem. Alle Gedanken und Gefühle dürfen sein, werden zugelassen.

Vielfach stellen sich Patienten gerade anfangs Fragen nach dem Warum. Die Suche nach Erklärungen ist aus einem Bedürfnis nach Sinn und Ordnung, in einer aus den Fugen geratenen Lebenssituation, nachvollziehbar. Betroffene sehen sich mit der Angst konfrontiert, dass die

Lebenszeit, die bleibt, kürzer als erhofft sein könnte. Ich höre im Beratungsgespräch öfters Fragen wie: Werde ich meinen 70. Geburtstag noch mit der Familie feiern? ... den nächsten Sommer noch auf der Bank unter dem Kirschbaum sitzen? ... die Hochzeit meiner Tochter noch erleben?

Im Beratungsprozess können subjektive Krankheitstheorien, als bedrohlich und belastend empfundene Gedanken und Gefühle hinterfragt und konstruktive Verarbeitungsprozesse angestoßen werden.

„Es gibt viel Trauriges in der Welt und viel Schönes. Manchmal scheint das Traurige mehr Gewalt zu haben, als man ertragen kann, dann stärkt sich indessen leise das Schöne und berührt wieder unsere Seele.“
(Hugo von Hofmannsthal)

Viele Sorgen und Ängste sind aufgrund einer Krebserkrankung erst einmal normal. Angst vor einem Fortschreiten oder einem Rezidiv, vor Nebenwirkungen und Folgen der Behandlung, andauernder Arbeitsunfähigkeit, Sorgen um die partnerschaftliche Beziehung wegen körperlicher Veränderungen, Berührungsängste, Sterben und Tod...

Vor dem Hintergrund ihrer individuellen Lebensgeschichten und Bewältigungsressourcen gehen Betroffene jedoch unterschiedlich mit diesen Herausforderungen um. Während manche sich intensiv mit Therapien und Krankheitsfolgen auseinandersetzen, scheinen andere die Erkrankung zu „verdrängen“. Ablenkung, aktive Beschäftigung kann in der Zeit der Therapie helfen, durchzuhalten und der Bedrohung etwas entgegenzusetzen. Den einen, richtigen Weg im Umgang mit der Erkrankung gibt es nicht. Stabilisierend wirkt, was dem Betroffenen guttut.

„Die letzte der menschlichen Freiheiten
besteht in der Wahl der Einstellung zu den Dingen.“
(Viktor Frankl)

Ein Tumor lässt sich meist abbilden, wie sich jedoch Gedanken und Gefühle eines Krebspatienten im Verlauf der Erkrankung verändern, können Außenstehende nicht immer nachempfinden. Gleichzeitig sind auch Partner von an Krebs erkrankten Menschen stark belastet. Die Diagnose kann Betroffene wie Angehörige in Sprachlosigkeit zurücklassen. Ängste, Unsicherheiten darüber, was dem Gegenüber zugemutet, mit ihm geteilt werden kann, können zu Rückzugsverhalten führen. Gefühle des Verlassenseins, Nichtverstandenwerdens verstärken sich.

Missverständnisse können auch durch Informationsdefizite innerhalb der Familie entstehen. Hierzu folgendes Beispiel:

Frau H., Brustkrebspatientin, befindet sich nach Operation in der Chemotherapie, auf die eine Bestrahlung folgen soll. Sie kommt mit Ihrem Ehemann zum Gespräch. In Bezug auf die Bewältigung der aktuellen Lebenssituation erzählen beide, dass sie nach dem ersten Schock gut zurechtkämen. Frau H. berichtet, dass die Familie sie gut unterstütze und sich entsprechend „organisiert hat“. Sie werde zu Arztterminen gefahren, an den „schlechteren Tagen“ nach der Chemotherapie übernehme ihr Mann die Einkäufe und kümmere sich nach der Arbeit auch um den Haushalt. Mit dem Hund würde tagsüber bei Bedarf eine Nachbarin gehen. Auch Herr H. bestätigt, dass sie den Alltag ganz gut „im Griff“ hätten. Er klopft seiner Frau ermutigend auf das Knie, nickt bestätigend.

Im weiteren Gesprächsverlauf können u.a. die Bemühungen gewürdigt werden, die Alltagsorganisation so hilfreich geregelt zu haben. Gleichzeitig wird deutlich, dass Herr und Frau H. darüber – bewusst oder unbewusst – eines übersehen bzw. vermieden haben: Miteinander darüber zu reden, wie es jedem einzelnen in der aktuellen Lebenssituation ergeht. Welchen sorgenvollen Gedanken und herausfordernden Gefühlen sieht er sich ausgesetzt? Was trägt, tröstet ihn? Welche Wünsche und Erwartungshaltungen bestehen?

Betroffenheit, Stille treten ein. Herr H. beginnt stark zu blinzeln, Frau H. schluckt mehrmals. Nach einer Zeit beginnt Herr H. stockend von der kaum zu ertragenden Unsicherheit zu erzählen. Er fühle sich unglaublich erschöpft...

Psychoonkologische Beratung bietet die Möglichkeit, dass Partner und/oder Familienangehörige sich in ihrer ganzen inneren Zerrissenheit, ihrer Sehnsucht, Hoffnung und Verzweiflung zeigen und wahrnehmen können, so dass sie einen gemeinsamen wie individuell hilfreichen Umgang damit entwickeln können. Wenn dies gelingt, können Beziehungen eine neue Tiefe erfahren, die auch über die Phase der Erkrankung hinaus als Ressource wirken kann. Im Vertrauen darauf, dass der jeweils andere für seine Bedürfnisse sorgt, können zudem Freiräume für eigene kraftgebende Oasen im Alltag entstehen.

Wenn Kinder mit betroffen sind, ist besondere Aufmerksamkeit geboten. Eltern erhalten Informationen zu altersspezifisch möglichen Reaktionen und werden darin unterstützt, den Kindern als verlässlicher Ansprechpartner beistehen zu können. Vermittelt wird auch zu entsprechend ausgebildeten Kinder- und Jugendlichen-Psychotherapeut/innen.

Nicht immer ist die Erkrankung heilbar, palliative Therapien sind dauerhaft oder in größeren Abständen Teil des Alltags. Dies fordert von allen Betroffenen immer wieder neue Anpassungsleistungen bei zunehmenden Einschränkungen. Ein feinfühliges, respektvolles Miteinander kann ermöglichen, dass neben der Schwere ebenso Humor und Würde, Sinnstiftendes und Freudvolles bestehen können.

„Ich glaube daran,
dass das größte Geschenk, das ich von jemandem empfangen kann, ist,
gesehen, gehört, verstanden und berührt zu werden.
Das größte Geschenk, das ich geben kann, ist,
den anderen zu sehen, zu hören, zu verstehen und zu berühren.
Wenn dies geschieht, entsteht Kontakt."
(Virginia Satir)

Emotionale Unterstützung ist von großer Bedeutung, für den Betroffenen wie auch für die Angehörigen. Gleichzeitig ist nicht jeder Zuspruch in allen Situationen hilfreich.

Ein Anspruch der Ratsuchenden, der mir immer wieder begegnet, ist im Zusammenhang mit der Bewältigung krankheitsbedingter Herausforderungen, der des „Stark-Seins", verbunden mit Durchhalten, emotionaler Kontrolle, Kampfgeist, Aktivsein. Im Beratungskontext besteht die Möglichkeit, diese Verknüpfungen zu hinterfragen und aus mehreren Perspektiven zu beleuchten. So können gedankliche und Verhaltensalternativen gefunden werden, etwa dass Stärke im Zulassen von herausfordernden Gefühlen und Gedanken liegen kann, im Annehmen von Situationen der Hilflosigkeit. Psychoonkologische Beratung kann Betroffene dabei unterstützen, sich von einengenden Glaubenssätzen zu befreien und flexibler zu agieren, ohne Strategien gänzlich aufgeben zu müssen. Eigenwahrnehmung und Selbstwirksamkeit werden gestärkt.

Federn lassen und dennoch schweben
Perspektiven für das Weiterleben

Wir alle leben mit dem Wissen, dass wir einmal sterben werden. Und doch ist die unmittelbare Erfahrung der eigenen Sterblichkeit tiefgehend und beeinflusst das weitere Leben nachhaltig. Diese unumkehrbare Veränderung im Lebensplan birgt auch die Gelegenheit, Gewohntes zu überdenken und Prioritäten anders zu setzen. An die Stelle der verlorenen Unbeschwertheit kann behutsam etwas Neues treten.

„Ich setzte den Fuß in die Luft, und sie trug."
(Hilde Domin)

Viele an Krebs erkrankte Menschen äußern im Beratungsverlauf das Bedürfnis, selbst etwas zu ihrer Genesung bzw. zum Erhalt ihrer Gesundheit beitragen zu wollen. Als Psychoonkologin informiere ich über gesunden Lebensstil, Rehasport und Präventionsangebote. Regelmäßige Bewegung, eine bewusste Ernährung, das Wissen um die eigenen Stressbewältigungskompetenzen und Entspannungsübungen können helfen, wieder Vertrauen in den Körper und die eigenen Kräfte zu gewinnen.
Auch kreative Beschäftigungen, kulturelle Teilhabe, das Erleben von Gemeinschaft können stärkende Erfahrungen ermöglichen. Selbsthilfegruppen bieten hier Möglichkeiten zum Austausch und für gemeinsame Aktivitäten. Entscheidend ist, was zum persönlichen Wohlbefinden beiträgt, was Körper und Seele ermutigt.

Im Laufe der Krankheitsbewältigung Bedingungen zu akzeptieren, die nicht beeinflussbar sind, und gleichzeitig mit einer Haltung der Achtsamkeit eigenverantwortlich dafür zu sorgen, das Leben nach oder mit einer Erkrankung zu gestalten, ist eine Herausforderung, die gelingen kann.

Leben ist immer im Hier und Jetzt. Das gilt auch für die Hoffnung. Sie kann helfen, in unserem Dasein auch in Krisenzeiten Halt zu finden. Hoffnung gibt es immer, allein worauf sie sich richtet, mag sich verändern. Frei zu hoffen ist jeder Mensch zu jeder Zeit.

Eine persönliche Anmerkung

Seit mittlerweile neun Jahren begleite ich an Krebs erkrankte Menschen und deren Angehörige im Rahmen meiner Tätigkeit als Psychoonkologin im ambulanten Setting. Die eigene Erfahrung einer Krebsdiagnose, in meinem Fall eine Lymphom-Erkrankung, ist mir neben den fachlichen Qualifikationen eine wertvolle Ressource im Beratungskontext: im Rahmen der professionellen Begegnung ein Mitfühlen und Berührt-Sein zuzulassen, Raum für Verlust und Trauer geben zu können im Bewusstsein der Fremdheit des Leids des anderen. Und – aus der Erfahrung der Erschütterbarkeit des Lebens – ermutigend Vertrauen in die eigenen Kräfte und den eigenen Weg vermitteln zu können.

„Wenn Achtsamkeit etwas Schönes berührt,
enthüllt sie dessen Schönheit.
Wenn sie etwas Schmerzhaftes berührt,
verwandelt und heilt sie es.“
(Thich Nhat Hanh)

Zur Autorin

Claudia Reuthlinger (geb. 1971) arbeitet als Dipl.-Pädagogin, Psychoonkologin, Systemische Therapeutin/Familientherapeutin seit 2010 bei der Bayerischen Krebsgesellschaft in der Psychosozialen Krebsberatungsstelle Ingolstadt. Vorher langjährige Tätigkeit im Bereich der Jugend- und Erwachsenenbildung.

Kontakt und Infos

Psychosoziale Krebsberatungsstelle Ingolstadt der Bayerischen Krebsgesellschaft e.V., Levelingstr. 102, 85049 Ingolstadt

reuthlinger@bayerische-krebsgesellschaft.de

Weiterführende Informationen und Literatur

Bayerische Krebsgesellschaft: https://www.bayerische-krebsgesellschaft.de/

Deutsches Krebsforschungszentrum: https://www.krebsinformationsdienst.de

Deutsche Krebsgesellschaft: https://www.krebsgesellschaft.de/

Deutsche Krebshilfe: https://www.krebshilfe.de/

Leitlinie Psychoonkologie:

https://www.leitlinienprogramm-onkologie.de/leitlinien/psychoonkologie/

Diegelmann, Christa, Isermann (Hrsg.), Margarete: Ressourcenorientierte Psychoonkologie. Psyche und Körper ermutigen; Kohlhammer 2016

Frankl, Viktor: Wer ein Warum zu leben hat: Lebenssinn und Resilienz; Beltz 2017

Kabat-Zinn, Jon: Gesund durch Meditation: Das große Buch der Selbstheilung mit MBSR;
Knaur-NesSana TB 2019

Nhat Hanh Thich: Versöhnung mit dem inneren Kind: Von der heilenden Kraft der Achtsamkeit; O. W. Barth 2011

Reddemann, Luise: Imagination als heilsame Kraft – Ressourcen und Mitgefühl in der Behandlung von Traumafolgen; Klett-Cotta, 21. Aufl. 2019

Satir, Virginia: Kommunikation, Selbstwert und Kongruenz. Konzepte und Perspektiven familientherapeutischer Praxis; Jungfermann-Verlag, 9. Aufl. 1994

Schulz-Kindermann, Frank: Psychoonkologie – Grundlagen und psychotherapeutische Praxis; Beltz 2013

„Life is what happens to you while you‘re busy making other plans.“
(John Lennon)

Immer wieder neu: Hinwendung zum Lebendigsein

Die psycho-onkologische Beratung

Kerstin Steingrüber

Sicherheit? Verloren!

Sterben ist gewiss. Leben ist jetzt.

Lebendig sein. Jetzt!

Leben mit Versehrtheit und Vergänglichkeit. Im Grunde unversehrt Sein.

Den Schmerz spüren. Das Leben spüren, wie es ist.

Diesen Schritt gehen.

Das Dazwischen spüren.

Hinhören.

Hinfühlen.

Atmen.

Begegnung: Einander sein lassen. Freundlich und offen.

Zur Autorin

Kerstin Steingrüber (geb. 1976) arbeitet als Diplom-Psychologin im Beratungsteam der Krebsberatungsstelle Ingolstadt, der Bayerischen Krebsgesellschaft e.V. Persönlich interessiert sie besonders das Thema „Achtsamkeit im Alltag“.

E

Ernährung

Krebsdiät & Superfood?

Eine ganzheitsmedizinische Genussreise von Ernährungsweisheit bis Ernährungswissenschaft

Susanne Bihlmaier

Antikrebs-Diät? Essen Sie doch, was Sie wollen? Böse Kohlenhydrate, gutes Eiweiß? Allheilmittel Superfood? Ist Kochen nicht zu zeitaufwändig?

Ich lade Sie ein auf eine ganzheitsmedizinische Genussreise von Ernährungsweisheit bis Ernährungswissenschaft, inklusive Praxistipps und Immunpower-Rezept: So macht gesundheitsaktive Küche Freude!

Als examinierte Krankenschwester finanzierte ich mein Medizinstudium mittels Nachtdiensten in der Krebsklinik Heidelberg und hatte ein Schlüsselerlebnis: Spätabends, wenn ich mit Medikamenten und Tee durch die Zimmer ging, sprachen mich Krebsbetroffene an und fragten, ob ich nicht noch etwas Weiteres wisse, das sie tun könnten gegen ihren Krebs. Ich war verwirrt, reichte denn das dortige Therapieangebot nicht? Neugierig geworden erfuhr ich, dass Ärzte zusätzlich zur sogenannten universitären Schulmedizin auch noch Naturheilverfahren erlernen können, allerdings privat, auf eigene Kosten, in der Freizeit. Das tat ich und war erstaunt: Westliche wie östliche Naturheilverfahren räumen der Ernährung den ersten Platz innerhalb einer Gesamttherapie ein. Das universitäre Medizinstudium hingegen erwähnt die Ernährung in keiner einzigen Unterrichtsstunde! Zudem schien und scheint es fast auf keinem Gebiet mehr dogmatische und gegensätzliche Empfehlungen zu geben als bei der Ernährung. Das weckte meine wissenschaftliche Neugierde.

Gibt es die ultimative Krebsdiät?

Ich befragte deutschlandweit industrie-unabhängige(!) Wissenschaftler und Ernährungs-Experten und wandelte diese Befragung um in Kurzinterviews, mit denen jedes einzelne Kapitel meines Koch- und Gesundheitsbuches „Tomatenrot+Drachengrün, Das Beste aus Ost und West“ beginnt. Die Antwort lautet: ja und nein. Es gibt (bisher) tatsächlich keine Diät, mit der jede Krebserkrankung „weggegessen“ werden könnte, so der ärztliche Leiter des gemeinnützigen Vereins „Gesellschaft für biologische Krebsabwehr“, Dr. György Irmey. Das hat mehrere nachvollziehbare Gründe. So hat z. B. jede Krebsart einen anderen Stoffwechsel. Und manche, leider auch die häufigen Krebsarten wie Brust- und Prostatakrebs, reagieren zusätzlich auf Hormone, auf die des eigenen Körpers und auf von außen zugeführte (z. B. aus Weichmachern in Plastik, aber auch aus der Ernährung). Krebsverursachend wirken zudem Umweltgifte und Bewegungsmangel und vor allem – ganz klar und deutlich gesagt – das Rauchen an erster Stelle. Trotz der Vielfalt im Krebsgeschehen gibt es jedoch täglich mehr mut-machende wissenschaftliche Erkenntnisse, wonach einige Ernährungsweisen „gesundheitsförderlicher“ sind, andere deutlich weniger. Starten wir mit den Erkenntnissen zu den weniger gesunden Ernährungsweisen, indem wir einmal anders herum fragen:

Was mögen Krebszellen?

Das Deutsche Krebsforschungszentrums DKFZ und der Weltkrebsbericht 2007 sagen mit deutlichen Worten, was die entscheidenden Krebsrisikofaktoren sind: Überernährung, Übergewicht und Stoffwechselstörungen wie Diabetes. Übergewicht hat nämlich zur Folge, dass im Körper mehr Östrogene und entzündungsfördernde Substanzen produziert werden. Zudem wird vermehrt Insulin ausgeschüttet und auch Insulin-verwandte Wachstumsfaktoren. Im Klartext heißt das: Regelmäßig zuckerhaltige Speisen und Getränke, Pizza und Burger, Alkohol und ballaststoff-beraubte Nahrungsmittel wie Weißmehl und Weißreis, aber auch tierfett-haltige Speisen wie Wurst, Eis, aber auch Käse – sie alle servieren den Krebszellen die Energie auf dem silbernen Tablett. Im Übrigen sind die genannten Nahrungsmittel eigentlich alle etwas „Besonderes“, denn sie verbrauchen viel Energie, viel Wasser und viel Grundnahrungsmittel in der Herstellung, wie z. B. ein Stück Käse bis zu zehn Liter Milch benötigt, ein Kilo Rindfleisch verbraucht zehn Kilo Sojabohnen. Wenn ein Käse oder ein Schnitzel wieder das wird, was es eigentlich sein sollte, nämlich ein seltenes, wertgeschätztes Nahrungsmittel, dann hätten wir alle weniger Probleme, auch Natur und Umwelt.

Praxistipp: „Billiges Essen kommt unsere Gesundheit teuer zu stehen", so der jahrzehntelang führende Ernährungsexperte Prof. Leitzmann. Lassen Sie „industriell veredeltes", ballaststoff-beraubtes Weißmehl, gezuckerte Getränke und tierische Fette wie in Wurst und Käse und auch industriell produziertes Fleisch im Regal stehen und gönnen Sie sich Besseres.

Welche Ernährungsweise ist gesundheitsaktiver?

Fragen Sie zehn Einzel-Personen (egal ob Ernährungsexperten, Wissenschaftler oder andere Fachleute) und Sie erhalten zehn unterschiedliche Meinungen. Aber es gibt auch handfestere Antworten. Wenn nämlich mehrere Forschergruppen in sogar mehreren Ländern gleichzeitig und auch noch über mehrere Jahre hinweg die gleichen Zusammenhänge zwischen Ernährung und Krebs erforschen, bekommen wir Antworten mit deutlich mehr Aussagekraft. Solch eine große internationale Untersuchung ist die EPIC-Studie (European Prospective Investigation into Cancer and Nutrition). Hier wurden sage und schreibe elf Jahre lang in zehn europäischen Ländern insgesamt 520.000 Menschen untersucht. Das Ergebnis ist deutlich: Wer mehr Gemüse isst, pflanzliche Öle wie natives Olivenöl, Obst, Salat und Ballaststoffe aus Vollkornbrot, Vollkornnudeln, Vollkornreis, dunkle Linsen etc., erkrankt deutlich seltener an Krebs, bei Brustkrebs immerhin 1/3 weniger!

Praxistipp: Krebszellen mögen kein Gemüse. Also ran an die bunten Stände Ihres Wochenmarktes, Freunde treffen und netter Schwatz für die Seele inklusive.

Urlaubsgenuss statt Verbote-Verdruss

Statt nun dem täglichen Billigfleisch-Schnitzel nachzutrauern, dem Döner oder der Currywurst mit Mayo-Pommes, lade ich vielmehr ein, sich auf Urlaubsgenüsse zu freuen. Schließen Sie doch einmal kurz die Augen und versetzen sich auf eine griechische Insel. Wie sieht es da aus? Sonnig, karg. Gibt es dort Kühe? Nein, höchstens ein paar genügsame Ziegen, die nur trockene Köttel hinterlassen, statt triefend wassergetränkte Kuhfladen. Und Olivenbäume. Dazu Fisch, überall duftende Kräuter, alte Walnussbäume. Sie ahnen schon: Es geht um die sogenannte Mittelmeer-Diät. Und hier möchte ich gerne das Wort „Diät" korrekt übersetzen: Diät ist die „Lebensweise", vom griechischen diaita. Da steckt das Wörtchen „weise" drin und nicht etwa „friss-die-Hälfte" oder „Verbot". Füllen Sie Ihren Teller mit herrlich buntem, bissfest geschmortem, kräuter-gewürztem Gemüse, erfreuen Sie sich an Salaten mit Olivendressing und holen Sie sich wertvolles Eiweiß aus pflanzlichen Nahrungsmitteln wie Hülsenfrüchten, z. B. heimischen Linsen und Lupinen. Tierische Nahrungsmittel wie Fleisch, Wurst, aber auch Käse sind nicht verboten – wenn sie nur gelegentlich die Sonntagstafel erfreuen. Gemüse und Obst z. B. enthalten reichlich sogenannte „Sekundäre Pflanzenstoffe" wie Carotinoide, Glucosinolate, Polyphenole etc., die nachweislich antikrebs-aktiv wirken. Vor Darmkrebs schützende und insulin-harmonisierende Ballaststoffe hingegen finden Sie nur (!) in pflanzlichen Nahrungsmitteln und auch nur bei den ungeschälten, also z. B. dunklen Linsen statt roten/gelben, Vollkorn – statt Weißreis, Vollkorn – statt heller Nudeln.

Praxistipp: Genießen Sie wie die Götter des Olymp, mit Olivenöl, mit viel buntem Gemüse, Hülsenfrüchten, Nüssen, viel Kräutern und (Bio-) Fisch. Und einem klitzekleinen Gläschen Rotwein, bio natürlich.

Gute Eiweiße, böse Kohlenhydrate?

Nachdem das Enzym Transketolase entdeckt wurde, das den Kohlenhydraten ganz schnell in die Krebszelle hinein hilft und somit die Krebszellen „füttert", schossen kurzzeitig die Eiweiß-Empfehlungen in die Höhe. Nur noch Quark, Frischkäse, Pute, Käse mit Salat und Gemüse und Fisch war die Devise. Die Nebenwirkungen einer tiereiweiß-reichen Kost sind bald spürbar: Verstopfung, evtl. Gicht und vor allem eine Übersäuerung. Zum Glück entwickelt sich das Wissen weiter, und aus „No-Carb" wurde mittlerweile dank neuer Erkenntnisse „slow carb", denn: Es sind nur die – vereinfacht ausgedrückt – schnell und einfach verstoffwechselten Kohlenhydrate, die so „krebs-freundlich" sind. Gemeint sind damit Zucker in vielen Getränken, Eis, Süßigkeiten, Vollmilchschokolade, Kekse etc. und ausgemahlenes Weißmehl in hellen Brötchen, hellem Brot, Brezeln, normalen Kuchen etc. Ganz anders wirken die langsam verstoffwechselten Kohlenhydrate in Vollkorn, Vollkornreis, in Vollkornnudeln und in bissfestem Gemüse, die noch in ihre Ballaststoffe eingewickelt sind, sie füttern und stärken die antikrebs-aktiven Immunzellen! Vollwert stärkt die Immunkraft!

Praxistipp: Lieber eine selbstgemachte Mittags-Vesper aus handwerklichem Vollkornbrot als die tägliche To go-Brezel oder das Weißmehl-Sandwich. Kosten Sie dazu pfiffige pflanzliche Aufstriche, wie z. B. Rote Beete-Meerrettich, Lupine-Paprika-Pfeffer, Chili-Pastinake oder Senf-Dill.

Die Milch macht's? Objektiv eher nicht.

Lange Zeit wurde Milch nahezu als weißes Gold betrachtet, gefördert als Schulmilch, gepriesen als Kalziumquelle gegen Osteoporose. In den letzten Jahren kratzen Ergebnisse großer, unabhängiger Studien am

Mythos Milch. So zeigte die teilnehmer-starke Krankenschwesterstudie „Nurses' Health Study" aus den USA keine Verbesserung der Knochendichte durch Milch.

Auch haben sich die Zusammensetzung und damit die Qualität der Milch in den letzten Jahrzehnten stark verändert. Während vor 60 Jahren eine Kuh ca. zehn bis zwanzig Liter Milch gab, produzieren die heutigen Hochleistungs-Milchkühe täglich bis zu 80 Liter, sogenannte Turboküühe sogar bis zu 120 Liter Milch mittels „Kraftfutter" und oft auch Masthormonen. Pralle Rieseneuter jedoch entwickeln häufiger Entzündungen, weswegen „Vorsorge-Antibiotika" verabreicht werden.

Umfangreiche Untersuchungen decken auf, dass sich in Milch aus industrieller Milchproduktion (d. h. rund 95 Prozent der gekauften Milch!) hormonaktive Östrogenabkömmlinge finden. Die weltweit renommierte Harvard-Universität weist darauf hin, dass die geänderte hormonelle Zusammensetzung der Milch zu mehr hormon-verbundenem Krebs führen könnte, d. h. bei Brust, Eierstöcken und Prostata. Diesen Zusammenhang bestätigt eine weitere internationale Studie (Ganmaa und Sato), in der die Ernährungsgewohnheiten von sage und schreibe 40 Ländern ausgewertet wurden und die Verbindungen aufzeigt zwischen dem Konsum von Fleisch und Milch und dem Auftreten von Brustkrebs.

Interessante Beobachtungen gibt es auch aus Asien: Im früher typischerweise nahezu milch-freien Japan stieg zwischen 1947 und 1997 der Milchkonsum um das 20-fache, der Fleischkonsum um das Zehnfache. Im gleichen Zeitraum verdoppelte sich die altersstandardisierte Sterblichkeit an Brustkrebs.

Weder in meinem eigenen Ernährungsverhalten noch in meiner Praxis „verteufele" ich Kuhmilch, zeige aber auf, dass viele Probleme wohl mit der fraglichen Qualität industrieller Billigmilch zu tun haben wie auch mit der verzehrten Menge. Ein Vergleich zwischen konventioneller Industriemilch und Demetermilch ergab zwei Drittel höhere Werte an Omega-3-Fettsäuren in der Biomilch. Demeter-Kühe fressen Gras und Heu draußen auf der Wiese statt (tier-) eiweißhaltiges „Kraftfutter", geben weniger Milch und benötigen daher keine Vorsorge-Antibiotika für die Euter.

Praxistipp: lieber weniger Kuhmilch/Kuhmilchprodukte und diese nur in höchster Bio-Qualität. Von der Eiweißmolekülgröße her bekömmlicher wären Schafs- und Ziegenkäse. Besser für die Darmflora sind fermentierte Milchprodukte wie Naturjoghurt und Kefir.

Smoothie – grüne Vitamin- oder Magenbombe?

Stellen Sie sich vor, vor Ihnen liegen ein halber Salatkopf, ½ Bund Petersilie, ein Apfel, eine kleine Banane, ein Esslöffel Leinsamen, ein Esslöffel Sesam, ein Teelöffel Chiasamen, drei Zentimeter frische Ingwerwurzel, zwei Esslöffel Granatapfel Elixier drjacobs, ein Teelöffel Leinöl, der Saft einer Zitrone und frisch gemahlener Kardamom. Wenn Sie diese Zutaten des „Goldener-Drache-Smoothie" (aus: Tomatenrot+Drachengrün, S. 86) „normal", d. h. ungemixt zu sich nehmen würden, hätten Sie lange zu kauen. Wenn Sie aber alles im Mixer zu Smoothie rühren und trinken, dann vergehen kaum ein paar Sekunden zwischen Trinkglas und Magen. Und das verursacht die häufigsten Beschwerden: Wird eine riesige Portion Rohkost uneingespeichelt geschluckt, fehlt die erste Verdauungsstufe mit dem Mundspeichel-Enzym Ptyalin. Daraus resultieren Aufstoßen, Magendrücken, ein schmerzhaft aufgedunsener

Bauch und Blähungen. Krebsbetroffene unter Chemotherapie merken sofort, wie schlecht verträglich ein Smoothie sein kann.

Praxistipp: Wer solch einen Powersmoothie nicht nur geschmacklich, sondern auch gesundheitlich genießen möchte, sollte in kleinen Schlucken trinken und jeden Schluck tatsächlich kurz kauen. Dann erst ist ein Smoothie eine wahre Vitaminbombe, ein kleines Natur(heil-)wunder.

Superfoods – VIPs oder Windei?

Viel Wind wird gemacht um sogenannte Superfoods, wobei schon der frei erfundene (!) Phantasiename auf einen Anteil heißer Luft hinweist. Gibt es Superfoods?

Erste Antwort, Teil 1: Ja, es gibt Nahrungsmittel mit einem erfreulich hohen Anteil an Vitaminen, Mineralien und Sekundären Pflanzenstoffen. Stark beworben werden dabei jedoch meist exotische Früchte und Öle mit mystisch anmutender Hintergrundstory wie z. B. das Arganöl, das nur in einer einzigen Region Marokkos gedeiht. Oder das angeblich so gesunde Kokosöl.

Daher gleiche Antwort Teil 2: In fast allen Fällen gibt es ein unspektakuläres heimisches Pendant, das dem Exoten in keiner Weise nachsteht. Oder wussten Sie, dass europäisches Olivenöl besser ist als Arganöl und Kokosöl? Und heimisches Leinöl den höchsten Omega-3-Fettsäure-Gehalt vorweisen kann? Oder dass die heimische Heidelbeere mehr wertvolle Inhaltsstoffe bietet als die chinesische Aronia, Acai & Co? Oder dass die teure asiatische Gojibeere sogar winterfest bei uns gedeiht als Gemeiner Bocksdorn? Nun, Goji und Acai klingen werbetechnisch buchstäblich vielversprechender, wie eine Umfrage ergab, wobei keiner der Befragten die heimischen Pendants nennen konnte.

Eine kleine Ausnahme macht für mich der Granatapfel, dessen hoher Polyphenolgehalt wirklich überzeugend ist, am besten in fermentierter Form wie z. B. bei Dr. Jacobs Elixier.

Wirklich super sind also nicht einzelne fremdländische Nahrungsmittel, die zudem für den Transport zuerst getrocknet werden und damit einen Teil ihrer Superkräfte einbüßen. Von umweltzerstörendem Flugbenzin und Tankerdiesel ganz zu schweigen.

Praxistipp: Wirklich super is(s)t, wer sich auf frische, pflanzen-betonte Vollwertkost umstellt. Immer noch wirksam ist der berühmte „Apfel am Tag“ – fast übers ganze Jahr hinweg heimisch und günstig. So einfach geht super essen.

Gesunder Genuss, ganz fix und einfach

Viele meiner Krebspatienten und Krebspatientinnen sind interessiert an gesundheitsaktiver Ernährung, schränken aber ein: Es muss der ganzen Familie schmecken und vor allem während einer kräftezehrenden Chemotherapie schnell gehen. Geht das überhaupt? Ja, hier ein Beispiel aus meiner eigenen Küche: Ich bereite das Vollwert-Grundnahrungsmittel wie z. B. superschnellen Dinkelvollkorn-Couscous immer gleich für drei Tage zu, würze nur wenig, z. B. mit etwas Sesamsalz (Gomasio, siehe Tomatenrot+Drachengrün, S. 28).

Für die erste Essens-Portion schmore ich Zwiebeln und eine Knoblauchzehe und ein paar Rosmarinnadeln an, lösche ab mit Tomatensoße aus dem Glas, würze mit italienischen Kräutern und gebe einen Schöpflöffel Couscous darüber – und Bella Italia bittet zu Tisch.

Am zweiten Tag bereite ich einen gemischten Salat zu mit meinem Drachendressing u. a. mit 2/3 Olivenöl, 1/3 Leinöl, Apfelobstessig etc. (Tomatenrot+Drachengrün, S. 21). Darin lasse ich die festeren Bestandteile wie rote Paprika, Zucchini und Frühlingszwiebeln für bessere Bekömmlichkeit kurz ziehen, dann gebe ich den grünen Salat dazu, Rucola und einen Schöpflöffel Couscous – fertig ist ein sattmachender Sommergenuss.

Am dritten Tag „verreise“ ich in den Orient, dazu schmore ich fermentierten Tofu an („Feto“), zusammen mit fein geraffelten roten und gelben Paprika, würze mit reichlich Curry und Kardamom – fertig ist ein Essen aus 1001 Nacht.

Noch etwas übrig? Dann ab nach Mexiko: Fetowürfel und kleine rote Paprikawürfel anschmoren, ein Glas rote Kidneybohnen dazu, kräftig mit süßem Paprika und nach Belieben mit Chili schärfen, olé!

Praxistipp: Wenn das Vollwert-Grundnahrungsmittel schon fertig gegart im Kühlschrank wartet, ist in Minutenschnelle daraus ein neues Essen gezaubert. Fix, einfach, lecker und selbst mit Biozutaten günstiger als jede Kantine.

Süßes muss nicht Sünde sein

Die Lösung für Süßmäulchen: Dunkle Schokolade ab 50 Prozent Kakao-Anteil schenkt stimmungsaufhellendes Aroma statt Milchfett und Zucker-Süße (wie in Vollmilchschokolade). Kombinieren Sie mit Mandeln und Cashewkernen, und die Psyche wird nachweislich gestreichelt. Vitalisierende, blut-stärkende Kraft erkennt bereits die Traditionelle Chinesische Medizin in der getrockneten Dattel. Datteln kombiniert mit Mandeln, Granatäpfeln und Kakao mischte auch Dr. Ludwig Jacob zusammen und kreierte damit einen basischen Riegel ohne Zucker, dafür auch mit Magnesium und Vitamin B12. Und wer es etwas exklusiver liebt – wie wäre es mit der gesundheits-aktiven Charity Knusperpraline „Drachensplitter" des Chocolatiers Schell, deren Erlös die Kinderonkologie in Tannheim unterstützt. Gutes Schlemmen und dabei Gutes Tun – so macht gesunder Genuss Freude.

Zur Autorin

Dr. med. Susanne Bihlmaier (geb. 1963) hat ihre Praxis in Tübingen. Sie ist spezialisiert auf Naturheilverfahren, Chinesische Medizin und Komplementär-Onkologie.

Sie ist Autorin des Koch- und Gesundheitsbuches „Tomatenrot+Drachengrün" und Mitautorin der „Notfall Apotheke Natur", beides Hädecke Verlag.

Kontakt und Infos

www.bihlmaier-tcm.de

Prostata und Porsche

Medizin-Tipps, wie Mann nicht nur den Porsche, sondern auch die Prostata tunen kann.

Ludwig Manfred Jacob und Susanne Bihlmaier

Was tut man(n) nicht alles für seinen Porsche? Nur das beste Motoröl darf es sein, und auch bei den Reifen wird nicht gespart, will man(n) doch schnittig und sicher in die Kurve. Kratzige Waschanlagenbürsten dürfen nicht in Reichweite von Lack und Chrom gelangen, nur einfühlsame Handwäsche ist gut genug. Das Auto wird gehegt und gepflegt – ein ganz normaler Auto-Alltag eben. Wie aber sieht es mit der eigenen Gesundheit aus, speziell mit der Prostata, dem häufigsten Krebs-Ort des Mannes? Hier ein paar handfeste und dabei wissenschaftlich nachgewiesene Medizin-Tipps, wie man(n) nicht nur den Porsche, sondern auch die Prostata tunen kann.

Mit Wampe auf der Startrampe?

„Ach, so ein kleiner Bauch hat doch Charakter und lässt einen Mann gemütlicher erscheinen", erklären Männer, die von ihrem Hausarzt auf ihren ganz und gar nicht kleinen Bauch angesprochen werden. Und freut sich nicht jede Mutter, „wenn's dem Bub schmeckt"? Der Weltkrebsbericht 2014 widerspricht nach Auswertung einer stattlichen Datenmenge: Wer mehr Wampe vor sich herschiebt, startet eher Richtung Prostatakrebs durch als aufs Siegertreppchen. Schuld daran sind nicht allein die reine Wampe, sondern auch die Ursachen, die zu diesem großen Bauch führen.

Und die Länge macht doch viel aus

Nein, es geht nicht um das, woran Sie jetzt vielleicht gedacht haben. Es geht um die stetig größer werdenden Menschen. Der Weltkrebsbericht konnte das erhöhte Größenwachstum als weiteren Risikofaktor für Prostatakrebs aufdecken, denn: Diejenigen Menschen werden größer, die sich vermehrt von tierischen Fetten und tierischem Eiweiß ernähren. Das erhöht im Körper einen Wachstumsfaktor, den insulin-stimulierenden IGF-1. Wer also die Wampe regelmäßig mit Wurst, Fleisch, Käse,

Milch, Eis etc. nährt, kurbelt damit auch das Wachstum von Krebszellen an.

Europa versinkt in Milch, die Prostata auch

Den gleichen Zusammenhang zeigt auch die sehr groß angelegte europäisch-internationale Studie EPIC, durchgeführt in elf europäischen Ländern über zehn Jahre lang mit insgesamt über einer halben Million untersuchter Menschen: Wenn oft und regelmäßig Milch verzehrt wird (also auch in Form von Käse, dort sogar um ein Vielfaches konzentrierter), steigt die Gefahr, an Prostatakrebs zu erkranken, fast um ein Viertel. Was würden Sie sagen, wenn Sie ein Benzin tanken, das um ein Viertel mehr Kolbenfresser produziert? Würden Sie nicht auch sofort anderes Benzin tanken? Eine der zahlreichen Milch-Alternativen hat ein um sage und schreibe 70 Prozent verringertes Prostatakrebs-Risiko aufgezeigt: die „Milch“ aus der Sojabohne, d. h. eine pflanzliche Milch. Das Gleiche gilt übrigens für Brustkrebs.

Auf den Sprit kommt es an

Ein Porsche fährt nicht mit Leitungswasser und auch nicht mit Normalbenzin. Wer wirklich sportlich fit durchs Leben kurven will, braucht Superbrennstoff. Bei der Prostata ist das nicht anders. Wer dem eigenen Körper nur Junk Food wie Pizza, Pommes, Burger, Döner, Billigwurst oder Billigkäse serviert, braucht sich nicht zu wundern, wenn der Motor verschlackt, es zu Ablagerungen kommt (Blutgefäße, Herzinfarkt), aber auch zur Verrußung der Zellen, zu kranken Zellen, zu Krebs. Was sich so locker liest und auf den ersten Blick unspektakulär anhört, ist mittels vieler und großer wissenschaftlicher Untersuchungen bestätigt worden.

Wer täglich energie-reiches „Luxus“-Futter zu sich nimmt, dessen Gesundheit ist arm dran. Hier geht es nicht um Kaviar und Champagner, sondern um das, was wir uns erst heutzutage als Massenware großzügig täglich gönnen. Oder anders: Fragen Sie doch ganz einfach mal eine ältere Tante oder Ihre Oma nach dem Speiseplan ihrer und früherer Generationen! Unter der Woche gab es Eintöpfe mit Gemüse der Saison und viel Kohl, darin lagerfähige Kartoffeln und eingemachte Bohnen. Wenn ein Stück Fleisch oder Speck hineinkam, dann eher wie ein Gewürz, nicht als Hauptbestandteil der Speise. Und fragen Sie auch mal nach der echten handwerklichen Käse-Herstellung, wie sie vor der Massenproduktion über Generationen gang und gäbe war.

Wussten Sie, dass etwa zehn Liter Milch nötig sind, um einen kleinen Camembert herzustellen? Und dass eine Kuh ungefähr sage und schreibe zehn Kilogramm Sojabohnen fressen muss, bevor sie ein Kilogramm Schnitzel auf den Teller bringt? Eine Kuh von früher oder eine Demeter- bzw. Biolandkuh von heute frisst Gras und Heu, das natürliche Futter der Kühe. Das „Heuen“ war für die Bauern eine schweißtreibende Arbeit, um das Überleben der Kühe im Winter zu sichern. Von jedem Liter Milch wurde der Rahm abgeschöpft, mindestens eine Woche gesammelt und dann erst wurde gebuttert, und eine Kugel Butter kam auf den Teller. Dauerwurst gab es meist nur von einer Schlachtung pro Jahr. Wer sich diese Zusammenhänge plastisch vor Augen führt, versteht, warum wir heutzutage viel zu viel von den Dingen essen, die eigentlich als gelegentlicher Luxus betrachtet werden sollten. Wer sich von Nahrungsmitteln ernährt, die so viel Energie verdichten, und gleichzeitig kaum noch körperliche Arbeit verrichtet, der braucht sich nicht zu wundern, wenn er in die Breite wächst und dabei Krebszellen heranzüchtet.

Viren in Rindfleisch und Milch fördern Prostata- und Brustkrebs

Doch die Folgen dieser Massentierhaltung sind eigentlich richtig eklig. Denn ständig werden neue krebserregende Viren in tierischen Lebensmitteln entdeckt. Epidemiologische Studien belegen schon lange, dass der Verzehr von Rindfleisch mit einem stark erhöhten Risiko für Darmkrebs einhergeht. Eine Hypothese, dies zu erklären, ist ein krebsauslösender infektiöser Stoff im Fleisch. Eine Virusfamilie, von der bekannt ist, dass sie krebsauslösend wirkt, sind die weitverbreiteten Polyomaviren. Sie sind besonders bedenklich, weil sie auch hohe Temperaturen, z. B. beim Kochen, überleben können.

Ein einzelner Burger kann heutzutage das Fleisch von zig Tieren enthalten – ideal für die Ansammlung von Viren. Ebenso wurden im Rinderhackfleisch bzw. in den Vergleichsprodukten Schweine- und Hühnchenhackfleisch Vertreter weiterer Virusfamilien wie Herpesviren, Adenoviren, Circoviren und Gyroviren gefunden.

Dreifaches Brustkrebsrisiko bei Frauen mit verbreitetem Rinder-Leukämievirus

Der Zusammenhang zwischen Prostatakrebs und hohem Milchkonsum ist sehr gut belegt. Neben den Hormonen und Wachstumsfaktoren in der Milch sind vor kurzem eine größere Zahl vermutlich neuer Viren in Blut, Fleisch und Milch von Milchkühen entdeckt worden.

Der Zusammenhang von Brustkrebs und Viren wurde in einer Studie belegt. Hier handelt es sich um BLV-Viren (Bovine Leukemia Virus) aus

Rindern, die stark gehäuft im Brustgewebe von krebskranken Frauen nachgewiesen wurden. Diese hatten ein dreimal höheres Risiko für Brustkrebs als Frauen ohne dieses Virus. Damit übertrifft es andere häufig nachgewiesene Risikofaktoren für Brustkrebs wie Fettleibigkeit oder Alkoholkonsum. Das BLV-Virus kommt nicht nur in Rindfleisch, sondern insbesondere auch in Kuhmilch vor. Vor allem bei großen Kuhherden kann durch die Vermischung der Milch in den großen Milchtanks die Durchseuchung bei bis zu 100 Prozent liegen.

Untenherum ansteckend: Fördern Viren Prostatakrebs?

Krankheitserreger kommen häufig über die Harnwege in die Prostata, jedoch lässt die anatomische Nähe zum Mastdarm auch an eine Einwanderung von Darmbakterien denken, insbesondere beim Vorliegen von Schleimhautschäden. Durch diese Lage der Prostata können auch krebserregende Substanzen, z. B. PAKs (= krebserregende Polyzyklische Aromatische Kohlenwasserstoffe) aus gegrilltem Fleisch, aus dem Enddarm in die Prostata gelangen und die Entstehung eines Tumors zusätzlich fördern. Gegrilltes Fleisch ist jedoch nicht nur außen krebserregend, sondern zudem innen häufig noch rot und ungar.

Weißbrot macht Krebszellen froh, Süßigkeiten ebenso

Nicht nur das Übermaß an Wurst, Käse und Fleisch, auch Getreide ist einer der Knackpunkte. Von einer Kollegin hörte ich, dass ihre Oma sich weigere, dunkles bzw. Vollkornbrot zu essen. Sie verknüpfte damit den Krieg, in dessen Folge es entweder gar kein Brot oder nur das „Kommissbrot“ gab, ein gräuliches, hartes Not-Brot, in Hungerhektik aus ganzen Körnern laienhaft zusammengeschustert, oft noch mit Mäuse-Teilen verunreinigt. Kein Mensch würde dieser kriegs-traumatisierten alten Frau Weißbrot und Butter wegnehmen. Wir jedoch leben in Frieden und Hülle und Fülle, mit zu viel des Guten. Was ist denn nun der Unterschied zwischen einem Weißbrot und einem Vollkornbrot? Für Weißbrot (oder Weißmehl generell) werden geschälte Getreidekörner verwendet, von denen nur der stärkehaltige Kern übrig ist. Für Vollkornbrot hingegen wird das Getreide mitsamt der Schale gebacken, teils vorher gemahlen, teils körnig belassen. Die Stärke des Weißmehls ist sehr leicht und schnell verstoffwechselbar. Das jagt den Blutzucker hoch und serviert den Krebszellen die Energie auf dem silbernen Tablett. Genauso läuft es beim Zucker, einem Stoff, an den uns die Industrie schon von der Wiege an zu gewöhnen versucht.

Prostatakrebs im weltweiten Vergleich

Alles schön und gut, aber welche Aussagekraft hat Opas Ernährungs- und Lebensweise heute? Ein Blick über den Tellerrand hinweg erweitert den Horizont und liefert Aha-Effekte: So gibt es typische „Milchländer“ wie die Schweiz, Schweden und Norwegen mit gleichzeitig hohem Konsum an Zucker und Fleischprodukten. Und in diesen „Milch- & Fleischländern“ ist die Zahl der an Prostatakrebs Sterbenden 27 Mal höher als z.B. in asiatischen Ländern, wo man bis vor kurzem noch kaum Milchprodukte aß und nur sehr wenig Fleisch. Dieser Vergleich wird noch untermauert von einer weiteren Beobachtung: Asiaten, die in die USA umsiedeln und dort nicht in „Chinatown“ weiterhin asiatisch leben, sondern den amerikanischen Lebensstil annehmen, nehmen damit auch die höhere Krebs-Sterblichkeitsrate der Amerikaner an.

Auch in Europa gibt es diesbezüglich wissenschaftliche Untersuchungen, die schon erwähnte große EPIC-Studie: Wenn man(n) sich mehr klassisch-mediterran ernährt, mit reichlich Gemüse, Linsen, Nüssen, reichlich Kräutern und Olivenöl statt Butter, reduziert sich das Risiko, an Prostatakrebs zu erkranken. Sozusagen mit Urlaubsgenuss zu mehr Prostata-Power.

Prostata will ihr Fett weg

Aber ab und zu mal zum Asiaten oder Italiener essen gehen – das macht Spaß, aber hilft der Prostata nicht. Möglichst reine Pflanzenkost schützt und hilft am wirkungsvollsten auch bei einem bereits diagnostizierten Prostatakrebs. Denn zahlreiche klinische Studien zeigen, dass sich hier eine Änderung der Ernährungsweise und des Lebensstils richtig lohnt. So zeigte Prof. Dean Ornish, dass eine fettarme, rein pflanzliche Ernährung (sowie Bewegungs- und Entspannungsmaßnahmen) krebsfördernde Gene bei Prostatakrebspatienten ausschaltet und das Fortschreiten der Erkrankung für mindestens zwei Jahre aufhalten kann – so lange lief die Studie. „Fettarm" bedeutet bei Ornish eine erhebliche Einschränkung der Fettaufnahme auf zehn Prozent der aufgenommenen Kalorien. Sehr fettarm ist bei Prostatakrebs aufgrund der besonderen Genetik wichtig. Daher schadet auch eine sogenannte ketogene Krebsdiät bei Prostatakrebs mehr, als sie nützt.

Supersprit für die Prostata

Egal wohin wir schauen, ob nach Asien, in die USA oder nach Europa – es gibt mehrere wirklich große Untersuchungen, die den Männern zeigen, wie sie ihre Prostata tunen können: Der Superkraftstoff für die Prostata heißt Gemüse. Besonders gegarte Tomatenprodukte (ohne Zuckerzusatz) wie in Soßen oder Suppen, aber auch in gutem Ketchup (eben ohne Zucker), liefern den Wirkstoff Lykopin. Zudem ist heimischer Kohl ein absolutes Muss. Von Brokkoli über Romanesco bis hin zu Kohlrabi und Grünkohl gibt es da viele Varianten. Vor allem Brokkolisamen und -sprossen liefern die besonderen Antikrebs-Wirkstoffe Glucosinolate und Sulforaphan. Aber auch alles Rot- und Orangefarbene wirkt antikrebs-aktiv mit seinen Karotinoiden, die nicht nur in Karotten, sondern auch in Kürbis, Aprikosen und Süßkartoffeln vorkommen.

Viel Trinken spült die Blase und damit auch etwas die Prostata durch. Grüntee und Kaffee reduzieren das Prostatakrebsrisiko deutlich, aber ohne Zucker und Milch sollte es sein.

Einige der am besten antikrebs-aktiven Wirkstoffe sind die Polyphenole. Sie finden sich in vielen Obst- und Gemüsesorten, allen voran im Granatapfel. Hier weiß die Küche, wie die Wirkung für uns Menschen noch verstärkt werden kann – durch eine spezielle Zubereitungsform, die Fermentation. Wird der Granatapfel fermentiert, so werden die Wirkstoffe besser vom Darm aufgenommen und können besser wirken.

So paradiesisch wie ein Porsche auf der Straße liegt, so paradiesisch sind Granatäpfel für die Prostata – also ran an diese Powerfrucht, um voller Power und schnittig durchs Leben zu kurven, statt mit viel Fleisch, Wurst, Käse und Zucker im Gepäck viel zu früh aus der Kurve zu fliegen.

PS: Prostatakrebs ist nicht gleich Prostatakrebs. Die Tumorbiologie, d.h. „Haustierkrebs“ oder „Raubtierkrebs“, entscheidet über die Prognose, also darüber, ob Mann mit dem Prostatakrebs oder am Prostatakrebs stirbt. Daher ist es wichtig, sich frühzeitig um seine Prostatagesundheit zu kümmern. Der PSA-Test wurde oft zum Schaden von Patienten und Krankenkassen missbraucht – inzwischen wird vom PSA-Test in der Vorsorge zu Unrecht oft abgeraten. Dabei würde der sinnvolle Umgang damit Leben retten und Leiden vermindern.

Was man tun kann, um Prostatakrebs vorzubeugen und durch Änderungen von Ernährung und Lebensstil begleitend zu therapieren, wird von L. M. Jacob in seinem Buch „Prostatakrebs-Kompass – Prävention und komplementäre Therapie mit der richtigen Ernährungs- und Lebensweise“ auf der Basis von ca. 1000 zitierten Studien thematisiert.

Zu den Autoren

Dr. med. Ludwig Manfred Jacob (geb. 1971) lebt in Mainz

Kontakt und Infos

info@drjacobsinstitut.de

www.drjacobsweg.eu

Anfragen zum Literaturverzeichnis zum Thema „Prostat“:

info@drjacobsinstitut.de

Dr. med. Susanne Bihlmaier (geb. 1963) hat ihre Praxis in Tübingen. Sie ist spezialisiert auf Naturheilverfahren, Chinesische Medizin und Komplementär-Onkologie.

Sie ist Autorin des Koch- und Gesundheitsbuches „Tomatenrot+Drachengrün“ und Mitautorin der „Notfall Apotheke Natur“, beides Hädecke Verlag.

Kontakt und Infos

www.bihlmaier-tcm.de

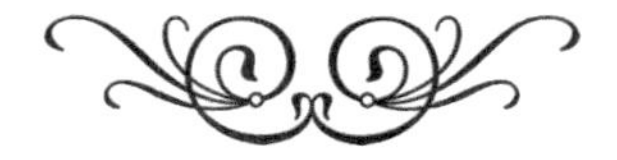

Futter für die Mitochondrien

Über die „Kraftwerke“ in unseren Zellen und die richtige Ernährung

Anke Komorowski

Ich möchte in diesem Artikel über Mitochondrien und Ernährung sprechen. Ja, Mitochondrien, die sogenannten „Kraftwerke“ in unseren Zellen, die unsere Energie zum Leben aus unserer Nahrung herstellen. Ich will hier nicht wissenschaftlich werden, die genauen Mechanismen kann man nachlesen, siehe weiterführende Literatur.

Wichtig ist es, sich zu merken, dass wir unseren Energiehaushalt ohne gesunde Mitochondrien nicht aufrecht erhalten können. Sie sind eine Grundlage unseres Lebens. Sie sind zum einen für unsere Energieversorgung zuständig. Das heißt ganz praktisch: wie gut oder schlecht alle chemischen Abläufe in unserem Körper miteinander harmonieren, wie aktiv wir sein können und wie lebendig wir uns fühlen. Zum anderen werden in den Mitochondrien auch die Baumaterialien der Zellen gebildet. Und die Gesundheit der Mitochondrien entscheidet auch darüber, wie gesund unsere Zellen sind.

Sind zu viele Mitochondrien in unserem Körper geschädigt, kann es passieren, dass sie ihre Fähigkeit zur gesunderhaltenden Selbstzerstörung von entarteten Zellen verlieren und sich stattdessen unkontrolliert teilen. In diesem Fall kann dann ein Tumor wachsen. Nach Chemo- oder Strahlentherapie kann es sein, dass die Mitochondrien ihre Leistung nicht mehr voll erbringen können, dies ist dann unter anderem spürbar an CFS-Symptomen (Chronic Fatigue Syndrom).

Die gute Nachricht: Geschädigte Mitochondrien sind bis zu einem bestimmten Punkt regenerationsfähig. Wir können also selbst etwas tun, damit sich unsere Mitochondrien wieder regenerieren.

Zum Unterschied: Primäre Mitochondriopahie – Sekundäre Mitochondriopathie

Ich spreche hier von einer sogenannten Sekundären Mitochondriopathie, nicht von einer Primären. Wenn Sie „Mitochondriopathie" googeln, wird hier in erster Linie eine schulmedizinisch anerkannte Primäre Mitochondriopathie beschrieben. Dies ist nicht die, die ich meine. Der Begriff Sekundäre Mitochondriopathie ist noch nicht schulmedizinisch anerkannt. Sie bezeichnet eine Mitochondrienschwächung, die im Laufe des Lebens aus unterschiedlichen Ursachen und in unterschiedlichen Ausprägungen vom Patienten erworben wurde. Auf diese lässt sich Einfluss nehmen.

Die Behandlung einer Sekundären Mitochondriopathie gehört in die Hände eines erfahrenen Arztes oder Heilpraktikers. Es müssen immer mehrere Kräfte zusammenwirken. Eine Behandlung erfolgt auf den Säulen: Mikronährstofftherapie, Ernährung, Nachtschlafqualität, Bewegung, Stressabbau, allgemeine Lebensführung.

Beim Baustein „Ernährung" können wir am meisten selbst tun. Leider wird das oft wieder vergessen, dass jeder Mensch größtenteils für sich selbst verantwortlich ist. Wir entscheiden, was wir einkaufen, wir entscheiden, was wir kochen und zubereiten, und wir entscheiden, was wir letztlich auch wirklich verzehren. Wir haben unmittelbar selbst Einfluss auf die Gesundheit unserer Mitochondrien. Wir können sie durch eine gesunde Ernährung pflegen, unterstützen und ihnen helfen, sich wieder zu regenerieren. Ich spreche hier aus eigener Erfahrung, auch wenn meine Form der Sekundären Mitochondriopathie noch nicht zu Krebs geführt hat.

Meine Erfahrungen mit der Sekundären Mitochondriopathie

Der Entscheidung, Ernährungsberaterin zu werden, ging eine lange Zeit mit chronischer Energielosigkeit voraus. Erst durch massive Eigeninitiative wurde die Autoimmunerkrankung Thyreoditis Hashimoto (chronische Entzündung der Schilddrüse) diagnostiziert. Die Standardtherapie half mir einigermaßen, aber nicht gut genug, da die Nebenwirkungen hoch waren. Mit der Zeit gesellten sich auch noch einige Nahrungsmittelunverträglichkeiten dazu.

Irgendwann las ich die Bücher von Dr. Bodo Kuklinski (1) (2) und war überrascht, wie er mich in ihnen beschrieb, ohne mich zu kennen. Hier erfuhr ich zum ersten Mal von dem Begriff „Sekundäre Mitochondriopathie", und dass man mehrdimensional an diese Erkrankung herangehen muss. Eine Konsultation bei Dr. Kuklinski bestätigte meine Vermutung. Ich hatte vorher schon eine Nährstofftherapie begonnen, aber den Faktor Ernährungsumstellung weit außen vor gelassen, meine Ernährung hauptsächlich auf meine Unverträglichkeiten abgestimmt. Dazu bevorzugte ich vegetarische oder vegane Kost und nahm viele Kohlenhydrate in Form von selbstgebackenem Vollkornbrot zu mir. Durch die Beschäftigung mit dem Thema Mitochondriopathie und dem Besuch bei Dr. Kuklinski wurde mir klar, dass ich zu viele Kohlenhydrate in Form von Brot, Kartoffeln, Pasta, Reis und Frischkornbrei aß und dadurch unter Blutzuckerschwankungen litt. Mit meiner Sekundären Mitochondriopathie konnte ich diese Menge an Kohlenhydraten nicht verstoffwechseln, d. h. die Nährstoffe, die ich durch meine anscheinend gesunde Ernährung und durch Nahrungsergänzungsmittel zu mir nahm, kamen nur unzureichend in die Zellen und zu den Mitochondrien. Meine Mitochondrien hatten keine oder nicht genug Grundsubstanzen, um aus meiner Ernährung für mich Energie herzustellen. Sie verhungerten sozusagen vor einem vollen Teller.

Im Falle einer erworbenen Sekundären Mitochondriopathie wird eine sogenannte Logikost (nach Nicolai Worm) oder eine kohlenhydratreduzierte Paleoernährung (Steinzeiternährung, bei welcher der Schwerpunkt auf Gemüse und nicht nur, wie oft fälschlich berichtet, auf Fleisch liegt) empfohlen. Es sind keine unterkalorischen Ernährungsformen. Zwar werden Kohlenhydrate in unterschiedlichem Umfang reduziert, aber im Gegenzug werden die Fettaufnahme und der Proteinkonsum erhöht. Dadurch können bestimmte Stoffwechselwege umgangen werden und Nährstoffe wieder in die Zellen und Mitochondrien gelangen.

Ich entschied mich für eine ketogene Paleoernährung und dabei für eine spezielle Form der Paleoernährung, dem Autoimmunprotokoll Paleo. Hierbei isst man extrem wenige Kohlenhydrate, so wenig, dass der Körper von der Zuckerverbrennung auf die Fettverbrennung umstellt. Dies ist eine Eliminationsdiät, mit der man Unverträglichkeiten austesten kann und die mir bei meiner Autoimmunerkrankung Thyreoiditis Hashimoto helfen sollte. Das Autoimmunprotokoll Paleo ist auch mit mehr Kohlenhydraten machbar.

Die Reduzierung der Kohlenhydrate mit Steigerung der Fettaufnahme und Eiweißaufnahme zeigte bei mir sehr schnell Wirkung. Ich fühlte mich extrem gesättigt und innerlich genährt. Nährstoffe schienen spürbar besser in meine Zellen und zu den Mitochondrien zu kommen. Ich wurde wacher und hatte mehr Energie. Der tägliche Mittagsschlaf war Geschichte. Mein ganzer Körper schien aufzuwachen. Ich fiel nach dem Essen nicht mehr in ein sogenanntes „Fresskoma“, was eigentlich nur eine Reaktion auf zu viele Kohlenhydrate im Essen ist. Mit fast 50 Jahren fühlte ich mich besser als mit Anfang 40. Mit allen Säulen der Mitochondrien-Therapie nach Kuklinski konnte ich meine Gesundheit, mein Energielevel und mein Wohlbefinden deutlich stabilisieren. Auch die Vorher-Nachher-Blutwerte zeigten eine deutliche Verbesserung und bestätigten mein Wohlgefühl.

Es wundert mich daher nicht, dass in Sachen Krebs immer mehr Studien und Bücher herauskommen, die auf die Vorteile einer ketogenen Ernährung hinweisen. Eine ketogene Ernährung ist eine Ernährung, die sehr stark die Kohlenhydrate reduziert. So weit, bis sogenannte Ketonkörper gebildet werden, die zur Energiegewinnung anstelle von Zucker eingesetzt werden und die Tumorzellen damit sozusagen „aushungern".

Wichtige Punkte der Ernährung bei einer erworbenen Sekundären Mitochondriopathie

Ich kann hier nur sehr allgemein schreiben. Ob für Sie persönlich eine kohlenhydratarme oder gar ketogene Ernährung geeignet ist, besprechen Sie bitte mit Ihrem Arzt oder Heilpraktiker. Es gibt hier eine große Bandbreite und viele Unterschiede. Eine mäßige Reduzierung bietet die „Logikost" nach Nicolai Worm (3). Bei der Paleo-Ernährung kann man selbst festlegen, wie kohlenhydratreduziert man sie machen will.

1. Kohlenhydrate reduzieren

Anstelle von Brot, Kartoffeln, Pasta, Kuchen, Desserts, Zuckerhaltigem viel stärkearmes Gemüse in großer Vielfalt essen – um Giftstoffe zu reduzieren, möglichst aus biologischem Anbau.

Allgemein gesagt brauchen wir eine Fülle von verschiedenen Nährstoffen, die zu unseren Mitochondrien gelangen müssen. Daher ist das Prinzip der Vielfalt besonders bei Gemüse sehr, sehr wichtig. Essen Sie gelbes, rotes, weißes, violettes und grünes Gemüse und mischen Sie die verschiedenen Farben in einer Mahlzeit. So nehmen Sie Nährstoffe auf, die untereinander sich ergänzend wirken können und im Zusammenspiel noch wirksamer werden. Das Prinzip „Esse den Regenbogen" greift hier farblich gut. Gemüse in allen Farben sollte in großen Mengen gegessen werden, ob roh oder gekocht, das kommt auf Ihren eigenen Appetit und Ihre Verträglichkeit an. Als Faustregel gilt: Zwei Drittel des Tellers soll mit Gemüse gefüllt sein. Das andere Drittel gehört proteinhaltiger Nahrung. So nehmen Sie wesentlich mehr benötigte Nährstoffe zu sich als bei einem Teller voller Pasta mit zwei Schöpflöffeln Tomaten-Hackfleischsoße.

2. Keine Angst vor Fett – Vollfettprodukte den Magerprodukten vorziehen.

Unterschätzen Sie nicht die positive Wirkung von Fett. Beispielsweise sind Butter, Olivenöl und Kokosöl stabile Fette, die nicht schnell ranzig werden und schon seit Jahrhunderten gegessen werden. Dass diese Fette die Arterien verstopfen, ist längst widerlegt. Fett sorgt als Geschmacksträger dafür, dass das Essen wirklich schmeckt, und lange Zeit satt macht.

Gerade Menschen, die mit einer Krebserkrankung stark abgenommen haben, können sich durch die richtige Fettaufnahme oft wieder stabilisieren. Fett sorgt dafür, dass Kohlenhydrate langsamer ins Blut gelangen und es so zu weniger entzündungsfördernden Blutzuckerspitzen kommt. Ganz wichtig sind die so genannten Omega 3-Fettsäuren. Sie schützen in ausreichend hoher Dosierung das Herz und wirken allgemein entzündungshemmend. Gerade in der heutigen Zeit nehmen wir oft viel zu wenig Omega 3-Fettsäuren zu uns. Das Verhältnis von Omega 3- zu Omega 6-Fettsäuren verschiebt sich besonders durch den Konsum von Fertiggerichten ins Negative, was wiederum Entzündungen im Körper fördert.

Bitte suchen Sie sich ein schadstoffkontrolliertes Fischöl oder auch Algenöl aus, wenn Sie Ihre Ernährung mit Nährstoffen ergänzen wollen und nehmen Sie diese Öle bitte immer zusammen mit einer fettreichen Mahlzeit. So erhöhen Sie die Aufnahme. Haben Sie nach der Einnahme von Fischölkapseln ein fischiges Aufstoßen, war das Öl in den Kapseln schon ranzig und schadet Ihnen mehr, als es Ihnen nutzt.

3. Fleisch aus Weidehaltung und Fisch aus Wildfang essen – ausreichend Eiweiß zu sich nehmen

Über die Ernährung können Sie Omega 3-Fettsäuren aufnehmen, indem Sie oft Fisch (2-3 Mal wöchentlich, möglichst aus Wildfang) essen und bei Fleisch auf Qualität aus so genannter Weidehaltung achten. Dieses enthält deutlich mehr Omega 3-Fettsäuren als Fleisch aus Massentierhaltung.

Fleisch aus Weidehaltung, und zwar möglichst alles vom Tier, liefert Ihnen auch eine nicht zu verachtende Menge an B-Vitaminen, Vitamin A, Eisen, Cholin, alle essentiellen Aminosäuren und Carnitin. Dies sind Stoffe, die in einer vegetarischen oder veganen Ernährung oft im Mangel sind. Wer, wie ich, noch über bestimmte genetische Veränderungen verfügt, kann manchmal Betacarotin aus Gemüse nicht ausreichend in Vitamin A umwandeln und ist daher auf die Zufuhr von Fleisch in seiner Ernährung angewiesen.

Es gibt Hinweise darauf, dass bei Menschen mit einer Kachexie aufgrund einer Krebserkrankung eine höhere Menge als die allgemein empfohlenen 0,8 Gramm Protein pro Kilogramm Körpergewicht wichtig sein kann. Bedenken Sie immer, die Angaben für einen gesunden Durchschnittsmenschen können nicht für Menschen mit schweren Erkrankungen gelten. Krankheit verbraucht extrem viele Nährstoffe, und oft entstehen Krankheiten auch aufgrund von chronischem Nährstoffmangel. Proteinquellen in einer kohlenhydratarmen Ernährung sind Fleisch, Fisch und vollfette Milchprodukte.

4. Essen Sie frisch – verwenden sie beim Kochen Grundprodukte und keine Fertiggerichte.

5. Essen Sie nicht unterkalorisch – verzichten Sie nicht auf das Abendbrot, verzichten Sie nur auf das Brot. Nehmen Sie ein sogenanntes „Spätstück" (mit wenig Kohlenhydraten, Protein und Fett) vor dem Schlafengehen zu sich, um nächtliche Blutzuckerschwankungen zu vermeiden.

6. Reduzieren Sie Ihren Obstkonsum und bevorzugen Sie Beerenfrüchte

Obst schmeckt ganz wunderbar und ist die Süßigkeit der Natur. Leider werden die heutigen Obstsorten besonders süß und damit zuckerreich gezüchtet. Dies führt wieder zu hohen Blutzuckerspitzen, die einen hohen Körperstress hervorrufen.

Auf der anderen Seite liefert uns Obst eine Fülle verschiedener Vitamine und Mineralstoffe. Man kann sich behelfen: Essen Sie zum Obst immer etwas Fett- und Eiweißhaltiges. Dann gelangt der Zucker nicht so schnell in die Blutbahn, und Blutzuckerspitzen werden vermieden.

Bevorzugen Sie Beerenfrüchte. Blaubeeren, Himbeeren, Brombeeren, Johannisbeeren etc. sind perfekte Obstmahlzeiten. Sie enthalten eine Vielzahl an gesundheitlich wertvollen Antioxidantien und dabei relativ wenig Zucker.

Ich empfehle aus eigener Erfahrung immer, Vitamine und Mineralstoffe regelmäßig im Vollblut testen zu lassen und ggf. auch zu ergänzen. Dadurch bekomme ich einen Überblick, welche Vitamine und Mineralstoffe durch meine Erkrankung verstärkt verbraucht werden, und kann gegensteuern. Denn unsere Körperchemie braucht eine Vielzahl an verschiedenen Stoffen. Fehlen Musiker in diesem großen Orchester, hört sich das Musikstück nicht mehr harmonisch an. So ist es auch mit unserem Körper.

Was mir im Zuge meiner Erkrankungen klargeworden ist: dass ich mich in erster Linie selbst um mich kümmern muss. Und dies betrifft besonders meine Ernährung. Sicher ist es einfach und vertraut, seine gewohnte Ernährung beizubehalten. Aber über meine Nahrung liefere ich meinem Körper genau die Stoffe, die er braucht, um perfekt arbeiten zu können und Krankheiten nicht entstehen zu lassen.

Ich vergleiche uns Lebewesen stark vereinfacht mit einem Auto: Packe ich Benzin in mein Dieselauto, komme ich auf meiner nächsten Fahrt nicht weit. Letztlich ist es mit der Ernährung genauso. Nehme ich Nahrung auf, die für meine individuelle Körperchemie am besten geeignet ist, wird diese besser funktionieren, und ich werde mich langfristig wohler fühlen. Hier habe ich die Freiheit zu entscheiden, was ich will. Ich muss es „nur“ tun.

Ich weiß, dass es nicht immer einfach ist, eine Ernährungsumstellung anzugehen. Schon gar nicht, wenn man sich eh schon sehr unwohl fühlt. Und dann auch noch langfristig durchzuhalten! Der schnelle Zuckerrausch durch eine Tafel Schokolade verschafft mir zwar ein kurzzeitiges Wohlgefühl, aber langfristig kein besseres Wohlbefinden, sondern bringt meine Körperchemie durcheinander. Hier setzt dann die Selbstverantwortung an.

Aus eigener Erfahrung kann ich sagen, dass störende Symptome immer ein Zeichen meines Körpers sind, dass er nicht ausreichend arbeiten kann. So kommuniziert mein Körper mit mir. Das Problem ist, dass ich seine Sprache nicht immer verstehe. Ich meine, dass er mir schaden will, und komme (unbewusst) zu dem Schluss, dass mein Körper mein Feind ist. Mittlerweile habe ich gelernt, dass ich gut damit fahre, meinen Körper als Freund zu betrachten. Diese Freundschaft ist nicht immer harmonisch, es gibt Zeiten, da bin ich wirklich ernsthaft sauer auf meinen Körper, der, selbst wenn ich ihn verstehe, für manche Probleme nicht sofort Abhilfe schaffen kann. Ich mache mich dann auf die Suche nach Lösungen für meine gestörte Köperchemie. Ein Teil davon ist die Unterstützung der Mitochondrien mit einer für mich geeigneten, nährstoffdichten Ernährung.

Ich wünsche Ihnen die Kraft und den Mut, die für Sie richtige Ernährung zu finden und Ihre Mitochondrien zu unterstützen.

Zur Autorin

Anke Komorowski (geb.1965) lebt in Oer-Erkenschwick. Sie ist Erzieherin, Heilpädagogin, Entspannungspädagogin (BTB), Ernährungsberaterin (BTB). Seit ihrer Jugend ist sie selbst an schwerer Migräne, Thyreoiditis Hashimoto, Schilddrüsenknoten, etlichen Nahrungsmittel-Unverträglichkeiten und Sekundärer Mitochondriopathie nach Kuklinski erkrankt. Sie führt keine Behandlungen und Therapien durch, sondern berät aufgrund ihrer Ausbildung und aus eigener Betroffenheit und arbeitet gern mit Ärzten und/oder Heilpraktikern zusammen.

Kontakt und Infos

www.ernaehrungsbausteine.de

Weiterführende Literatur

(1) Dr. sc.med. Bodo Kuklinski: Mitochondrien, Symptome, Diagnose und Therapie; Aurum in J. Kamphausen Mediengruppe GmbH, Bielefeld, 2015

(2) Dr. sc.med. Bodo Kuklinski, Dr. Anja Schemionek: Mitochondrientherapie – die Alternative, Aurum in J. Kamphausen Mediengruppe GmbH, Bielefeld, 2014

(3) Prof. Dr. Nicolai Worm: Das Buch: Das Beste aus 20 Jahren LOGI, Rezepte, Theorie und Tipps; Systemverlag 2019

Prof. Ulrike Kämmerer, Dr. Christina Schlatterer, Dr. Gerd Knoll: Krebszellen lieben Zucker – Patienten brauchen Fett, Gezielt essen für mehr Kraft und Lebensqualität bei Krebserkrankungen, systemed Verlag, Lünen, 2012-2013

Dr. rer. nat. Johannes.F.Coy: Die neue Anti-Krebs Ernährung – wie Sie das Krebs-Gen stoppen, Gräfe und Unzer Verlag GmbH, München, 2015

Prof. Dr. med. Richard Beliveau, Dr. med. Denis Gingras: Krebszellen mögen keine Himbeeren, vollständig aktualisierte und überarbeitete Neuausgabe, Kösel Verlag München, 2017

F

Familienhilfe

Eine Feuerwehr der besonderen Art

Hauswirtschaftlicher Fachservice (HWF) – Unterstützung für Familien in Stadt und Land

Waltraud Wagner

Unfälle, Krankheiten, besonders schwere Erkrankungen oder die Geburt eines Kindes können eine Familie überraschend in eine hauswirtschaftliche und soziale Notlage bringen. Auch aufgrund gesellschaftlicher Veränderungen fehlen heute vielen berufstätigen Eltern bzw. Alleinerziehenden, Ehepaaren und Alleinstehenden zunehmend die familiären Netzwerke und damit Unterstützung im Alltag. Ebenfalls steigt die Anzahl der Senioren, die so lange wie möglich im vertrauten Zuhause bleiben wollen.

Diese sich verändernden Familienstrukturen beflügelten mich im März 2001, den Hauswirtschaftlichen Fachservice (HWF) im Landkreis Pfaffenhofen zu gründen. Unter dem Motto „Professionelle Hauswirtschaft schafft Lebensqualität" kombinierte ich, erstmals in Bayern, Landfrauen und Dorfhelferinnen für den Einsatz bei familiären sozialen Notlagen, beispielsweise wegen Krankheit (Unfall, akute Erkrankung, psychische Erkrankung, ambulante Operation/ambulante Behandlungen z.B.

Chemo/Bestrahlungen oder Krankenhausaufenthalt), Schwangerschaft (Risikoschwangerschaft, nach der Entbindung/Hausgeburt) oder Reha-/Kuraufenthalte.

Bei mir laufen alle Fäden zusammen. Anfangs bestritt ich selbst noch Einsätze in den Familien. Seit 2004 organisiere ich als Einsatzleitung diese „Feuerwehr“ der besonderen Art mit allen bürokratischen Aufgaben. Ich führe Gespräche mit den Familien und mit den Sozialträgern (wie Krankenkassen/Pflegekassen) und mit Jugendämtern, wenn durch Unfall, Erkrankung oder Tod der Mutter bzw. der haushaltführenden Person (kann auch der alleinerziehende Vater sein) die Betreuung und die Belange der Kinder gefährdet sind. Für mich als Einsatzleiterin und mein Team ist es besonders im Todesfall der Mutter wichtig, deren Familie zu unterstützen, damit Kinder und Vater baldmöglichst wieder zu einem geordneten Familienleben mit normalen Tagesstrukturen zurückkehren können.

Ich kümmere mich um Aufträge und ordne in der Planung die geeignete Kollegin dem entsprechenden Einsatz zu. Mit meiner langjährigen Berufserfahrung weiß ich Rat und Hilfe für Familien in so gut wie jeder Notlage und konnte entsprechende Hilfs- und Pflegekräfte zur Verfügung stellen. Bislang ist noch kein Hilferuf vergeblich bei mir eingegangen.

So stehen beim HWF, je nach Bedarf, Familienpflege – mit der Betreuung rundum für die Belange der Kinder – und Seniorenbetreuung auf dem täglichen Programm. Über die Krankenkassen abgerechnete Sozialeinsätze werden von unserem Fachservice genauso geschultert wie private Einsätze.

Die Einsatzkräfte sind in folgenden Berufen ausgebildet:

- Hauswirtschaftsmeisterinnen
- Dorfhelferinnen
- Staatlich geprüfte Hauswirtschafterinnen
- Kinderkrankenschwestern mit hauswirtschaftlicher Ausbildung
- Altenpflegerinnen mit hauswirtschaftlicher Ausbildung
- Erzieherinnen
- Familienpflegerinnen
- Kinderpflegerinnen
- Mütterpflegerinnen

Im Laufe der Zeit vergrößerte sich das Team des HWF stetig und umfasst mittlerweile rund 50 Kolleginnen in der Region. Mit qualifiziertem Fachpersonal unterstützen wir Familien, die Hilfe benötigen, zuverlässig und kompetent, um die anstehenden Aufgaben meistern zu können. Alle Fachkräfte sind gleichzeitig Mitglieder beim HWF, fachlich qualifiziert, verfügen über hohe Professionalität und soziale Kompetenz. Sie unterliegen selbstverständlich der Schweigepflicht.

Jede arbeitet selbständig auf Rechnung und ist deshalb flexibel einsetzbar. Qualität macht auch bei hauswirtschaftlichen Tätigkeiten einen großen Unterschied.

Mittlerweile ist ein soziales Netzwerk mit vielfältigen Möglichkeiten für die Unterstützung von in Not geratenen Familien entstanden. Anfangs bayernweit einmalig, ist der HWF jetzt in 81 Landkreisen vertreten, häufig arbeiten wir grenzübergreifend zusammen.

Der HWF ist Mitglied im Hauswirtschaftlichen Fachservice Bayern e.V. Bayern hat als einziges Bundesland diesen Dachverband, dem es gelungen ist, entsprechende Rahmenverträge für die Kostenübernahme mit den Krankenkassen und anderen Sozialträgern auszuhandeln.

Die Aufrechterhaltung des Familienalltags ist unsere Berufung.

Wenn die Mama ausfällt, machen wir alles, was sie sonst macht. Fällt die Mutter oder die haushaltsführende Person in der Familie aus, können wir sofort einspringen. Oberstes Ziel ist dann vor allem, die Betreuung und Belange der im Haushalt lebenden Kinder zu gewährleisten. Für sie ist es besonders wichtig, dass das Familienleben weiterhin mit normalen Tagesstrukturen aufrecht erhalten bleibt. Zu unseren Aufgaben zählen: Versorgung und Betreuung der Kinder, Unterstützung bzw. Vertretung z.B. der Mutter bei der Haushaltsführung. Je nach Bedarf ergänzen, unterstützen oder vertreten wir sie komplett – beim Kochen, Waschen, Einkaufen, Saubermachen und bei der Kinderbetreuung. In besonderen Fällen können wir auch die Betreuung von Kindern während des Krankenhaus-Aufenthalts in der Klinik übernehmen. Ebenso kann der HWF Eltern zum Beispiel auch bei kurzfristigen Notfällen oder bei unaufschiebbaren Terminen mit Kinderbetreuung zur Seite stehen.

Entlastung für pflegende Angehörige – Verhinderungspflege

Verhinderungspflege nach § 39 SGB XI ist dann gegeben, wenn die pflegebedürftige Person mindestens sechs Monate von einer Pflegeperson gepflegt wurde und diese wegen Krankheit, Erholungsurlaub oder aus anderen Gründen verhindert ist. In diesem Fall kann bei der Pflegekasse ein Antrag auf Kostenübernahme für Verhinderungspflege gestellt werden. In diesem Rahmen übernimmt der HWF mit seinen Fachkräften nach Bedarf auch die hauswirtschaftliche Versorgung und Betreuung von hilfsbedürftigen Personen.

Seniorenbetreuung: selbstständig im täglichen Leben bleiben – Lebensqualität im Alter

Folgende Leistungen bieten wir älteren Menschen für mehr Lebensqualität und Selbstständigkeit im täglichen Leben im eigenen Zuhause an: Unterstützung, Führung und Strukturierung des Haushalts, Fahrten zum Arzt, zur Apotheke und zu Ämtern, Begleitung beim Einkaufen usw.

Es gibt sie: die professionelle Hilfe für Familien – Beantragung und Ablauf der Genehmigung

Die Sozialeinsätze in Familien werden von den verschiedenen Sozialträgern und Krankenkassen übernommen. Wenden Sie sich an Ihren behandelnden Arzt oder an den Sozialdienst Ihrer Klinik. Wir vom HWF beraten ebenfalls gern bei der Antragstellung und bei der Abwicklung der notwendigen Formalitäten mit der Kranken- bzw. Pflegekasse und erstellen dazu ein unverbindliches Angebot. Durch die Rahmenverträge des HWF-Dachverbandes mit den Krankenkassen ist nach entsprechender Genehmigung eine Abrechnung über die jeweilige Krankenkasse möglich. Ebenfalls empfehlen wir eine kostenlose Kurberatung für Mutter/Vater-Kind-Kuren.

Der Hauswirtschaftliche Fachservice ganz in Ihrer Nähe

Unsere Fachkräfte arbeiten vor Ort für die Landkreise: Pfaffenhofen, Ingolstadt Stadt/Land, Eichstätt, Neuburg/Schrobenhausen, Kelheim, Aichach-Friedberg, Weißenburg-Gunzenhausen.

Zur Autorin und Ansprechpartnerin

Waltraud Wagner (geb. 1948) ist Hauswirtschaftsmeisterin und Koordinatorin des HWF. Sie lebt in Stöffel bei Reichertshofen.

Kontakt und Infos

Telefon: 08446/ 560

Mobil: 0171/ 800 92 26

Telefax: 08446/ 9295327

wug.wagner@t-online.de

www.familienhilfe-hwf.de

www.hwf-bayern.de

www.unsere-kur.de

G

Gesundheitstraining

Krebszellen lieben Ängste und Dauerstress

Wie selbsthypnotische Interventionen den Körper schützen

Gerhart Unterberger

Wenn Sie Erfahrungen bezüglich einer Krebserkrankung haben, können Sie leicht beurteilen, was an Informationen, Gesprächen und psychologischen Hilfen vor und während der medizinischen Therapien hilfreich war oder gewesen wäre, wenn es das denn gegeben hätte. Vielleicht haben Sie auch einige der folgenden Angebote vermisst, wie etwa selbsthypnotische Übungen, Imaginationen (innere Ton-Fühl-Filme), das Auflösen destruktiver Überzeugungen wie: „Ich bin es nicht wert, gesund zu werden" oder konstruktive Sichtweisen, die es leichter machen, wieder den Weg zu Selbstvertrauen und positiven Gefühlen zu finden. Solche Verfahren finden Sie in den zwei Systemen, die wir speziell für Krebspatienten entwickelt und zusammen mit renommierten Kliniken evaluiert haben: Das Krebstherapiebegleitsystem für die Zeit während der medizinischen Therapie und das Hildesheimer Gesundheitstraining für die Onkologie, um danach wieder leichter in ein sinnvolles Leben zu finden.

Warum ist es wichtig, eine mentale Unterstützung anzubieten?

Die Medizin tut sich unter dem Einfluss einer biologisch-medizinischen Denkweise immer noch sehr schwer damit, dass psychologische Faktoren, also Gedanken und Gefühle, auch für die Krebstherapie von großer Bedeutung sind. Dies ändert sich unter dem Einfluss der Psychoneuroimmunologie nur sehr langsam, trotz vieler empirischer Befunde überwiegt bei den Onkologen noch die Skepsis. So wird leider die negative Rolle von Ängsten und Dauerstress für die Gesundheit gnadenlos unterschätzt.

1. Lang dauernder Stress, Ängste und Depressionen müssen sehr ernst genommen werden.

Bei einer Krebserkrankung und ihrer Behandlung gibt es genügend Ursachen und verständliche Gründe für ein Stimmungstief und Erschöpfungszustände.

Dazu kommt aber noch Folgendes: Treten starke Ängste und Dauerstress – etwa nach einer Krebsdiagnose – auf, so folgt ihnen häufig eine schwere Erschöpfung (Fatigue). Diese ist Teil einer vom Immunsystem eingeleiteten Abwehrreaktion. Ängste und Stress können das Immunsystem dazu bringen, Entzündungsreaktionen und Müdigkeit über längere Zeit beizubehalten. Das verschlechtert die Abwehr und kann zu einer ungünstigeren Entwicklung der Erkrankung beitragen. Deshalb schreibt Schubert (1), Angst bei Krebs sei ein schulmedizinischer Skandal.

2. Imaginationen können Körper und Immunsystem beeinflussen – positiv und negativ.

Nach J. Achterberg (2) sind bei allen mentalen Heilungsstrategien Imaginationen, innere „Ton-Fühl-Filme“, die entscheidenden Elemente, die auf den Körper und das Immunsystem wirken. Viele Patienten nutzen die Chancen nicht und befassen sich, wenn sie nicht entsprechend trainiert werden, vor allem mit ihren Sorgen und ihren Imaginationen negativer Zustände (Krankheitsorientierung).

Ziele für die mentale Unterstützung

Schon die Diagnose Krebs kann zu großen Ängsten, Überforderung und Hilflosigkeit führen. So ist es gut, dass es auch eine Reihe sehr wirksamer Hilfen gibt. Falls Gespräche mit Ärzten und Familienangehörigen allein nicht weiterhelfen, können psychologische Interventionen eine große Hilfe sein.

Erstes Ziel: eine positive Grundstimmung (Hoffnung, Neugier, Kraft und Lebendigkeit) statt Stress oder Depression

Es kann schon eine anspruchsvolle Aufgabe sein, zu akzeptieren, wie sich das Leben durch die Erkrankung und die Therapie verändert, welche Verluste, welche Schmerzen und welches Leid man möglicherweise in Kauf nehmen muss. Und gleichzeitig soll man wieder in einen kraftvollen und gefassten Zustand kommen.

Ein erster Schritt in diese Umstimmung kann es sein, auch unter ungünstigen Umständen, etwa im Klinikalltag, einige Zeit abzuschalten und, etwa unterstützt von Trancen auf CDs, tiefe Ruhe und Entspannung zu erleben. Auch Vertrauen zu den Ärzten und zur Einrichtung ist hilfreich.

Im weiteren Verlauf sind psychologische Strategien nützlich, damit Patienten sich auch in schwierigen Zeiten von unnötigen Belastungen, negativen Gefühlen und Stress befreien können. Es gibt mehr Sicherheit und ein gutes Gefühl, wenn man es selber in der Hand hat, Sorgen vor einem Rückfall zu begrenzen und gefasst den Risiken ins Auge zu blicken. So kann man sich ein Stück weit vor depressiven Verstimmungen oder extremen Stressreaktionen und den entsprechend gedämpften Immunreaktionen schützen. Dann hat man Spielraum für Phasen von tiefer Ruhe und Lebendigkeit und kann sich leichter mit dem befassen, was einem im Leben wirklich wichtig ist.

Wie lässt sich eine positive Grundstimmung erreichen?

Wahrnehmungs- und Denkstrategien optimieren:

Manche Erkrankte konzentrieren sich sehr stark auf Probleme und sind gefangen in Ängsten, Sorgen und Horrorvorstellungen, denken in der eingeschränkten Weise, die Ciompi (1997) (2) als „Angstlogik" bezeichnet. Andere wissen zwar sehr genau, welche Beschwerden sie nicht wollen, haben aber keine konkrete Vorstellung davon, was sie stattdessen wollen.

Dann sind Verfahren sinnvoll, die die Menschen dabei unterstützen, klare, attraktive Ziele zu finden. Denn diese sind sehr kraftvolle Motive für notwendige Veränderungen. Wer weiß, wofür es sich lohnt, vermag auf dem Weg dorthin auch schwere Zeiten und belastende Therapien leichter zu verkraften. Die schwere Erkrankung wird damit zum Anlass, sich darauf zu besinnen, was dem eigenen Leben einen Sinn gibt.

Sinnvoll ist es auch, die Erkrankung als ein – zweifellos gefährliches – Abenteuer zu betrachten, das man mit Glück und Geschick gut übersteht. Diese Sichtweise oder eine ähnliche, die noch besser passt, hilft auch über Klippen auf dem weiteren Weg hinweg und fördert es, eigenständig an der Therapie mitzuarbeiten und voll hinter Maßnahmen zu stehen, zu denen man sich gemeinsam mit den betreuenden Ärzten entschlossen hat. Dann können diese Maßnahmen ihre heilende Wirkung voll entfalten, im Idealfall noch verstärkt durch Placebowirkungen.

Zentrale Denkinhalte („Überzeugungen“) realistischer gestalten:

Hat man die Chance, etwa in einer mentalen Trainingsgruppe an seinen Überzeugungen zu arbeiten, so kommt man etwa

- weg vom „Ausgeliefertsein“ und hin zu „Selbstvertrauen“ und „Selbstwirksamkeit“
- weg von „Ich bin hilflos“, „Ich verdiene keine Hilfe“ und hin zu Überzeugungen wie „Ich übernehme die Verantwortung für meine Gesundheit“, „Ich habe eine Chance, gesund zu werden und mich wohlzufühlen“.

Grundstimmung: Entspannung und Freude statt Angst und Hilflosigkeit

Ich glaube, man kann nachempfinden, dass attraktive Ziele, neue Sichtweisen und positive Überzeugungen sowie die spannende Möglichkeit, selbst mit Imaginationen zur Gesundung beizutragen, schließlich zur angestrebten Veränderung der Grundstimmung führen. Entspannung, Freude, Hoffnung und Neugier werden wieder öfter im Alltag erfahren, und es kommt zu einem ausgewogenen Wechsel von Lebendigkeit und Ruhe.

Zweites Ziel: die mentale Unterstützung von Heilungsprozessen

Im Fokus der selbsthypnotischen Vorstellung stehen Heilungsprozesse statt schwerer Krankheitszustände. Durch das regelmäßige Imaginieren von Heilungsvorgängen können Patienten die körpereigene Abwehr anregen und ihr mit ihren persönlichen Metaphern mitteilen, was sie im Gesundungsvorgang erwarten: Beispielsweise sollen Krebszellen als körperfremd erkannt und bekämpft werden, gesundes Gewebe soll die Lücken schließen. H. Krutiak (2) nennt das „Korrektive Immunvisualisierung".

Konditionierungen von günstigen Immunreaktionen

Mit Ankertechniken können beispielsweise günstige Immunreaktionen gelernt und ungünstige Reaktionen (wie eine Immunsuppression nach einer Chemotherapie) verlernt werden.

Fazit: Das alles hat nicht nur Auswirkungen auf die Abwehrleistung und die Gesundung, sondern macht auch das Leben lebenswerter.

Werkzeuge für die mentale Unterstützung

Speziell für Krebspatienten entwickelten wir ein Therapiebegleitsystem und ein mentales Training und evaluierten beides (das Training mehrfach) jeweils in einem Experimental- und Kontrollgruppendesign.

Das psychologische Krebstherapie-Begleitsystem erleichtert vieles vor und während der medizinischen Behandlung:

Ziele im Detail:

- tiefe Entspannung auch im hektischen Klinikbetrieb
- Selbstvertrauen und Compliance (= sich Hilfe und Unterstützung holen)
- das Erleben von Gelassenheit, Kraft und Lebendigkeit

- mentale Vorbereitung auf die Therapien
- zusätzliche mentale Unterstützung der Therapien und des Heilungsprozesses
- weniger Nebenwirkungen
- konstruktiver Umgang mit Behandlungsfolgen

Das Begleitsystem besteht aus fünf Trancen auf CDs samt zusätzlichen Infos. Die Trancen beinhalten Botschaften, die Ruhe und Gelassenheit fördern und obige Ziele unterstützen.

Gerade wenn, wie so häufig, eine psychoonkologische Betreuung fehlt, kann man dieses System gezielt verwenden, um Operationen sowie Strahlen- und Chemotherapien zu begleiten und weiterhin die Heilung zu unterstützen.

Nach der medizinischen Behandlung bietet das Hildesheimer Gesundheitstraining für die Onkologie viele Optionen für das weitere Leben und die Sicherung des Therapieerfolgs.

Unsere Vision war eine gesundheitsorientierte Gruppentherapie, die die Möglichkeiten ausschöpft, welche die Psychoneuroimmunologie bietet, die sowohl klassische medizinische Verfahren in ihrer Wirkung unterstützt als auch selbsthypnotische Heilungsförderung integriert. Damit nicht nur approbierte Psychologen und Ärzte damit arbeiten können, haben wir viel praktisches Handwerkszeug hineingepackt und bilden Gesundheitstrainer intensiv für ihren Einsatz aus.

Die Orientierung des Trainings „hin zur Gesundheit“ ist ein wichtiger Aspekt. Manch ein Teilnehmer hat bereits im Vorfeld geäußert, keine Selbsthilfegruppe zu wünschen bzw. sich nicht ständig nur mit der

Krankheit auseinandersetzen zu wollen („Ich weiß, wie schlecht es einem gehen kann, das muss ich mir nicht noch von den anderen anhören!").

Was ist das Besondere am Hildesheimer Gesundheitstraining für die Onkologie?

- ein ausgefeiltes mentales Trainingsprogramm samt Trainer- und Patientenmanualen, Medien mit Trancen sowie Plänen für neun Einheiten
- keine „Patentrezepte", sondern eigene Lösungen
- optimaler Datenschutz: Ihre persönlichen Themen bleiben Ihr Geheimnis.
- Qualitätssicherung: klinisch getestet an 98 Patienten mit Krebserkrankungen und an 110 Patientinnen mit Brustkrebs (Experimental- und Kontrollgruppendesign) und Begleitforschung
- Das Training ist sowohl für Einzelpersonen als auch für Gruppen geeignet und wird von zertifizierten Trainern in Deutschland und der Schweiz angeboten.

Was bringt eine Teilnahme?

Sie bietet die Chance,

- tiefe Entspannungszustände zu erleben
- gelassen auf Stressoren zu reagieren, die bisher zu Stress, Ärger oder Ängsten geführt haben
- durch klare und attraktive individuelle Ziele hoch motiviert zu werden
- einschränkende Denkmuster zu überwinden

- Erholungs- und Heilungsprozesse mental zu fördern
- medizinische Therapien und Medikamentenwirkungen mental zu unterstützen
- die persönlichen Werte und deren Einfluss zu überprüfen
- selbstbestimmt nach einem eigenen Plan in die berufliche und private Zukunft zu gehen und
- auch nach dem Training langfristig von innovativen Verfahren zu profitieren

Viele Patienten, die am Hildesheimer Gesundheitstraining für die Onkologie teilnahmen, haben Ängste und Stimmungstiefs überwunden und fanden einen neuen Zugang zu ihren Fähigkeiten. Ihnen ist nun wieder klar, welchen Sinn ihr Leben hat und welche Möglichkeiten sie in der eigenen Hand haben, ihren Heilungsprozess zu unterstützen und ihr Leben neu zu gestalten.

Sind die Effekte auch nachhaltig?

Ich zitiere aus dem Brief einer Teilnehmerin: „Im Herbst vorigen Jahres nahm ich auf eigene Initiative am Hildesheimer Gesundheitstraining teil, das für Krebspatienten organisiert worden war. (...) Als ich mit dem Seminar anfing, waren die Standardtherapien bei mir abgeschlossen, ich arbeitete wieder voll, der Alltag drohte mich wieder mit seiner Routine einzukrallen und ich hatte Angst, das, was mir die Krankheit an Erkenntnissen beigebracht hatte, im Alltag aus den Augen zu verlieren. Was würde das bedeuten, würde die Krankheit wieder zuschlagen?

Ich brauchte keine Psychoanalyse, die in meiner Kindheit ‚herumpulte' und Defizite und verpasste Chancen aufdeckte. Ich brauchte Werkzeuge, Hilfsmittel, Alltagstaugliches, ich musste meine Reserven und

Potentiale erkennen und aktivieren. Ich brauchte Ruhe und Kraft statt Panik und Hilflosigkeit.

Das erste Treffen war ungewohnt, die Seminarleiterin für mich nicht der magische Überflieger, nicht alle Teilnehmer gleichermaßen sympathisch und ich selbst auch in einer unsicheren Situation (...)

Aber ich war bereit, den störenden ‚Restintellekt' nicht in den Vordergrund zu schieben, sondern mich einzulassen auf ein Angebot. Ich bin dann, obwohl Anreise und Seminar immer einige Stunden des Freitags ‚gekostet' haben, jedes Mal mit einem freudigen Gefühl gekommen und mit einem warmen Bauch und einem ruhigen Kopf wieder gegangen.

Nicht alle Werkzeuge und Hilfsmittel haben sich mir erschlossen, aber vieles von dem, was wir in dieser geballten Atmosphäre beleuchtet haben, hat lange, sehr lange nachgewirkt. Ein sehr gutes Hilfsmittel für zu Hause waren die CDs mit Trancen, die ich nach wie vor nutze, je nachdem, ob es an Ruhe oder Kraft mangelt oder ob ich denke, dass die Selbstheilungskräfte einen zusätzlichen Schub brauchen. Die Folge ist fast immer eine ganze tiefe Entspannung und gleichzeitig eine Art Kräftigung oder Elan.

Die Tatsache, dass die Trainerin nicht der Guru war, hat sich im Endeffekt für mich als positiv erwiesen, weil keine Abhängigkeit zwischen Wirkung der Methode und ‚Magie des Leiters' entstand, etwas, das dann zu Hause seine Wirkung zwangsläufig verloren hätte. Wir waren eher auf uns selbst zurückgeworfen, und das war gut so. Die Arbeit in der Gruppe war so diskret organisiert, dass niemand sich entblößen musste. Die erforderlichen Vorstellungen konnten immer ‚in Gedanken' stattfinden und mussten nicht zwangsweise geoutet werden.

Das Training hat mir Werkzeuge und Möglichkeiten aufgezeigt, um das, was mir die Krankheit an ‚Krankheitsgewinn' beschert hatte, auch ohne erneute Erkrankung in meinem Alltag wirksam werden zu lassen. Außerdem sind viele der Gedanken, die das Training angeschubst hat, schrittweise in so einer Art langsamer Lawine gereift. Mein Blickwinkel hat sich erweitert, ich traue meinem eigenen Urteil immer mehr. Vor allen Dingen traue ich meinem Körper wieder mehr und erkenne, was er leistet.

Die Trainerin hatte sich mein nachträgliches Lob redlich verdient: Es war eine meiner besten Ideen, am HGT teilzunehmen!"

Fazit:

Auch wenn zweifellos nicht alle Krebspatienten psychologische Interventionen brauchen, so sind doch die Einflüsse von Ängsten, Stress und Depressionen so gravierend, dass sie allen angeboten werden sollten. Denn dann haben sie die Chance, auch in schwierigen Phasen der medizinischen Therapie in einem guten Zustand zu bleiben und erfahren, was sie selbst zu ihrer Gesundung beitragen können (Selbstwirksamkeit).

Bleiben nach Abschluss der Akutbehandlung noch viele Fragen offen und füllen Sorgen den inneren Bildschirm, kann ein mentales Gruppentraining oder eine psychologische Therapie sehr viel bewirken. Bevorzugen sollte man eine kurze salutogene (gesundheitsorientierte) Therapieform. Weniger empfehlenswert sind Therapien, die erst einmal versuchen, Ursachen der Ängste oder der deprimierten Stimmung in der frühen Kindheit zu klären.

Zum Autor

Prof. Dr. Gerhart Unterberger (geb. 1942) studierte in Innsbruck Psychologie und Physik, lehrte bis 2007 Psychologie, Verhaltenstherapie und Beratung an der Fakultät Soziale Arbeit und Gesundheit der HAWK Hildesheim/Holzminden/Göttingen, leitet das Institut für Therapie und Beratung e. V., entwickelt und evaluiert seit 25 Jahren mentale Gruppentrainings auf der Basis von NLP, Verhaltenstherapie und Hypnose.

Kontakt und Infos

Institut für Therapie und Beratung e. V. (IT), Kirchstr. 21, 31171 Nordstemmen

info@hildesheimer-gesundheitstraining.de

www.hildesheimer-gesundheitstraining.de

www.psychoallergologie.de

Weitere Infos, ausgewählte Literatur und Publikationen:

(1) Schubert C., Amberger M. (2018): Was uns krank macht – was uns heilt, Aufbruch in eine neue Medizin, Fischer & Gann, Munderfing

(2) Artikel, Forschungsberichte etc. finden Sie unter:

www.hildesheimer-gesundheitstraining.de

Christ, C./ Grospietsch, G./Josten, S./Rachow, R./Unterberger, G: Mentales Gesundheits-training bei Krebs, Hintergrund I Strategien I Effekte: Zuversicht, Erholung und Lebensfreude Psymed-Verlag, Bargteheide, 2011

Schmid, G. B: Tod durch Vorstellungskraft, Springer, Wien, 2010

Schmid, G. B.: Selbstheilung durch Vorstellungskraft, Springer, Wien, 2010

Schubert, C.: Psychoneuroimmunologie und Psychotherapie, Schattauer, Stuttgart, 2015

Unterberger, G./Wilcke, I./Witt, K.: Allergien mental behandeln - Damit Geist und Körper wieder angemessen reagieren können, Modelle und Strategien angewandter Psychoneuroimmunologie, Psymed-Verlag, Bargteheide, 2014

H

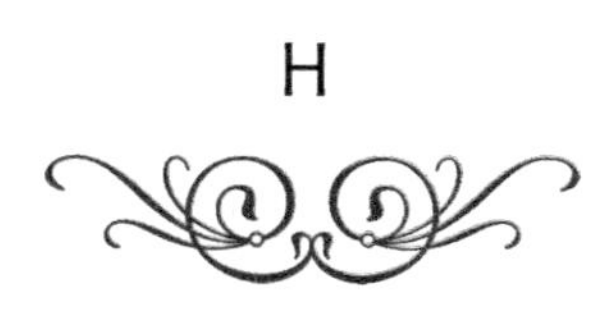

Heilschlaf

Kann man seinen Krebs einfach verschlafen?

Melatonin – das Geheimnis des Heilschlafs

Ludwig Manfred Jacob

Melatonin ist ein natürliches Hormon, das den Tag-Nacht-Rhythmus unseres Körpers, den sogenannten zirkadianen Rhythmus, steuert und für einen gesunden Schlaf essenziell ist. Dunkelheit und Licht beeinflussen die Produktion von Melatonin: Das Hormon wird in der Dunkelheit ausgeschüttet und lässt uns müde werden. Der Melatonin-Spiegel unterliegt einem Rhythmus, steigt abends langsam an und erreicht mitten in der Nacht gegen 3 Uhr seinen Höhepunkt. Da Licht die Melatonin-Produktion hemmt, fällt der Spiegel morgens wieder ab.

In gewissen Lebenssituationen ist der Tag-Nacht-Rhythmus gestört, beispielsweise durch Schicht-Arbeit oder Jetlag. Schlafstörungen sind oft die Folge. Bei Ein- und Durchschlafstörungen ist meist der nächtliche Melatonin-Spiegel im Blut verringert (Riemann et al., 2002).

Schlafmangel macht krank, auch krebskrank

Ein dauerhaft gestörter Schlaf macht nicht nur müde, sondern auch krank. Denn das Hormon Melatonin, das im gesunden Schlaf freigesetzt wird, spielt in unserem Immunsystem und in der Krebsprävention eine zentrale Rolle.

Schon eine Woche Schlafmangel (sechs Stunden Schlaf pro Nacht) beeinflusste bei Versuchspersonen 711 Gene, die vor allem für Entzündungsreaktionen, das Immunsystem, den Tag-Nacht-Rhythmus, den Stoffwechsel und Stressreaktionen verantwortlich sind (Möller-Levet et al., 2013). Bei Versuchspersonen, die dazu angehalten wurden, weniger zu schlafen als sonst für sie üblich, zeigten sich messbare körperliche Folgen auch dann, wenn die Personen sich subjektiv gut fühlten.

Nachtarbeit lässt Krebsrisiko ansteigen

In einer Studie wurde festgestellt, dass Nachtarbeit das Krebsrisiko beeinflussen kann. Der Vergleich von Männern, die nie nachts gearbeitet hatten, mit regulären Nachtarbeitern zeigte für Letztere einen Risikoanstieg für verschiedene Krebsarten: um 177 Prozent für Prostatakrebs, um 127 Prozent für Pankreaskrebs, um 109 Prozent für Rektumkrebs, um 103 Prozent für Dickdarmkrebs, um 76 Prozent für Lungenkrebs, um 74 Prozent für Blasenkrebs und um 131 Prozent für das Non-Hodgkin-Lymphom. In einer Übersichtsstudie mit über zwei Millionen Studienteilnehmern betrug die Risikoerhöhung für Prostatakrebs durch Nachtarbeit immerhin 24 Prozent. Als Ursache für diese Beobachtung wird eine verminderte Melatonin-Ausschüttung durch den fehlenden Nachtschlaf vermutet (Parent et al., 2012; Rao et al., 2015).

Schlafmangel fördert zudem Übergewicht, Immunschwäche, Entzündungsprozesse, Stressreaktionen, Bluthochdruck, Gedächtnisstörungen und die Entwicklung von Demenz, stört die Glukosetoleranz und fördert eine Insulinresistenz – die Vorläufer eines Diabetes mellitus. Diese Stoffwechselstörungen befeuern wiederum Krebserkrankungen.

Melatonin hat vielfältige Wirkungen für unsere Gesundheit

Inwieweit Melatonin in all die positiven Effekte des Schlafes involviert ist, lässt sich noch nicht sicher sagen. Allerdings ist bekannt, dass Melatonin nicht nur Auswirkungen auf den Schlaf-Wach-Rhythmus hat, sondern noch vielfältige weitere Kompetenzen. Melatonin…

- wirkt antioxidativ
- schützt die Nervenzellen und das Herz
- unterstützt das Immunsystem
- wirkt krebshemmend
- lindert Fibromyalgie und chronische Schmerzen
- u. a.

Melatonin bei Krebserkrankungen

Der Zusammenhang zwischen Schlafmangel und Krebserkrankungen ist inzwischen sehr gut belegt. Zahlreiche klinische Studien belegen auch die Wirksamkeit von Melatonin gegen Krebs.

Melatonin kann die Immunfunktion des Körpers stärken. Es bewirkt die Freisetzung von Immunfaktoren, die wichtig für den Schutz vor bösartigen Tumoren sind. Entsprechend kann sich Melatonin bei einer Reihe von Tumoren (z. B. Brust-, Prostata-, Lungen-, Leber-, Magen-, Darm-, Eierstock- und Gebärmutterkrebs sowie malignem Melanom) sowohl präventiv auswirken als auch die Behandlung unterstützen (Coleman et al., 1992; Srinivasan et al., 2011). Eine weitere positive Wirkung ist der

Schutz gesunder Zellen vor den schädlichen Wirkungen einer Chemo- oder Strahlentherapie, so dass seltener Nebenwirkungen auftreten (Srinivasan *et al.*, 2008; Wang et al., 2012).

Zahlreiche klinische Studien belegen Wirksamkeit von Melatonin bei Krebs

In einer Übersichtsstudie wurde der Einfluss von Melatonin auf insgesamt 643 Krebspatienten mit soliden Tumoren, wie z. B. Brust-, Prostata-, Magen-, Darm-, Lungen- und Gebärmutterkrebs, untersucht. Melatonin reduzierte das relative Sterberisiko nach einem Jahr um durchschnittlich 34 %, unabhängig von Krebsart und Melatonin-Dosierung (Mills et al., 2005). Eine weitere Übersichtsstudie bestätigt und erweitert diese Ergebnisse: Durch die Einnahme von täglich 20 mg Melatonin verbesserte sich bei Krebskranken im Vergleich zu der Placebogruppe sowohl die Tumorremissionsrate als auch die Überlebensrate nach einem Jahr deutlich. Nebenwirkungen aus Chemo- und Strahlentherapie wurden zudem stark abgemildert.

	Melatonin-Gruppe	Placebo-Gruppe
Vollständige/teilweise Tumorremission	32,6 %	16,5 %
Überlebensrate nach einem Jahr	52,2 %	28,4 %
Nebenwirkungen		
Thrombozytopenie	2,2 %	19,7 %
Neurotoxizität	2,5 %	15,2 %
Fatigue	17,2 %	49,1 %

Tabelle 1: Auswirkungen einer Melatonin-Gabe bei Krebs im Vergleich zu Placebo (Wang et al., 2012)

Prostatakrebs

Eine isländische Studie untersuchte den Zusammenhang zwischen dem Schlafverhalten, dem Melatonin-Spiegel im Urin und dem Prostatakrebsrisiko bei 928 Männern. Jeder siebte Studienteilnehmer litt unter Einschlafproblemen, jeder fünfte hatte Durchschlafprobleme und nahezu jeder dritte nahm Schlafmedikamente ein. Diejenigen mit Schlafproblemen wiesen viel weniger Melatonin im Urin auf als die Studienteilnehmer ohne Schlafprobleme. Das hatte enorme Auswirkungen: Männer mit hohen Melatonin-Spiegeln hatten ein um 31 Prozent niedrigeres Risiko für Prostatakrebs. Das Risiko für fortgeschrittenen Prostatakrebs war sogar um 75 Prozent verringert (Sigurdardottir et al., 2015).

Der tagesrhythmische Anstieg der Melatonin-Konzentration im Blut ist bei Patienten mit Prostatakrebs verglichen mit Patienten mit gutartigen Prostataerkrankungen viel niedriger. Ihre nächtliche Melatonin-Produktion ist also stark reduziert. Ähnliches wurde auch bei Patienten mit Darmkrebs beobachtet (Bartsch et al., 1993).

Brustkrebs

Auch bei Brustkrebserkrankten ist der tagesrhythmische Anstieg der Melatonin-Konzentration im Blut deutlich niedriger und nicht einmal halb so hoch wie bei Patientinnen mit gutartigen Brusterkrankungen. Die Brustkrebspatientinnen produzieren nachts nicht ausreichend Melatonin für einen gesunden Schlaf (Bartsch et al., 1993).

Melatonin beeinflusst das Auftreten von Brustkrebs, indem es sich auf den Östrogenhaushalt auswirkt. Es unterstützt antiöstrogen wirkende

Medikamente, wie z.B. Tamoxifen. Dies weist darauf hin, dass Melatonin ein natürliches Antiöstrogen ist (Blask et al., 1991).

Die Melatonin-Ausscheidung im Urin, die die Melatonin-Produktion widerspiegelt, steht in gegensätzlicher Beziehung zum Brustkrebsrisiko: Je weniger Melatonin ausgeschieden wurde, desto höher war in Studien das Brustkrebsrisiko (Basler et al., 2014).

Melatonin in der Ernährung

Melatonin kann auch über die Nahrung aufgenommen werden. Durch den Verzehr melatonin-haltiger Speisen steigt die Konzentration des Hormons im Blut an. Der Konsum melatonin-reicher Lebensmittel wirkt sich auch positiv auf unser Schlafverhalten aus (Meng et al., 2017).

Die meisten Lebensmittel enthalten allerdings nur sehr wenig Melatonin. Den höchsten Melatonin-Gehalt weisen besondere Pistaziensorten auf. Weitere Quellen für Melatonin sind einige Pilz- und Getreidearten. Melatonin kann auch in Form von Nahrungsergänzungsmitteln aufgenommen werden.

Gesunder Schlaf birgt mit Sicherheit noch andere wichtige, unerforschte Geheimnisse. Daher kann Melatonin eine wertvolle Hilfe sein, aber ersetzt niemals ein gesundes Schlafverhalten. Diese ist Voraussetzung für einen tiefen, guten Heilschlaf, den schon Hippokrates, der Urvater der wesentlichen Medizin, als wesentlichen Teil seiner ganzheitlichen Therapie einsetzte.

Tipps für eine natürliche Melatonin-Produktion

Besonders wichtig ist es, Ihren möglicherweise aus dem Takt geratenen Schlaf-Wach-Rhythmus wieder zu normalisieren. Er wurde viele Jahrtausende lang vom natürlichen Wechsel von Tag und Nacht reguliert und kann durch elektrisches Licht empfindlich gestört werden.

- Sorgen Sie dafür, dass Ihr Schlafzimmer komplett abgedunkelt ist. Tragen Sie ggf. eine Augenmaske. Auch im Schlaf werden Lichtreize vom Sehnerv zum Gehirn weitergeleitet, welches so das Signal zum Aufwachen erhält.
- Blaues Licht, wie es von Handys, Fernsehern oder Computerbildschirmen abgestrahlt wird, wird von Ihrem Körper als Tageslicht interpretiert und macht Sie wach. Verzichten Sie daher vor dem Schlafengehen auf diese Geräte und verwenden Sie das Handy nicht, wenn Sie nachts aufwachen.
- Nutzen Sie das Tageslicht, um Ihrem Körper ein Wachsignal zu senden. Am besten reagiert Ihr Körper auf das Licht am frühen Morgen zwischen 6:00 und 8:30 Uhr. Die Morgensonne macht wach. Denken Sie alternativ über einen Tageslichtwecker nach, der Sie durch eine nach und nach steigende Lichtintensität so weckt wie die aufgehende Sonne.
- Gewöhnen Sie sich möglichst regelmäßige Zubettgeh- und Aufstehzeiten an, die Sie auch am Wochenende beibehalten. So helfen Sie Ihrem Körper, im Rhythmus zu bleiben. Gehen Sie dabei nicht zu spät ins Bett.

Zum Autor

Dr. med. Ludwig Manfred Jacob (geb. 1971) lebt in Mainz.

Infos und Kontakt:

info@drjacobsinstitut.de

www.drjacobsinstitut.de

www.drjacobsweg.eu

Anfragen zum Literaturverzeichnis zum Thema „Heilschlaf“:

info@drjacobsinstitut.de

Homöopathie

Homöopathie fördert Lebensqualität

Interview mit Dr. med. Jens Wurster, Arzt und Homöopath

PetRa Weiß

Durch erstaunliche Erfahrungen mit der Homöopathie spezialisierte sich Dr. med. Jens Wurster auf dem Gebiet der homöopathischen Krebsbehandlung. Schon bald nach seiner homöopathischen Ausbildung bei Dres. Horst und Michael Barthel lernte er 1992 Dr. Dario Spinedi kennen. Seitdem ist Wurster Spinedis engster Schüler. Die beiden arbeiten seit 1998 in der Clinica St. Croce im Tessin zusammen, um Krebspatienten mit Homöopathie zu behandeln.

Herr Dr. Wurster, Sie behandeln Krebspatienten begleitend mit Homöopathie. Warum setzen Sie speziell auf diese Therapieform?

Schon in meiner Jugend trug ich den ganz großen Wunsch in meinem Herzen, Krebs zu heilen. So studierte ich alle Methoden und Möglichkeiten. Ich las unzählige Erfahrungsberichte. Oft war die Homöopathie ein Schlüssel zur Genesung. Es ist nicht so, dass Homöopathie alleine den Krebs heilt. Doch mit Hilfe einer solchen Therapie wird eine Art Immunmodulation angeregt, das Abwehrsystem des Patienten bekämpft dann den Krebs. Nach 20 Jahren täglichem Umgang mit Krebspatienten kann ich aus Erfahrung sagen, dass es sinnvoll ist, sie mit Homöopathie zu begleiten.

*Wie gehen Sie praktisch vor, wenn neue Patient*innen in Ihre Behandlung kommen?*

Zuerst betrachten wir die gesamte Entwicklung des Patienten oder der Patientin bis hin zum Tumorgeschehen im Rahmen einer mehrstündigen Anamnese. Danach analysieren wir die Symptome und werten sie aus. So versuchen wir, das Grundmittel und das aktuell angezeigte Mittel zu finden. Anschließend schauen wir nach einem Mittel für eventuelle miasmatische Blockaden und nach tumorspezifischen Arzneien. Auch für Schäden durch Chemotherapien oder Bestrahlungen gibt es spezielle Homöopathika. Wenn diese vielschichtigen Überlegungen abgeschlossen sind, wird ein individuelles Therapiekonzept erarbeitet. Gemeinsam mit dem Patienten erstellen wir eine Verlaufsparameterliste. Hier werden alle belastenden Symptome eingetragen: Schmerzen, Schlafstörungen, Ausmaß des Tumors, psychische Probleme etc. Wir dokumentieren auch Laborergebnisse und Messwerte als Kontrollparameter, z.B. Tumormarker, Blutsenkung oder Blutdruck. Nach der Mittelgabe analysieren wir täglich die Symptome und prüfen die individuellen Reaktionen.

*Was ist ein guter Zeitpunkt für Krebspatient*innen, um mit einer homöopathischen Behandlung zu beginnen?*

Leider kommen die Patient*innen oft sehr spät zu uns, und dann ist die Therapie natürlich schwieriger. Diese Menschen hatten in der Regel schon viele Chemotherapien und Bestrahlungen, sodass ihr Immunsystem kaum noch reagiert. Oft müssen wir zunächst die Nebenwirkungen der Chemotherapien und Bestrahlungen behandeln. Dann wird versucht, das Immunsystem wieder aufzubauen, damit es Kontrolle über das Tumorgeschehen gewinnen kann.

Wir erleben bei den meisten Kranken mit fortgeschrittenem Krebs eine Verbesserung der Lebensqualität und oft auch eine Lebenszeitverlängerung. Wir beobachten häufig, dass Schmerzen zurückgehen. Ein wesentlicher Faktor, der in keiner Statistik auftaucht, ist die Veränderung auf der Gemütsebene. Manche Menschen leben über viele Jahre voller Angst, Wut oder Trauer. Es ist für mich immer wieder faszinierend mitzuerleben, wenn sich mit der homöopathischen Behandlung tiefgreifende Veränderungen im seelischen Bereich ergeben. Solche Entwicklungen sind für die Betroffenen ein unbeschreiblicher Gewinn.

Wer Krebspatienten behandelt, muss sich darüber im Klaren sein, dass er oder sie immer wieder mit dem Tod konfrontiert sein wird. Es ist aber ein bedeutender Unterschied, ob ein Mensch unter Angst und Verzweiflung den Todeskampf erwartet, sodass er letztlich im Morphium-Rausch stirbt, oder ob er friedlich einschlafen kann. Die Homöopathie kann den Übergang vom Leben in den Tod sehr erleichtern. Der optimale Zeitpunkt einer homöopathischen Krebsbehandlung ist VOR Ausbruch der Erkrankung. Wir Homöopathen betrachten Krebs als Endresultat einer chronischen Krankheit. Oftmals zeigen sich Hinweise auf den Prozess schon Jahre, bevor ein Tumor entsteht. Zu diesem Zeitpunkt kann man die Entwicklung meist noch günstig beeinflussen.

Ich will Ihnen ein Beispiel aus der Praxis nennen: 1999 kam ein Patient mit metastasiertem Melanom zu mir. Die Ärzte hatten ihm damals keine große Hoffnung gemacht, dass er noch lange leben würde. Dank der Therapie mit Sulfur in Q-Potenzen verschwanden die Metastasen. Heute, nach 19 Jahren, ist der Mann immer noch beschwerdefrei. Zehn Jahre vor der Krebserkrankung litt er immer wieder an bestimmten Symptomen wie Ekzemen, Ohrausfluss, vermehrtem Schweiß etc. Sie wurden mit schulmedizinischen Maßnahmen behandelt, ohne die eigentliche chronische Krankheit zu heilen. Aus homöopathischer Sicht liegt die Vermutung nahe, dass es nie zum Ausbruch eines Melanoms gekommen wäre, wenn man diesen Patienten beizeiten kontinuierlich mit Sulfur behandelt hätte.

*Was können sich Krebspatient*innen von einer homöopathischen Behandlung versprechen?*

Obwohl sie schon alle schulmedizinischen Therapien hinter sich gebracht haben und die Krebserkrankung dennoch weit fortgeschritten ist, kommen zahlreiche Patient*innen zu uns in der Erwartung, die Homöopathie könne nun alles heilen. Leider können auch wir Wunderheilungen nicht garantieren. Was wir versuchen können, ist, das Immunsystem so anzuregen, dass es das Tumorgeschehen kontrolliert. Wenn das gelingt, können wir manchmal auch Tumorrückbildungen erleben.

Vor allem zielt unsere Behandlung darauf, die Schmerzen und das Gemüt positiv zu beeinflussen.

Oft bessern sich Schmerzen, obwohl wir gar kein klassisches Schmerzmittel gegeben haben. Wir versuchen, die Grundregulation wiederherzustellen, und dann gibt es auf mehreren Ebenen Veränderungen. Viele unserer Patient*innen gelten aus Sicht der Schulmedizin als austherapiert. Für sie im medizinischen Sinne etwas zu erreichen, ist schwierig. Gelingt es uns dennoch, ihnen wieder einen Funken Hoffnung zu schenken und ihre Lebensqualität zu verbessern, dann ist ihnen oft schon sehr geholfen.

Sie waren auch forschend tätig. Wollen Sie uns etwas über Ihre Studie erzählen?

Gemeinsam mit dem Tumorzentrum Freiburg haben wir eine Studie mit über 500 Krebspatienten durchgeführt. Sie zeigt als Resultat eine signifikante Lebensqualitätsverbesserung bei der homöopathisch behandelten Patientengruppe. Leider wurde nicht überprüft, welche Teilnehmer* innen nach fünf Jahren noch lebten. Inzwischen sind mehr als zehn Jahre vergangen. Wie man mir mitteilte, sind alle Teilnehmer*innen aus dem schulmedizinischen Patientenkollektiv „erwartungsgemäß" verstorben. Umso erstaunlicher ist es, dass aus der homöopathisch behandelten Patientengruppe mit den fortgeschrittenen Tumorleiden noch einige leben. Eine hatte bereits das zweite Brustkrebsrezidiv. 2004 diagnostizierten ihre Ärzte nach erfolglosen Operationen und Chemotherapien 17 Lungenmetastasen. Das Tumorzentrum Freiburg fragte alle drei Monate nach ihrer Lebensqualität. Drei Jahre später war die Studie abgeschlossen. Keiner hat sich mehr nach der Frau erkundigt. Sie blieb weiterhin in meiner homöopathischen Behandlung und ist seit 14 Jahren beschwerdefrei.

Worauf zielt Ihre homöopathische Therapie? Dient sie als Begleitbehandlung zu schulmedizinischen Interventionen? Kann sie die Nebenwirkungen lindern? Ist es möglich, die Krebserkrankung selbst zu beeinflussen?

Wir streben eine optimale Kombination aus Schulmedizin und Homöopathie an. Unser Ziel ist es, stets den besten Weg für den Patienten oder die Patientin zu finden. Manchmal sind sie irritiert oder gar verärgert, wenn wir vorschlagen, parallel zur Homöopathie eine schulmedizinische Methode anzuwenden. Mir fällt in diesem Zusammenhang ein Patient mit Hodgkin-Lymphom ein, der ausschließlich homöopathisch behandelt werden wollte. Nach einiger Überzeugungsarbeit konnte er sich zu einer Chemotherapie entschließen, die wir homöopathisch begleiteten. Im Nachhinein war der Mann sehr dankbar, denn er wurde komplett geheilt. Es gibt aber auch Tumorarten, bei denen sich die Chemotherapie nicht als nützlich erweist. Ihr Einsatz muss auch im Hinblick auf die zu erwartenden Einbußen an Lebensqualität individuell erwogen werden.

*Manche Homöopath*innen lehnen es ab, parallel zur Homöopathie andere Therapien einzusetzen. Wie stehen Sie dazu?*

In dem Sinne bin ich wohl kein klassischer Homöopath. Ich versuche alles, was mir dienlich erscheint, um bei meinen Patient*innen Impulse für ihre Genesung zu setzen. Die Homöopathie ist ein wichtiger Faktor, um das Immunsystem zurück in die richtige Bahn zu lenken. Doch wenn man Krebspatient*innen umfassend behandeln will, müssen viele weitere Faktoren berücksichtigt werden. Um das Energieniveau des Patienten anzuheben, setze ich Nahrungsergänzungsmittel ein und empfehle eine Ernährung mit reichlich Obst, Gemüse und vielen Beeren sowie Kräutern.

*Was geben Sie Ihren Patient*innen als Nahrungsergänzungsmittel?*

In der Praxis arbeite ich gerne mit Salvestrolen (Phytoalexine) in Form eines Präparats, an dessen Entwicklung ich beteiligt war, um das Immunsystem zu unterstützen. Die Substanz dient in der Natur dazu, Pflanzen vor Angriffen von außen zu schützen. Salvestrole führen bei Krebszellen zur Apoptose. Das heißt, die Zelle schaltet sich selbst aus. Gesunde Zellen sind aufgrund bestimmter Enzyme, die nur in Krebszellen vorkommen, von dem Effekt nicht betroffen. Mit dieser Behandlung nutzen wir einen natürlichen Mechanismus, mit dem wir alle uns fortlaufend unserer Krebszellen entledigen. Er funktioniert im menschlichen Körper seit Jahrtausenden. Leider nehmen wir heutzutage nur einen winzigen Bruchteil der früheren Menge an Salvestrolen mit der Nahrung auf. Die Substanz kommt in biologisch angebautem Obst und Gemüse und in bestimmten Kräutern und Pflanzen vor.

Welche weiteren Therapien haben sich bewährt?

Parallel zur Homöopathie setzen wir manchmal Mittel ein, die gezielt auf das erkrankte Organ wirken. Beispielsweise wenden wir bei Lebermetastasen Mariendistel, bei Nierenproblemen Solidago oder bei Entzündungen Curcuma an.

Die öffentliche Meinung zur Homöopathie ist gespalten. Wie gehen Sie damit um?

Überall auf der Welt öffnet man sich für eine integrative Medizin, um den Patient*innen bestmöglich zu helfen. In Deutschland tragen rund 7.000 Ärzt*innen die Zusatzbezeichnung „Homöopathie". Viele von ihnen sind Fachärzte in unterschiedlichen Fachgebieten der akademischen Medizin. Die Therapieerfolge sind für sie im täglichen Erleben greifbar. 70 Prozent der Deutschen haben aus der Perspektive der Patient*innen positive Erfahrungen mit Homöopathie und Naturheilkunde gemacht.

Wissenschaftler auf der ganzen Welt befassen sich mit Homöopathie. Untersuchungen an Zellkulturen, klinische Studien, Metaanalysen sowie Tier- und Pflanzenversuche aus aller Herren Länder beweisen längst ihre Evidenz.

Eine unvoreingenommene Analyse der Publikationen ergibt, dass die therapeutische Wirksamkeit durch qualitativ hochwertige Studien bestens belegt ist. Um eine Unwirksamkeit der Methode Homöopathie schlussfolgern zu können, müsste man 90 Prozent der klinischen Studien außer Acht lassen. Genau das wurde bei einer australischen Metaanalyse gemacht. Der Schwindel ist durch die intensive Arbeit des Homeopathic Research Institutes in London aufgeflogen. Dennoch bleiben solche Manipulationsversuche an der öffentlichen Meinung im Raum stehen.

Warum fordern die Hardliner unter den Homöopathie-Gegnern, dass die Methode verboten wird?

Horrende Kosten für das Gesundheitssystem werden als Argument angeführt. Tatsächlich liegt der Kostenanteil für Homöopathie an den Gesamtkosten im Gesundheitswesen laut Aussage des Chefs der BARMER Ersatzkasse bei schlappen 0,01 Prozent. Es mag also ganz andere Gründe geben, warum so scharf gegen die Homöopathie geschossen wird.

Ich kann jeden nur ermutigen, sich schlauzumachen. Die Ergebnisse unserer Studie mit dem Tumorzentrum Freiburg zum Beispiel sind öffentlich zugänglich. Jeder, der sich dafür interessiert, kann sich im Detail über das Studiendesign, den Verlauf und die Resultate informieren.

Nicht jeder macht sich die Mühe, selbst zu recherchieren. Ein erfreulicher Trend allerdings führt dazu, dass immer mehr Menschen sich ihr eigenes Bild machen wollen.

Zahlreiche Ärzt*innen und deren Angehörige werden hellhörig aufgrund der Nachrichtenmeldungen, die so gar nicht zu ihren persönlichen Erfahrungen oder den Berichten ihrer Kolleg*innen und Patient*innen passen wollen. Sie kommen in unsere Klinik und fragen interessiert nach unseren Beobachtungen. Zunehmend mündige Patient*innen haben ebenfalls die Meinungsmache satt, die in den Massenmedien läuft. Sie stellen kluge Fragen und verlangen nachvollziehbare Antworten.

Herr Doktor Wurster, vielen Dank für Ihre klaren Worte.

(Dieses Interview erschien erstmals im Mitglieder-Magazin der GfBK e.V. „momentum – gesund leben bei Krebs“ 4/2018)

Zur Autorin

PetRa Weiß (geb. 1970) lebt in Weinheim. Sie führt eine eigene Praxis als Heilpraktikerin, Psychotherapeutin (HPG) und Coach und ist PR-Redakteurin mit den Schwerpunkten Medizin, Psychologie und Bewusstseinsentwicklung.

Infos und Kontakt

gesund@praxis-lichtblick.eu

text@schreibkunst.online

Dr. med. Jens Wurster

Clinica Santa Croce (Homöopathische Abteilung)

Infos und Kontakt

www.dr-wurster.com

www.clinicasantacroce.ch

Zum Weiterlesen

Wurster J.: Die homoöpathische Behandlung und Heilung von Krebs und metastasierten Tumoren. BoD-Verlag; 2015

Lehrke P, Quak T, Wurster J.: Adjuvante Homöopathie in der Onkologie. München: Elsevier; 2018

www.cyp1b1.de

https://bmccancer.biomedcentral.com/articles/10.1186/1471-2407-11-19

Krebs, eine Volkskrankheit

Homöopathie bei Krebserkrankungen – Ergänzung oder Alternative?

Heinz Gärber

Krebs ist neben den Herz-Kreislauf-Erkrankungen seit vielen Jahren eine der häufigsten Todesursachen in Deutschland. Der „Bericht zum Krebsgeschehen in Deutschland 2016“ des Robert-Koch-Instituts zählt 482.500 Neuerkrankungen (2013) sowie 224.000 Todesfälle (2014) durch die verschiedenen Krebserkrankungen. Seit 1970 hat sich die Zahl der Neuerkrankungen sogar verdoppelt, zum Teil durch die gestiegene Lebenserwartung, aber auch durch veränderte Lebens- und Ernährungsgewohnheiten.

Krebs hat die früheren, infektiösen Seuchen wie Tuberkulose, Diphtherie, Pest und Pocken als Schreckgespenst der Menschheit abgelöst. Die Therapie ist, wie überhaupt in der heutigen Medizin, in sogenannte Leitlinien festgelegt, ohne dass auf die individuelle Konstitution des Einzelnen Rücksicht genommen wird. Bislang konnten die Therapieerfolge nicht einen wirklichen Durchbruch erreichen. Aus diesem Grund sind inzwischen viele Patienten skeptisch, ob sie diese teils stark beeinträchtigende Behandlung mit erheblichen Nebenwirkungen auf sich nehmen sollen. Manche entscheiden sich gar komplett gegen die konventionelle Behandlung und setzen auf alternative Methoden wie die Homöopathie, die den Patienten höchst individuell mit seinen Beschwerden und seiner Krankheit behandelt. Ob sich die Situation durch die neuartigen immunologischen Therapieformen, für deren Entdeckung in 2018 sogar der Nobelpreis vergeben wurde, grundlegend ändern wird, muss die Zukunft erst noch zeigen.

Wirksamkeit der konventionellen Krebstherapie

„Bist du wahnsinnig?“ Das bekommen Sie vielleicht zu hören, wenn Sie sich gegen eine Therapie nach diesen Leitlinien entscheiden. Keine Chemotherapie – geht das denn? Sie hören wahrscheinlich auch solche Sätze wie „Ohne Chemotherapie überleben Sie den Krebs nicht!“ Die von der konventionellen Medizin verordnete Leitlinien-Medizin erscheint oft als „alternativlos“. Ich möchte an dieser Stelle kurz auf die unterschiedlichen Definitionen eingehen:

- Wirksamkeit oder das Ansprechen auf eine Therapie: Durch die Anwendung einer Therapie (Bestrahlung, Chemotherapie, Operation) wird der Tumor kleiner bzw. die Tumorzellzahl verringert sich. Eventuell verschwinden auch Metastasen, der Allgemeinzustand bessert sich usw.

- Überlebensrate: Meistens werden in Studien bestimmte Zeitintervalle, z. B. fünf Jahre, zehn Jahre, betrachtet mit der Frage, wie viele der ursprünglichen Patienten am Ende des definierten Zeitraums noch leben. Es kann dann noch unterschieden werden zwischen der Gesamt-Überlebensrate, ohne Aussage über den Gesundheitszustand, und der sogenannten „Rezidivfreien Überlebensrate“, d. h. das Überleben ohne Anzeichen einer aktiven Krebserkrankung.
- Heilung: Der Tumor verschwindet unter der Therapie und bleibt dauerhaft weg.

Die Unkenntnis der Bedeutung von medizinischen oder statistischen Begriffen führt leider oft dazu, dass in der Kommunikation zwischen Arzt und Patient aneinander vorbei geredet wird. Der Arzt sagt z.B. „Die Chemotherapie ist zu 90 Prozent wirksam“, Sie selbst hören aber „90 Prozent der Patienten werden durch die Chemotherapie geheilt“. Sie denken, dass die 90 Prozent sehr überzeugend sind, obwohl diese Zahl überhaupt nichts über Heilung aussagt. Niemand kann Ihnen anhand der Wirksamkeit sagen, ob Sie geheilt werden können, noch ob Ihre Überlebenszeit nach der Tumordiagnose verlängert wird oder der Tumor überhaupt verschwindet! Anhand der obigen Definitionen können Sie nun das Missverständnis erkennen, weshalb Sie immer genau nachfragen müssen, was hinter den Aussagen der onkologischen Ärzte steht, nämlich meistens nur die Ansprechraten des Tumors. Zur weiteren Verdeutlichung sei eine Untersuchung aus dem Jahre 2004 erwähnt (1), diese zeigte, dass der Beitrag der Chemotherapie zur 5-Jahres-Überlebensrate bei Krebserkrankungen im Durchschnitt lediglich bei zwei Prozent liegt – allerdings mit teils erheblichen Unterschieden! Es lohnt sich also immer, genau hinzusehen, um eine ernsthafte Abwägung treffen zu können.

Homöopathische Behandlung in der Onkologie

Was ist die Homöopathie und wie wird sie angewandt?

Die Homöopathie ist eine von dem deutschen Arzt und Apotheker Dr. Samuel Friedrich Christian Hahnemann (1755-1843) begründete Therapieform, der über Jahrzehnte (von seiner Erstbeschreibung des homöopathischen Prinzips 1796 bis zu seinem Tod 1843) die Methodik und die Anwendung immer weiter verfeinerte. Sie verbreitete sich schon zu Hahnemanns Lebenszeit über Deutschland hinaus. Er selbst praktizierte in seinen letzten Lebensjahren in Paris. Es entstanden homöopathische Krankenhäuser, zunächst in Deutschland, später in den USA. Dort war die Homöopathie in der zweiten Hälfte des 19. Jahrhunderts in ihrer Blütezeit, repräsentiert durch eine universitäre Ausbildung, viele praktizierende Homöopathen und durch eine ganze Reihe homöopathischer Krankenhäuser. In Indien ist sie nach wie vor eine wichtige Säule im Gesundheitssystem. Nachdem in Deutschland die politischen Rahmenbedingungen und die Erfolge der wissenschaftlichen Medizin die Homöopathie zunehmend zurückgedrängt hatten, besann man sich erst wieder nach dem Zweiten Weltkrieg auf diese Methode. Insbesondere unter dem Einfluss der Homöopathie praktizierenden Heilpraktiker hat sie sich wieder zunehmend verbreitet und ist auch in der Ärzteschaft vermehrt angekommen.

Die Grundlagen der Homöopathie sind kurz zusammengefasst folgende:

1. Arzneimittelprüfung am Gesunden: Die Heilkraft der Arznei wird überprüft und gefunden, indem gesunde „Arzneimittelprüfer“ die Arznei einnehmen und die unter dem Arzneieinfluss auftretenden Symptome, sogenannte „Prüfungssymptome“ notieren. Diese werden in Sym-

ptomenlisten gesammelt und ergeben das sogenannte „Arzneimittelbild“.

2. Das Ähnlichkeitsgesetz – „Similia similibus curentur“ oder „Ähnliches möge durch Ähnliches geheilt werden“: Wenn eine Arznei beim Gesunden bestimmte Symptome auszulösen imstande ist (siehe Arzneimittelprüfung), kann es diese beim Kranken heilen. Die Symptome des Patienten werden mit den Symptomenlisten der Arzneien verglichen, und es wird nach der bestmöglichen Übereinstimmung gesucht.

3. Potenzierung der Arzneien: Ursprünglich lediglich zur Reduzierung der Arzneinebenwirkungen entwickelt, hat sich durch die Kombination von bestimmten festgelegten Verdünnungsschritten und der Verschüttelung (Energiezufuhr) nach jedem Verdünnungsschritt eine Verstärkung der Wirkung („Potenzierung“) gezeigt. Die „Potenzen“ werden mit Buchstaben (z.B. „C“ für Centesimal-Verdünnung 1:100) und Zahlen (Anzahl der Verdünnungsschritte) bezeichnet.

Anamnese

In der Anamnese werden ausführlich die aktuellen Beschwerden des Patienten (nicht nur die der Krankheit!) aufgenommen. Zudem wird die Krebserkrankung im Kontext der gesamten Krankheitsvorgeschichte erfasst. In der Sichtweise von uns Homöopathen leidet der Patient an einer chronischen Krankheit, die sich möglicherweise schon zu früheren Zeiten mit anderen Symptomen und scheinbar akuten Krankheiten gezeigt hat. Beispielsweise kann es sein, dass in der Vorgeschichte einer Patientin mit Brustkrebs eine starke Anfälligkeit für Mandelentzündungen in der Kindheit und später häufige Magen-Darm-Beschwerden bestanden. Nach Ansicht der konventionellen Medizin gibt es keinen Zusammenhang zu der jetzt aufgetretenen Krebserkrankung, aber wir betrachten diese scheinbar unabhängigen Krankheiten wie die Spitzen eines gemeinsamen großen Eisberges.

Eindrücklich zu lesen sind diese Zusammenhänge in dem Buch „Die Reise einer Krankheit“ von Mohinder Jus (2). Grundsätzlich lässt sich dies bei allen chronischen Krankheiten erkennen. Da das Krebsgeschehen aber wesentlich auf dem Unvermögen des Immunsystems beruht, die bei jedem Menschen vorhandenen Krebszellen zu eliminieren, sind Zeichen einer konstitutionellen Immunschwäche wichtig, sowohl für die Krankheitsentstehung als auch für die Behandlung. Eines der unspezifischen Zeichen hierfür ist z.B. ein langjähriges Unvermögen des Organismus, Fieber zu entwickeln. Die Betroffenen freuen sich zwar meistens und deuten es teilweise sogar als Zeichen eines starken Immunsystems. Aber dies ist trügerisch. Leider wird ja nach wie vor Fieber als schädlich betrachtet und deshalb massiv bekämpft. Die alten Ärzte kannten aber die Vorteile und Heilwirkung des Fiebers noch, was sich in einem Zitat des griechischen Philosophen Parmenides (520-455 v. Chr.) widerspiegelt: „Gib mir die Macht, Fieber zu erzeugen, und ich heile jede Krankheit.“ (3)

Laboruntersuchungen

Samuel Hahnemann schrieb vor rund 200 Jahren in seinem „Organon der Heilkunst“ (4): „Alle diese wahrnehmbaren Zeichen (gemeint sind nur die vom Arzt äußerlich erkennbaren Krankheitssymptome, Anmerkung des Verfassers) repräsentieren die Krankheit in ihrem ganzen Umfange, sie bilden zusammen die wahre und einzig denkbare Gestalt der Krankheit.“

Obwohl nach wie vor dieses Erkennen von Krankheitssymptomen sehr wichtig ist, muss man mit dem heutigen Kenntnisstand der Medizin die homöopathische Diagnostik ergänzen. Zu Hahnemanns Zeiten wusste man noch gar nichts von messbaren Laborwerten, man kannte noch keinerlei Mikroorganismen usw. Selbstverständlich ist das Wissen um Veränderungen in den Laborwerten auch für den Homöopathen wichtig, weil er dadurch bedeutende Informationen über die Prognose und den Verlauf erhält. Neben den allgemein wichtigen Werten wie Blutbild, Leberwerte, Tumormarker etc. sind in der naturheilkundlich-homöopathischen Diagnostik noch weitere Parameter von Bedeutung:

- Mikronährstoffe (z.B. Selen, Zink) und Vitamine (z.B. B-Vitamine, Vitamin D)
- Immunologische Parameter, z.B. Natural-Killer (NK-) Zellen, CD4-, CD8-T-Lymphocyten
- Darmflora-Status

Therapieplanung

Aufgrund der sehr unterschiedlichen Situationen der Betroffenen muss in der Behandlung immer eine individuelle Planung der Therapie erfolgen. Diese hängt von verschiedenen Faktoren ab:

- Heilungsaussicht (Tumorart und Stadium)
- Gesamtverfassung des Patienten (Sind eingreifende Behandlungen überhaupt möglich?)
- Einstellung des Patienten zu nicht-konventionellen Therapieformen
- Erfahrungen des Therapeuten in der Krebsbehandlung mit Naturheilverfahren und Homöopathie
- weitere Therapieoptionen

Es gilt als Erstes abzuwägen, inwiefern die konventionelle Behandlung sehr gute Aussichten auf Heilung bietet wie z.B. beim Hodenkarzinom. Die Heilungschancen sind hier so hoch (> 90 Prozent), dass ein Unterlassen dieser Behandlung schwer zu verantworten ist. Auf der anderen Seite ist es bei sehr geschwächten Patienten oftmals gar nicht möglich, gemäß den Leitlinien zu behandeln, sodass nicht-konventionelle Behandlungen u. U. die einzige Option darstellen.

Die Homöopathie wird oftmals als „Alternativmedizin“ bezeichnet. Speziell in der Krebsmedizin müssen wir diesen Begriff jedoch kritisch hinterfragen. Können wir (Arzt und Patient) es wagen, u. U. auf die konventionelle Medizin zu verzichten? Eindeutig wirksame konventionelle Therapien dürfen auf keinen Fall leichtfertig unterlassen werden. Im Idealfall werden die individuell besten Therapien miteinander kombiniert, was sowohl nacheinander als auch parallel erfolgen kann. Ein vorurteilsfreies „Miteinander“ von konventioneller und Komplementärmedizin sehe ich als zukunftsweisend in der Medizin an – hierfür etabliert sich immer mehr der Begriff „Integrative Medizin“. Zuletzt ist von einer nicht-konventionellen Krebsbehandlung zu fordern, dass der Therapeut neben onkologischen Kenntnissen auch große Erfahrung in der Methodik und der speziellen Behandlung von Krebspatienten hat.

In dem Entscheidungsprozess, den der Patient gemeinsam mit seinem Arzt und Homöopathen (welche idealerweise eine Person sind!) und seiner Familie durchläuft, sollten die Vor- und Nachteile gut gegeneinander abgewogen werden, so dass die volle Energie der letztlich getroffenen Entscheidung zur Verfügung steht. Eine ideale Voraussetzung für eine solche Behandlung ist großes Vertrauen in den/die Therapeuten und ein möglichst angstfreier Zustand!

Einsatzmöglichkeiten der Homöopathie in der Krebsbehandlung

Der therapeutische Einsatz homöopathischer Arzneien ist sehr vielfältig. Aufgrund der ganzheitlichen Erfassung des Patienten und seiner Erkrankung ist es möglich, sowohl auf körperliche als auch seelisch-psychische Beschwerden bzw. Zustände Einfluss zu nehmen.

In mehreren Studien konnte gezeigt werden, dass sich sowohl die Lebensqualität verbessert, als auch das Gesamtüberleben steigt. Die direkte Wirkung homöopathischer Arzneien konnte durch Arbeiten in der Tumorzellforschung belegt werden (5).

Grundsätzlich ist die Behandlung von einem erfahrenen Homöopathen durchzuführen – eine Eigenbehandlung anhand von Ratgebern (Büchern oder Bekannten und Freunden) ist anhand der Schwere der Erkrankung und der für den Patienten selbst nicht überblickbaren Komplexität nicht möglich! Die hier erwähnten Arzneimittel sollen auch nicht als Empfehlung verstanden werden, sondern lediglich als Beispiele. Die Beachtung der Individualität des Patienten und damit eine individualisierte Arzneimittelwahl sind für den Erfolg der Behandlung unabdingbar.

1. Behandlung des „Diagnose-Schocks“

Ganz häufig ist die Diagnose „Krebs“ ein Schock für die Patienten, der zu einer regelrechten Lähmung führen kann, die Entscheidungsfähigkeit über die Therapie kann reduziert sein, die Abwehrkräfte werden unter dem psychischen Stress noch weiter reduziert. Die Homöopathie kennt für diese Situationen Arzneien, welche die Schockstarre lösen können. Beispielsweise kann ein nach der Diagnose sehr unruhiger und (todes-) ängstlicher Mensch von einer Hochpotenz des Blauen Eisenhuts (Aconitum napellus) sehr profitieren. Bekannt als eines der homöopathischen „Schockmittel“ kennen wir aus dem Arzneimittelbild viele Zeichen dieser, in der Grundsubstanz giftigen, Pflanze:

- große Ängstlichkeit, die sich bis zur Todesangst steigern kann
- herabgesetzte Schmerzschwelle, d. h. gesteigerte Schmerzwahrnehmung.
- körperliche und psychische Unruhe
- trockene Hitze im Fieber mit großem Durst auf kalte Getränke
- Verschlimmerung der Beschwerden nachts und insbesondere gegen Mitternacht

Nach Einnahme einer Hochpotenz von Aconitum kann man oft schnell eine Beruhigung und Reduzierung der Angst beobachten.

2. Linderung von Therapienebenwirkungen (palliative Therapie)

Die konventionelle Behandlung ist aufgrund der Intensität, insbesondere der Chemotherapie, von teils erheblichen Nebenwirkungen begleitet. Diese richten sich zum einen nach den verwendeten Substanzen, zum anderen aber nach der individuellen Reaktionsweise des Patienten. Da die Homöopathie grundsätzlich einen individuellen Zugang zum Patienten hat, können auch die individuellen Beschwerden des je einzelnen Patienten angegangen werden. Es können damit oft eine bessere Verträglichkeit der Therapien und somit eine höhere Lebensqualität während der ganzen Krebsbehandlung erreicht werden. Es handelt sich aber um keine Tumorbehandlung, d.h. der Tumor wird durch diese Arzneimittel auch nicht beeinflusst. Möglich ist es aber, eine grundlegende Tumorbehandlung (siehe Punkte 3. und 4.) damit zu kombinieren.

Typische Symptome im Rahmen der konventionellen Krebstherapie sind Müdigkeit, Übelkeit und eine große Schwäche. Typische homöopathische Arzneien hierfür sind Nux vomica und Arsenicum album. Bei Ersterem stehen die Übelkeit, eine starke Geruchsempfindlichkeit und starke Gereiztheit im Vordergrund; bei Letzterem findet man meist große Angst (wie bei Aconitum), eine starke Verfrorenheit und neben der Übelkeit ggf. Durchfälle.

Differenziert werden die homöopathischen Arzneien übrigens am stärksten durch den veränderten Gemütszustand, da sich die körperlichen Symptome oft überschneiden – bei diesen zwei Arzneien beispielsweise durch die Abgrenzung der Gereiztheit gegen die Ängstlichkeit.

3. Behandlung des Tumors begleitend zur konventionellen Therapie (adjuvante Therapie)

Ziel dieses Ansatzes ist nicht nur die Linderung von Nebenwirkungen, sondern die über die Dauer und Wirkung der konventionellen Therapie hinausgehende grundlegende Behandlung des Krebskranken. Es treten dabei mehrere Einschränkungen auf:

- Die konventionelle Behandlung verändert die Symptome der Krankheit und damit u. U.
- für die Auswahl der homöopathischen Arznei wichtige Symptome.
- Im Vordergrund stehen möglicherweise zunächst nur die Nebenwirkungen.
- Wenn die konventionelle Behandlung anschlägt, lässt sich die Wirkung der homöopathischen Behandlung schwieriger beurteilen.

Die Komplexität der Krebserkrankung wird hier noch vermischt mit der (wie es Hahnemann nannte) „unähnlichen Arzneikrankheit“, so dass wir als Homöopathen manchmal regelrecht „archäologisch“ vorgehen müssen – nämlich die Krankheit Schicht für Schicht abtragen. Im Krankheitsverlauf bedeutet das oft, dass phasenweise nur die Behandlung der Therapienebenwirkungen im Vordergrund steht, in bestimmten Phasen die Gesamtsymptomatik des Tumors, und in anderen Phasen, in denen der Tumor keine Symptome macht, die Behandlung der Gesamtkonstitution des Patienten.

Beispielsweise kann ein Patient mit Darmkrebs während der Chemotherapie massive Übelkeit, Durchfälle und Unruhe verspüren, und deshalb eine Zeitlang Arsenicum album benötigen. Dann stabilisiert sich die Situation, und wir können mit seinem Konstitutionsmittel weiter behandeln. Oder wir nehmen am Beginn, noch besser vor der Behandlung, die gesamte Symptomatik des Tumors und behandeln z.B. die Brustkrebspatientin zunächst mit einem potenzierten Schierlings-Präparat (Conium maculatum), dann in der Phase der Chemotherapie mit Nux vomica (aufgrund der entsprechenden Symptome) und erst später mit dem individuellen Konstitutionsmittel.

Hier sind also eine hohe Flexibilität und Zusammenarbeit von Patient und Homöopath gefragt, um auf die Veränderungen adäquat reagieren zu können. Mindestens ebenso wichtig ist dieses „Teamwork“, wenn sich der Patient für eine rein homöopathische Behandlung entschieden hat, wie im nächsten Abschnitt erläutert wird.

4. Alleinige homöopathische Behandlung

Selten kommt es zu der Situation, dass sich der Patient komplett gegen eine konventionelle Behandlung entscheidet oder diese beendet. „Geht das denn?“, „Ist das denn nicht gleich das Todesurteil?“, mögen Sie sich fragen. Die Gründe für eine solche weitreichende Entscheidung sind vielfältig: eine grundsätzliche Ablehnung konventioneller Medizin, schlechte Erfahrungen mit den bisherigen Behandlungen, sehr schlechte Heilungsprognose usw. Dementsprechend vielfältig und gründlich muss zunächst auch die Aufklärung erfolgen. Durch diese Beratung lassen sich dann manchmal Fehleinschätzungen des Patienten und Ängste nehmen, die zur Ablehnung einer ansonsten wirksamen Therapie geführt haben. Aufgrund der nach wie vor eher mäßigen echten Heilungserfolge der konventionellen Medizin (siehe oben) ist es aber grundsätzlich eine mögliche Option. Es gibt in Indien und mittlerweile auch in Europa einen großen Erfahrungsschatz mit teils erstaunlichen Erfolgen (6). Im indischen Gesundheitssystem ist die Homöopathie als gleichwertig anerkannt und wird (u.a. wegen niedriger Therapiekosten) häufig auch in der Krebsbehandlung angewandt.

Grundsätzlich ist aber die autonome Entscheidung des Patienten zu respektieren und bestmöglich mitzutragen. Aus Sicht des Homöopathen stellt diese Situation eine hohe Verantwortung dar, da der Patient durch den Verzicht auf die übliche Behandlung auch deren potenzielle Wirkung nicht wahrnehmen kann.

Die Vorteile eines rein homöopathischen Vorgehens liegen vor allem darin, dass es keine Symptom-Unterdrückung und keine Nebenwirkungen anderer Therapien gibt. Als Homöopath sehe ich die unverfälschte Symptomatik, was für eine optimale Arzneimittelauswahl eine wichtige Grundvoraussetzung ist. Ohne ein optimal passendes homöopathisches Arzneimittel ist allerdings der Therapieerfolg gefährdet.

5. Homöopathie als Teil eines Gesamtkonzepts

Die Krebserkrankung ist nicht eine auf das jeweilige Organ beschränkte Erkrankung, sondern betrifft den ganzen Organismus. Die Homöopathie als ganzheitlich verstandenes und wirkendes Verfahren ist hier sicher optimal, da sie sowohl die körperlichen als auch die geistig/seelischen Veränderungen in den Blick nimmt und behandelt. Es müssen aber auch die ganzen Veränderungen im Stoffwechsel durch den Tumor und die teilweise sehr aggressive konventionelle Therapie mit beachtet werden. Wir kennen, unterstützt durch spezielle Laboruntersuchungen, krebs-typische Veränderungen, die wir mit in die Behandlung einbeziehen müssen. Das bedeutet z. B., bestimmte Mikronährstoffe zu ersetzen, die ganz oft durch den Tumor und die Behandlung verstärkt verbraucht werden (z. B. Selen, Zink, Carnitin u.a.). Des Weiteren ist auf einen guten Vitamin-D-Spiegel im Blut zu achten und ggf. dieses „Sonnen-Vitamin“ zuzuführen.

Krebs entsteht in vielen Fällen im Zusammenhang mit einer Fehlernährung, weshalb eine wichtige Basisbehandlung eine Ernährungsumstellung ist. Ziel ist eine möglichst fleischarme, basische Kost mit einem hohen Anteil an Omega-3-Fettsäuren und pflanzlichen Antioxidantien. Nähere Details entnehmen Sie der einschlägigen Literatur oder Sie wenden sich an eine/n Ernährungsberater/in.

Eine starke antioxidative Behandlung steht uns seit vielen Jahren in Form von hochdosierter Ascorbinsäure (= Vitamin C) zur Verfügung. Aufgrund der begrenzten Aufnahmekapazität des Darms empfiehlt es sich, das Vitamin C als Infusion zu verabreichen. Viele Studien haben mittlerweile gezeigt, dass Vitamin C in hohen Dosen, tumorzell-zerstörend wirkt, also die konventionelle Therapie positiv unterstützt. Des

Weiteren steigt die Verträglichkeit einer Chemotherapie, weshalb es in dieser Therapiephase ebenfalls wichtig ist.

Zusammenfassung

Krebserkrankungen stellen eine der großen Volkserkrankungen der heutigen Zeit dar, die in der Regel sehr standardisiert nach Leitlinien behandelt werden. Die Erfolge dieser Leitlinien-Medizin sind nach wie vor unbefriedigend, so dass eine Ergänzung mit anderen Therapien sinnvoll und möglich ist. Die Homöopathie als ein ganzheitlich ausgerichtetes Therapieverfahren bietet in kompetenten Händen eine gute Option in der Krebsbehandlung. Der Einsatz kann sowohl zur verbesserten Verträglichkeit der konventionellen Therapie, als auch als kurative Behandlung des Tumors eingesetzt werden. Sie sollte aber immer in ein individuelles und ganzheitliches Therapiekonzept eingebunden werden, flankiert durch andere ergänzende Behandlungen.

Die Krebserkrankung ist in den meisten Fällen eine große Zäsur im Leben eines Menschen, so dass der psychologischen Betreuung ein großer Stellenwert zukommt. Hierfür gibt es neben der Möglichkeit einer seelsorgerischen Begleitung spezialisierte erfahrene Psychotherapeuten (Psycho-Onkologen), die wertvolle Unterstützung in der Verarbeitung der Erkrankung und Hilfen während der oft anstrengenden und langwierigen Therapie geben.

Zum Autor

Dr. med. Heinz Gärber (geb. 1967) lebt in Ingolstadt, Facharzt für Allgemeinmedizin mit dem Schwerpunkt Klassische Homöopathie. In den letzten Jahren zunehmende Beschäftigung und Therapieerfahrungen auf dem Gebiet der biologischen Krebstherapie.

Kontakt und Infos

info@praxis-dr-gaerber.de

https://praxis-dr-gaerber.de

Weiterführende Literaturhinweise und Informationen:

(1) The contribution of cytotoxic chemotherapy to 5-year survival in adult malignancies. Clin Oncol (R Coll Radiol). 2004 Dec;16(8):549-60.

(2) Jus, Mohinder S.: Die Reise einer Krankheit. Homöopathisches Konzept von Heilung und Unterdrückung. Homöosana, 2007.

(3) https://de.wikipedia.org/wiki/Parmenides

(4) Hahnemann, Samuel: Organon der Heilkunst. 6. Auflage. Hahnemann-Institut Greifenberg, Edition Homöop@athie Digital, eBook Ausgabe 2017

(5) Wurster Jens: Zusatznutzen der Homöopathie in der Onkologie. Deutsche Zeitschrift für Onkologie 2018; 50: 85–91

(6) Wurster Jens: Die homöopathische Behandlung und Heilung von Krebs und metastasierten Tumoren. Books on Demand, 2015

Bagot, Jean-Lionel: Krebs und Homöopathie. Unimedica 2013

Lehrke P, Quak T., Wurster J: Adjuvante Homöopathie in der Onkologie. Urban&Fischer 2018

Gesellschaft für Biologische Krebsabwehr e.V., Heidelberg.

https://www.biokrebs.de

Hospiz

Liebe und Vertrauen

Ehrenamtliche ambulante Hospizarbeit

Kathrin Putzbach-Timm

Sie waren der lebende Beweis, dass Liebe aus dem Internet funktioniert, dass der Seelenverwandte sich manchmal im Netz versteckt. Dabei hatten sie beide bereits bewegte Zeiten im Leben hinter sich gebracht, waren in einer Lebensphase, in der man niemandem mehr etwas beweisen muss. Sie hatte ein paar Jahre zuvor ihren Mann bis zum letzten Tag gepflegt, er war eigentlich nach einigen erschöpfenden Beziehungen von der Frauenwelt geheilt, als ihn der „Anstupser" von Uschi auf der Onlineplattform erreichte. Ohne es sich selbst erklären zu können, antwortete er ihr, und es entspann sich binnen weniger Tage ein reger Schriftwechsel.

Bis Paul entschied, auch virtuelles Papier sei geduldig, und den Austausch der Telefonnummern vorschlug. Er hatte kaum den Laptop zugeklappt, als auch schon das Telefon klingelte. Die Stimme der Frau passte so gar nicht zu dem Bild, das ihm ihre Fotos vermittelt hatten. Ihr rheinländischer Dialekt als Ausdruck ihrer quirligen Frohnatur, die ihm entgegen sprudelte, und die entspannte, elegante Dame, zurückgelehnt in einen Caféhaussessel, sollten ein und derselben Frau gehören? Davon konnte sich der Berliner alsbald überzeugen, denn nach stundenlangen Gesprächen und „Sympathie auf allen Ebenen" stand schnell die Frage in der Telefonleitung: „Wann können wir uns denn mal treffen?"

Und obwohl man eigentlich feststellte, in den nächsten vierzehn Tagen keine Zeit zu haben, fand sich Paul unvermittelt in einem Zug in die Uckermark wieder. In Jeans und T-Shirt, Sportschuhen und mit Rucksack sprang er aus dem Zug, ein dynamischer Fast-Siebziger, der von ihr später den Spitznamen „mein Turnschuhboy“ verpasst bekam. Und da stand sie auf dem Bahnsteig, unter der Laterne, wie einst Lili Marleen. Schwarzer Mantel, schwarze, weite Hose. Mit jedem Schritt, den sie aufeinander zu machten, verstärkte sich das Grinsen in ihren Gesichtern. „Hallo, ich bin der Paul.“ „Ich bin die Uschi.“ Alles Weitere lag in einer Umarmung, „als ob wir uns schon ewig kannten“, erinnert sich der heute 74-Jährige.

Sie tranken Kaffee, aßen zusammen im Chinesischen Restaurant und redeten, redeten, redeten, als gäbe es kein Morgen. Diese unvermittelte Nähe war ihm fast schon ein bisschen unheimlich. Die Frage nach einem Wiedersehen beim Abschied beantworteten beide mit einem klaren „Ja“.

„Bevor ich Uschi traf, hatte ich eigentlich die Nase voll von Frauen“, sagt Paul. Doch nach dem dritten Treffen hatte er sich verliebt. In ihr ganzes Wesen. „Wenn man in die Augen sieht und spürt, da kommt was rüber ...“ Sie erinnerte ihn an seine erste Freundin. Sie hätten Schwestern sein können. Beim Alter hatte sie sich ein paar Jahre jünger geschummelt. „Was soll ich mit einem alten Knacker?!“, rechtfertigte sie sich spitzbübisch. Doch das Geburtsjahr war bei dieser attraktiven, junggebliebenen Steinbockfrau sowieso nur eine Zahl.

Nur wenig später reist Uschi in ihre alte Heimat an den Rhein, zur Abifeier der Enkelin. Von dort ging es weiter nach Hamburg, wo der Enkel standesamtlich heiratete. Paul hütet inzwischen Haus und Hund, streicht die Terrasse. Das große Haus mit seinen Geräuschen ist ihm unheimlich. „Ich hatte das Gefühl, Uschis verstorbener Mann sei noch da.“ Aus Hamburg holt er sie ab und wird aus der Ferne von der Familie neugierig beäugt. Zur nächsten Familienfeier gehörte Paul schon dazu. In Indien feiert der Enkel die traditionelle Hochzeitszeremonie, und obwohl sie noch nicht lange zusammen sind, war es selbstverständlich, dass Paul sie begleitet.

Ein Jahr später endete das Pendeln zwischen Berlin und Schwedt, er findet sein Zuhause an der Oder, und eine wunderbare Zeit des Reisens beginnt. Der Gardasee wird zu ihrem Urlaubsziel Nummer Eins. Hier war Paul etliche Jahre zuvor, um Abschied zu nehmen. Man hatte bei ihm eine Erkrankung der Lunge diagnostiziert und seine Lebenserwartung auf ein halbes Jahr begrenzt. Nun steht er fast ein Jahrzehnt später wieder an seinem Lieblingsplatz, quicklebendig, mit der Liebe seines Lebens an der Seite. Wunder nennt man das wohl.

Drei intensive Jahre füllen die beiden mit so viel Liebe und Leben, dass sich jedes von ihnen wie ein Jahrzehnt anfühlt. Sie sind verliebt und feiern das Leben. Tun verrückte Dinge, benehmen sich wie Teenager, tanzen auf dem Parkplatz an der Autobahn, weil im Radio das Lieblingslied „Blurred Lines“ läuft. Jeder Spielplatz auf Spaziergängen gehört ihnen. Auch Laubhaufen sind nicht davor sicher, durcheinandergewirbelt zu werden. Konventionen sind dazu da, um sie zu ignorieren. Die Familien freuen sich für die beiden und sind frei von Ressentiments. „Uschi lacht wieder“, freut sich das Umfeld. Sie konnte mit ihren fast achtzig Jahren immer noch ein Mädchen sein. Und auch Paul verändert sich. „Aus einem Saulus wurde ein Paulus“, schmunzelt er über sein Wortspiel. „Ich war immer ein impulsiver Mensch, der sich schnell über etwas aufregen konnte. An ihrer Seite wurde ich gelassener. Sie hat mich sanfter gemacht. Wenn wir mal Streit hatten, endete es meist damit, dass wir in der Küche standen und lachten. Ich habe von ihr gelernt und sie von mir."

Dann beginnen Arztbesuche, weil es Uschi nicht gut geht. Im Frühsommer „wird etwas entdeckt". Doch die bevorstehende Hochzeitsfeier eines Enkels in Frankreich soll davon nicht überschattet werden. Sie lässt sich nichts anmerken und genießt das Beisammensein der Familie. Nur Paul spürt, dass sie nachdenklicher ist und schneller ermüdet.

Gegenüber Paul und dem Sohn spricht der Arzt vom „Endstadium" der Krebserkrankung. Uschi erfährt vom Sohn eine schonendere Version. So bleibt die gegenseitige Versicherung „Wir schaffen das!" die Hoffnung, an der sie sich festhalten. Zur Chemotherapie, die an Pauls Geurtstag beginnt, werden zusätzliche Wege der Alternativmedizin beschritten. Die Misteltherapie gehört dazu. Nur Paul darf ihr die Spritzen geben.

Als die Chemotherapie Ende August ausgesetzt wird, setzt sich auch bei ihr die Erkenntnis durch, dass da jemand stärker ist als sie. Sie hat dies hingenommen, ohne zu klagen. „Ich geh nur voraus", tröstet sie Paul.

Bereits nach acht Wochen ihres Kennenlernens hatten sie sich die Frage gestellt „Was wird sein, wenn einer von uns gepflegt werden muss?" Sie hatte bereits einmal einen Mann bis zu seinem Tod gepflegt, er hatte seinen Schwiegervater begleitet. Für beide ist bereits damals klar, ohne zu wissen, dass es so bald sein wird: „Wir gehen diesen Weg gemeinsam bis zu seinem Ende."

Sie stützen sich auf ihre Vertrautheit. Sie lässt alles zu, ist geduldig. Nur er darf ihren Rollstuhl schieben, da ist sie eigen. Er spricht zu sich selbst: „Du darfst jetzt nicht schlapp machen, du musst durchhalten.“ Nur ihr weh zu tun, davor hat er Angst. Einmal packt ihn die Verzweiflung. Da ist sie im Krankenhaus, und er kann sich dem Schmerz hingeben. „Ich habe selbst gestaunt, wie ich das durchgehalten habe“, wundert er sich im Nachhinein. Und fügt mir gegenüber hinzu, „Und dann kamst du.“ Und ab jetzt wird diese Geschichte auch zu meiner.

Ich erinnere mich gut an diesen leuchtend goldenen Herbstnachmittag unserer ersten Begegnung. Eigentlich war sich mein Koordinator des ambulanten Hospizdienstes, mit dem ich den Erstbesuch machte, nicht sicher: „Passt das trotz des Altersunterschiedes?“ Es passt! Und wie! Nach einer Dreiviertelstunde bin ich schockverliebt in diese schöne, kluge und weise Frau. Ihre Bettlägerigkeit wird von ihrer Lebendigkeit im Geiste kompensiert. Das Erste, was mir unvergessen bleiben wird, ist ihr Lebensprinzip: „‚Das macht man nicht!‘ kommt bei mir nicht vor. Wer entscheidet das? Und wer ist denn eigentlich ‚man‘?!“

Toleranz und Offenheit sind ihre Gütesiegel. Ihr großes Herz, Leidenschaft und Temperament ihr Markenzeichen. „Sie kannte keinen Hass“, sagt Paul. Katholisch geboren und erzogen, ist sie nun geprägt vom Buddhismus, hat Nepal bereist und ist dem Dalai Lama begegnet. Das hat sie getragen. Das strahlt sie aus.

Sie erzählt von ihrer Kindheit in der Eifel, besonders von ihrem Vater, der sie verwöhnte. Schon als Kind war sie anders. Ein untypisches Mädchen, aufgeweckt, unangepasst, frei, wild. Sie fährt bereits als Schulmädchen Motorrad und wird die jüngste Jägerin. Sie erzählt von ihrer Ehe, ihrer Familie, ihren Enkeln, die mit der Oma sogar Dinge besprechen, die man normalerweise nicht der Großmutter anvertraut. Sie erzählt von Paul. Wir sprudeln über vor Gedanken, die wie Ping Pong-Bälle hin und her hüpfen. Wir philosophieren, wir lachen, wir sind traurig. Jedes Mal, wenn ich gehe, bin ich wie energetisiert, habe etwas gelernt, und mehr als einmal werde ich zu ihr sagen: „Wer begleitet hier eigentlich wen? Ich soll doch etwas für Sie tun und nicht umgekehrt."

Und im Stillen danke ich meinem Koordinator, dass er seinen Zweifeln, ob es passen könnte, nicht nachgab und seinem Gefühl vertraute. Paul erinnert sich, wie er mich einmal nach seiner Rückkehr noch im Mantel an ihrem Bett sitzend vorfindet, weil wir sofort im Erzählen versinken. Die ersten Male beeilt er sich noch mit seinen Besorgungen, bald lässt er sich Zeit, weil er weiß, die kommen klar. Ich weiß nicht, ob es Zufall ist oder etwas anderes, aber ich habe in dieser Zeit an Orten ihrer Vergangenheit zu tun und bringe ihr von meiner Reise Wasser aus einem Vulkansee in der Eifel und einen Stein vom kölnischen Rheinufer mit.

Meine Besuche bei Uschi geben Paul die Möglichkeit, in Ruhe Arztbesuche, Behördengänge und Einkäufe zu erledigen. Aber vor allem schaffen sie ihm den Freiraum, sich auf sein geliebtes Rennrad zu setzen und sich die Angst und den Schmerz für ein paar Stunden aus der Seele zu strampeln.

Sie ist sterbenskrank, aber steckt noch voller Pläne. Die Mongolei will sie mit Paul noch bereisen, in die Schorfheide, an die Ostsee. Die Stationen ihrer Tibetreise will sie ihm zeigen. Dazu wird es nicht mehr kommen, denn plötzlich geht alles schneller, als Paul dachte, als sie selbst dachte.

Ich sehe sie das letzte Mal am Vormittag des Heiligen Abends. Da ist meine Anwesenheit nur noch ein „Da Sein". Paul macht die letzten Erledigungen für das Weihnachtsfest, denn die Familie wird kommen. Sie schläft sehr viel. Beim Abschied schaut sie mich fest und eindringlich an. In ihrem Blick liegen Worte, die wir nicht aussprechen müssen.

„Jetzt müssen wir auf Wiedersehen sagen“, sagt sie stattdessen. Obwohl ich es nicht wahrhaben möchte, spüre ich, dass dieses Wiedersehen nicht irdisch sein wird.

Auch Paul hat das Empfinden, dass es dem Ende entgegengeht. Auf den Fotos dieser Tage sieht man sie in gewohnter Weise lächeln. Aber hinter diesem Lächeln nimmt man tiefe Nachdenklichkeit und einen Hauch wehmütiger Melancholie wahr. An den Feiertagen verabschiedet sie sich bewusst von jedem einzelnen ihrer Lieben. Die jüngste Enkeltochter hat am meisten damit zu kämpfen. Paul spürt in diesen Tagen, dass er wirklich ein Teil dieser großartigen Familie ist. Selbst kinderlos, hat er durch Uschi auf einen Schlag vier Kinder und zehn Enkel gewonnen. Das ist bis heute so geblieben.

Danach geht es ihr schlagartig schlechter. In den nächsten drei Tagen nimmt Paul bewusst von ihr Abschied. „Ich geh nur rüber, ich warte auf dich“, verspricht sie ihm. In den Nächten ist sie verwirrt, sehr unruhig und nur schwer im Bett zu halten.

Der erste Tag des neuen Jahres wird der letzte Tag ihres Lebens sein. In der folgenden Nacht sitzt Paul an ihrem Bett. Er spürt, dass sie auf dem Weg auf die andere Seite ist. Er hält ihre Hand und streicht ihr zwischen den Augen über die Stirn. Das tut ihr gut, das hat sie früher oft bei Paul gemacht. Ab und zu öffnet sie die Augen. Paul sagt zu ihr „Ich lass dich gehen, ich halt dich nicht fest.“ In dem Moment, als die Pflegekräfte bei ihr sind, lässt sie los.

Paul ist sich sicher, dass Uschi ohne Schmerzen gehen konnte. Er ist dankbar, dass sie in ihrer Hausärztin gleichzeitig eine der wenigen hervorragenden Palliativmediziner dieser Gegend hatte. Eine, die mit Leib und Seele mehr tut als den Dienst nach Vorschrift. „Es war so ein Glück, dass wir diese Ärztin hatten.“

Von der Trauerfeier hat er nicht viel mitbekommen. Vieles haben sie bereits im Vorfeld besprochen, selbst, in welchem Kleid sie beigesetzt werden möchte. Jenes, welches sie so gern getragen und er so gern an ihr gesehen hat. Als die Familie am nächsten Tag im Park bunte Luftballons steigen lässt, ist er sich sicher, dass sie ihre Freude daran hat. Noch Tage spürt er, dass sie noch im Haus ist. Jeder Luftzug ist wie ein Gruß von ihr. Er ist nicht im klassischen Sinne religiös, aber er ist sich sicher, dass man sich wiedersieht, irgendwo, irgendwann.

Auf die Frage, wie man es erträgt, die große Liebe gefunden und sie so bald wieder zu verlieren, entgegnet er: „Sie ist immer bei mir.“ Er ist dankbar für die Zeit, „sie hat aus mir einen besseren Menschen gemacht und mir gezeigt, dass das Leben schön sein kann. Müsste ich jetzt gehen, wäre ich im Reinen mit mir.“

Als für das Umfeld der Alltag einkehrt, sich seine Welt aber immer noch in einem anderen Tempo dreht, fühlt er sich manchmal einsam, sucht jemanden zum Reden und schwirrt durch das soziale Netzwerk. Stößt auf eine Frau, die ihm „vorgeschlagen“ wird, die sympathisch wirkt und ebenso wie er einfach nur den Austausch sucht. Die gerade ihren unheilbar erkrankten Mann pflegt. Und so wissen sie beide, wovon sie reden. Ihr steht bevor, was er hinter sich hat. Irgendwann ist Paul überzeugt, diese Frau hat ihm Uschi gesandt. Schon bevor sie ging, mahnte sie ihn, nicht allein zu bleiben. Im Laufe der Zeit wird aus dieser „Brieffreundschaft“ im Netz persönliche Begegnung, aus der Begegnung eine Beziehung. Kein Ersatz für Uschi, eine andere Liebe, ebenso intensiv, auf ihre eigene Art. Und zwischen Paul und der neuen Frau bleibt wie selbstverständlich Raum für Uschi. Marion sagt: „Uschi ist mir, obwohl ich sie nicht kennen lernen konnte, sehr vertraut und in der Seele nahe. Und auch mein Mann ist in seinem Sein immer gegenwärtig."

Und wenn aus dem Umfeld jemand käme, den moralischen Zeigefinger höbe und meinte „So schnell wieder gebunden? Das macht man doch nicht!", würde man Uschi lachen hören, die fröhlich vom Himmel ruft „Wer ist eigentlich ‚man'?!"

Zur Autorin

Kathrin Putzbach-Timm (geb. 1969) stammt aus Schwedt an der Oder. Sie ist Wirtschaftskauffrau, studierte Ökonomie und arbeitet bei einer Sparkasse. Ehrenamtlich tätig ist sie beim ambulanten Hospizdienst in Eberswalde. Weiterhin verfasst sie Artikel für die regionale Tageszeitung.

Meine Literaturempfehlungen

Mitch, Albom: Die fünf Menschen, die dir im Himmel begegnen; Goldmann 2012

Mitch, Albom: Dienstags bei Morrie; Goldmann 2017

Willemsen, Roger: Der Knacks; Fischer TB 2008/2010

Cuelho, Paulo: Veronika beschließt zu sterben; Diogenes 2002/2007

Pachl-Eberhart, Barbara: Vier minus drei; Heyne Verlag 2011/2012

Emmanuel-Schmitt, Éric: Oskar und die Dame in Rosa; Fischer 2005

Das Leben im Hospiz Schloss Bernstorf

Ein Refugium für die letzte Lebensreise von unheilbar erkrankten Menschen

Sindy Büchl, Isabelle Röhr, Kathrin Schurig

Im Jahr 2006 verstarb die Mutter von vier Kindern der Familie Röhr. Nachdem sie unheilbar an Magenkrebs erkrankt war, suchte ihr Ehemann, Herr Dr. Röhr, vergeblich einen Ort für die letzte verbleibende Zeit. Frau Röhr wollte es einfach nur schön haben und alles vorfinden, was für die verbleibenden Tage an Pflege und medizinischer Versorgung notwendig war. So ein Ort, wie sie ihn sich wünschte, konnte leider nicht mehr rechtzeitig gefunden werden. Die liebe Mutter und Ehefrau verstarb schließlich mit nur 48 Jahren.

Ihre Kinder und ihr Mann waren von diesem Schicksal außerordentlich betroffen. Sie mussten nicht nur den Tod verarbeiten, sondern auch das traurige Gefühl, ihren Wunsch nach einem schönen letzten Ort nicht mehr erfüllen zu können. Daher machte es sich Herr Dr. Röhr zu seiner ganz persönlichen Aufgabe, selbst ein Hospiz als Refugium für die letzte Lebensreise von unheilbar erkrankten Menschen zu schaffen.

Das Hospiz Schloss Bernstorf und seine Philosophie

Im Jahr 2010 fand Herr Dr. Röhr das stark sanierungsbedürftige Schloss Bernstorf in Mecklenburg-Vorpommern. Nach einer sehr aufwändigen vierjährigen Bauphase konnte das Hospiz mit 16 Plätzen im Jahr 2014 eröffnet werden. Das familiengeführte Hospiz Schloss Bernstorf steht seitdem kranken Menschen und ihren Angehörigen in ihrer schwersten Zeit zur Seite. Ein würdevolles Ausklingen des Lebens wird mit viel Wärme, Herzlichkeit und Liebe begleitet. Im Mittelpunkt stehen nur noch die schönen Dinge des Lebens, wie Lachen, ein schönes Ambiente und gutes Essen. Im Schloss Bernstorf ist immer Zeit für Gespräche, auch mit Angehörigen und Freunden unserer Gäste. Darum hat die Standuhr im Empfangsbereich auch kein Uhrwerk und keine Zeiger.

Alle dort arbeiten dafür, der letzten Lebenszeit unserer Gäste einen Sinn und Würde zu geben. Dabei verbringt das Team auch immer wieder schöne Momente mit den Gästen.

Erinnerungen, die fest im Herzen bleiben

So wie Frau Brugmann, eine zierliche, kleine, liebevolle Japanerin, die ihr halbes Leben in Lübeck verbrachte. Eine begnadete Pianistin, deren einzige Tochter in die Fußstapfen ihrer Mutter trat. Sie entdeckte die Königin unter den Instrumenten, die Violine.

Nach jahrelangem Kampf gegen den Krebs und der unerschöpflichen Hoffnung auf Heilung kam Frau Brugmann zu uns ins Hospiz, um ihrer Tochter die Last der Pflege abzunehmen. Mit ihr zog eine völlig fremde Kultur ins Haus ein. Ihr Zimmer glich bald einer Wohnung in Japan – mit Kimono, Koto (einem japanischen Zupfinstrument), Gewürzen und Speisen. Gern lauschten wir und unsere anderen Gäste, wenn Frau Brugmann auf ihrem Klavier oder auf dem Koto spielte. Fast täglich kamen ihre Tochter Katja und ihr kleiner Sohn Jonas zu Besuch. Sie gehörten durch ihre liebreizende und offene Art auch zu unserer Hospizfamilie. Gemeinsam probten Katja und ihre Mutter für eine sehr wichtige Aufnahmeprüfung in ein bekanntes Orchester in Schleswig-Holstein. Frau Brugmann am Klavier, Katja an der Violine und mittendrin der kleine Jonas. Das Fortschreiten der Krankheit raubte Frau Brugmann immer mehr die Kräfte, doch ihr eiserner Wille und die Zähigkeit der Japaner ließ es sie erleben, wie ihre Tochter die Aufnahmeprüfung bestand! Dies war der Mutter sehr wichtig und ihr letzter Wille.

Im Beisein ihrer Familie starb Frau Brugmann. Nach ein paar Wochen gab es eine große Überraschung. Zusammen mit dem aus Japan angereisten Bruder von Katja fand ein großes Konzert in unserem Festsaal statt. Alle waren zu Tränen gerührt, als die Musik erklang. Jeder Mitarbeiter erhielt von Katja eine ganz persönliche Dankeskarte. Auf Wunsch von Frau Brugmann wurde die Urne in ihre Heimat Japan überführt. Danke Frau Brugmann und ihrer Familie, dass wir sie kennenlernen durften!

Gerne erinnern wir uns auch an unseren ehemaligen Gast, Herrn Thomas Schmidt.

Er kam zu uns mit einem sehr aggressiven, zerstörerischen Krebs. Die Ärzte hatten ihn bereits aufgegeben. Herr Schmidt war bei Einzug ins Hospiz gerade 44 Jahre alt und fühlte sich bei uns von Anfang an wohl. Tapfer nahm er seine Diagnose und das Wissen von seinem baldigen Tod an. Trotzdem spürten wir, dass er etwas auf dem Herzen hatte. Nach einiger Zeit und in Anbetracht seines immer schlechter werdenden Zustands erzählte er, was ihn bedrückte: Er war noch sehr jung, als er seine Frau kennenlernte und heiratete. Im Abstand von zwei Jahren wurden ihm zwei Töchter geboren. Leider, wie so oft, ging die Ehe in die Brüche, und seine Frau nahm die beiden kleinen Töchter mit in eine andere Beziehung, zog sehr weit weg in die alten Bundesländer, irgendwo im Süden Deutschlands. Über die Jahre hinweg hatte Herr Schmidt immer Sehnsucht nach seinen Töchtern verspürt, die er seitdem nie wiedergesehen oder von ihnen gehört hatte, denn die Kindesmutter wollte dies nicht.

Für uns war klar, was zu tun war.

Über viele Recherchen und Telefonate hat unsere Detektivin und Sozialarbeiterin die Telefonnummer von einer der Töchter herausbekommen. Nachdem Herr Schmidt sein Einverständnis gegeben hatte, wurde diese Tochter telefonisch kontaktiert. Sie wird sicher dieses Telefonat nie vergessen. Nachdem beide Schwestern beraten hatten und der Wunsch, ihren Vater kennenzulernen, kaum noch zu bändigen war, kam es bald darauf zu einer wunderschönen und emotionalen Familienzusammenführung. Unvergesslich das Bild, beide Töchter links und rechts am Bett, in der Mitte ihr Papa – Momente voller Glück. Zu diesem Zeitpunkt war die ältere Tochter schon schwanger. Tage später starb Herr Thomas Schmidt. Er konnte friedlich seinen letzten Weg gehen, wobei wir ihn begleiten durften. Nach einigen Monaten erreichte uns eine Karte – ein kleiner Thomas erblickte das Licht der Welt. Und so wurde uns wieder, wie so oft, bewusst: Freude und Leid, Geburt und Sterben – ein immer wiederkehrender Zyklus.

Ein weiterer ganz besonderer Gast in unserem Hospiz war Frau Möhla

Sie war eine beeindruckende, warmherzige Frau und Künstlerin. Ein finnischer Sonnenschein mit viel Liebe, Selbstbewusstsein und Mitgefühl. Schon bei ihrer Ankunft im August 2017 strahlte sie Herzlichkeit und Dankbarkeit aus. Ein Strahlen und Lächeln, das dem Team wohl immer im Gedächtnis bleiben wird. In Begleitung von Oliver, ihrem Ehemann, erschien das Ankommen im Schloss leichter. Denn die Schwere lag für Frau Möhla im Abgeben ihres bisherigen Lebens. Das Begleiten des Ehepartners war ehrenvoll und mit Liebe gesegnet. Vertrauen war oberste Priorität. Ihr festverankerter Glaube – der Hinduismus – gab ihr Kraft, den restlichen Tagen mehr Leben zu geben, und führte täglich zu mehr körperlichem Wohlbefinden. Vor allem mit „Sai Baba“, ihrem indischen Guru, mit dem sie mental verbunden war, schöpfte sie neue Energie, die sie mit Physiotherapie, Tambura, Musik, Homöopathie, Aromatherapie, künstlerischer Handarbeit, Meditationen und mehr ausfüllte. Getreu dem Motto: Der Weg ist das Ziel. Und das Ziel war zu laufen, ihre Beine nochmals zu fühlen und auf ihnen zu stehen. Für uns Pflegekräfte unvorstellbar aufgrund ihrer körperlichen Symptomatik.

Doch das Leben zeigte uns, dass Unmögliches möglich wurde.

Weihnachten 2017, ein halbes Jahr später, konnte Frau Möhla stehen und sogar mit Hilfestellung im Zimmer umherlaufen. Ein Erfolg, verbunden mit der Erkenntnis, dass der Glaube Berge versetzen kann. Nur muss der Glaube an die eigene Kraft immer größer sein als unsere Zweifel. Ganz sicher war Frau Möhla für uns ein Wunder. Ein paar Wochen später erlosch ihr Lebenslicht. Doch Leben und Tod sind ein sich ständig wiederholender Kreislauf, und auch dieser Weg war für Helena – das Ziel. Ein Neuanfang.

Zu den Autorinnen

Sindy Büchel (geb.1978), Himmelkron, arbeitet als Pflegehelferin im Hospiz Schloss Bernstorf

Kathrin Schurig (geb.1967), Roggendorf, arbeitet als Palliativ Care Pflegefachkraft im Hospiz Schloss Bernstorf

Infos und Kontakt:

info@schloss-bernstorf.de www.schloss-bernstorf.de

Isabelle Röhr (geb. 1991), Siek, arbeitet als Assistentin der Geschäftsführung und Prokuristin im Hospiz Schloss Bernstorf

Infos und Kontakt:

i.roehr@schloss-bernstorf.de www.schloss-bernstorf.de

K

Komplementärmedizin

Naturheilkunde und Komplementärmedizin

Eine sinnvolle Ergänzung bei Krebs

Axel Eustachi

Viele Betroffene suchen bei einer Krebserkrankung Hilfe durch Methoden, die nicht der konventionellen Schulmedizin zuzurechnen sind und als naturheilkundlich-komplementär (ergänzend) bezeichnet werden. Das Spektrum erstreckt sich von einzelnen Substanzen (z. B. Vitamine) über Lebensstilempfehlungen (Ernährung, Bewegung) bis hin zu ganzen Medizinsystemen (Traditionelle Chinesische Medizin – TCM), Ayurveda, Homöopathie). Es ist für PatientInnen und Ärztinnen/Ärzte, die sich nicht näher und regelmäßig mit Komplementärmedizin befassen, häufig gleichermaßen schwierig zu erkennen, welche Methoden im Einzelfall sinnvoll, akzeptabel oder möglicherweise gefährlich sein können. Zudem informieren die Betroffenen häufig ihre Ärztinnen/Ärzte nicht über den Wunsch nach komplementärer Behandlung und entscheiden selbst über die Einnahme/Anwendung, ohne dass in einer ärztlichen Beratung geklärt wurde, ob das Präparat überhaupt sinnvoll, richtig dosiert und unproblematisch ist. Eine komplementäre Behandlung sollte jedoch auf der Grundlage einer individuellen Beratung erfolgen und aktuelle Diagnose, konventionelle Behandlungen (Operation, Chemotherapie, Strahlentherapie, antihormonelle Behandlung, Immuntherapie und anderes) mit einbeziehen.

Was kann die Komplementärmedizin leisten?

Erstes und wichtigstes Ziel ist die Behandlung von akuten oder chronischen Beschwerden. Damit kann eine notwendige, aber nebenwirkungsbelastete Tumortherapie (Chemo-, Strahlen-, Antihormon-, Antikörper-Therapie) häufig bei besserer Lebensqualität erfolgen. Zudem ist es bei vielen Krebsarten möglich, durch Ernährung, Bewegung und Gewichtsoptimierung die Gefahr eines Rückfalls zu senken.

Ein wichtiger Aspekt der Komplementärmedizin: die Stärkung der Regulationskraft

Traditionelle Medizinsysteme (z.B. TCM, Ayurveda, Homöopathie) betrachten nicht nur den erkrankten Anteil eines Menschen, sondern die Gesamtheit von körperlicher Funktion und Regulation. Darunter fallen auch Körperfunktionen, die zwar noch nicht im schulmedizinischen Sinne erkrankt sind, aber erheblich geschwächt sein können und bereits Symptome zeigen.

Ein typisches Beispiel im Fall einer Tumorerkrankung ist die Kombination aus Erschöpfung, Kältegefühl, innerer Unruhe und Schlafstörungen. In traditionellen Medizinsystemen werden bei einer schweren Erkrankung sowohl die erkrankten Anteile, z.B. der Tumor bei der Therapie, berücksichtigt wie ebenso die geschwächten gesunden Anteile, wie z.B. die Leistungsfähigkeit, Durchblutung, der Schlaf des Patienten. Die Stärke der traditionellen Heilsysteme liegt gerade darin, dass sie eine an der Erkrankung orientierte Behandlung, wie Chemo- und/oder Strahlen-Therapie, durch eine gezielte individuelle Unterstützung der

Regulationskraft des Patienten z.B. mit individuellen Heilkräuterbehandlungen ergänzen und unterstützen können. Mittlerweile liegen klinische Studien über die Eignung und Wirksamkeit der Behandlungssysteme der Traditionellen Chinesischen und der japanischen Kampo-Medizin vor.

Grundlage jeder komplementären Behandlung: Ernährung und Bewegung

Eine gesunde, an den individuellen Kalorienbedarf angepasste und verträgliche Ernährung kann auch im Falle einer Krebserkrankung dazu beitragen, die Lebensqualität zu erhalten und die Chancen zu verbessern, dauerhaft tumorfrei oder – zumindest – körperlich stabil zu bleiben. Sinnvoll ist ein individueller Ernährungsplan, der wissenschaftliche Erkenntnisse, aktuelle Therapiesituation, Gewichts(entwicklung), Leistungsfähigkeit des Verdauungstraktes und nicht zuletzt persönliche Vorlieben mit einbezieht.

Die Ernährung sollte als Hauptnahrungsmittel Obst- und Gemüse, Ballaststoffe, ausreichend Eiweiße und gesunde Fettsäuren enthalten. Über den Kaloriengehalt und die körperliche Aktivität kann Über- wie auch Untergewicht vermieden werden. Während einer Behandlung, die die Verdauung belastet, kann es sinnvoll sein, die Essensmenge vorübergehend zu verringern (für ein bis zwei Tage) sowie besonders leicht verdauliche Speisen (Schonkost, Suppen) zu bevorzugen.

Informationen zur Ernährung bei Krebs sind verfügbar über die Deutsche Gesellschaft für Ernährung (DGE) oder den World Cancer Research Fund. So genannte „Krebsdiäten“, die teilweise sehr große Einschränkungen verlangen und nicht den Empfehlungen für eine gesunde, ausgewogene Ernährung entsprechen, bergen das Risiko einer Mangelversorgung und Gewichtsabnahme bis hin zu Untergewicht mit völliger Erschöpfung. Damit verschlechtert sich die Chance zu Stabilisierung oder einer möglichen Heilung. Für keine dieser Diätformen konnte bislang eine Wirksamkeit wissenschaftlich nachgewiesen werden.

Eine gemäßigte körperliche Aktivität – ohne Überlastung – ist bereits während der konventionellen Tumorbehandlung sinnvoll, da sie die erkrankungsbedingte Erschöpfung (Fatigue), Schlafstörungen und Angst vermindert sowie die allgemeine Lebensqualität verbessert. Der aktuelle Leistungsstand und die individuellen Risiken (z.B. Frakturrisiko, Herz-Kreislauferkrankungen, herz-belastende Chemotherapien) sollten berücksichtigt werden. Ausreichend sind 150 Minuten pro Woche (5 Tage mit je 30 Minuten). Die Bewegungsintensität sollte so gewählt werden, dass man nicht außer Atem kommt. Geeignete Bewegungsarten sind z.B. schnelles Gehen, Tanzen, Fahrrad fahren. Bei Übergewichtigen mit Tumoren der Brust, der Prostata, des Dickdarms, der Eierstöcke oder der Gebärmutter verbessert eine Gewichtsabnahme wahrscheinlich die Heilungschancen. Daher sollte die Bewegungsintensität schrittweise gesteigert werden, um eine Gewichtsnormalisierung zu erreichen.

Behandlungsmöglichkeiten bei typischen Beschwerden

Chronische Erschöpfung: Viele Patienten leiden während oder nach einer Krebsbehandlung unter einer starken Einschränkung ihrer körperlichen und geistigen Leistungsfähigkeit mit Auswirkungen auf Lebensqualität, soziale Kontakte und Arbeitsfähigkeit. Bereits durch eine mäßige körperliche Aktivität (tägliche stramme Spaziergänge von 30 bis 60 Minuten – ohne Überlastung) kann die Erschöpfung gebessert werden. Falls dies nicht zur Wiederherstellung der normalen Leistungsfähigkeit führt, können ärztliche Behandlungen gezielt gegen die jeweils vorliegende individuelle Symptomatik helfen. Beispielsweise haben sich zur Behandlung einer Erschöpfung Akupunktur, die Einnahme bestimmter Nahrungsergänzungen (z.B. L-Karnitin, Coenzym Q10), pflanzliche Substanzen wie in Individualrezepturen der TCM/Kampo-Medizin (Ginseng, Astragalus u.a.), Guarana, Rosenwurz oder auch die Mistel bewährt. Wichtig ist, diese Substanzen wegen möglicher Neben-/Wechsel-Wirkungen an die bestehende Diagnose und konventionelle Therapie anzupassen.

Wenn eine Heilung der Tumorerkrankung nicht möglich ist, kann häufig eine Stabilisierung der Lebensqualität durch eine Kombination aus onkologischer Therapie mit einer pflanzlichen Behandlung erreicht werden. Insbesondere bei einer Symptom-Konstellation aus Erschöpfung, Kältegefühl, Schmerz, depressiver Stimmungslage und Gewichtsverlust sind deutliche Besserungen möglich.

Störungen der Sensibilität, Nervenschmerzen an Händen und Füßen: Dies sind häufige Nebenwirkungen von Platin- oder taxan-haltigen Chemotherapien, die auch nach Ende der Behandlung weiterbestehen können und die Lebensqualität erheblich beeinträchtigen. Bereits das Einreiben/Massieren von Händen und Füßen mit einer Mischung von Olivenöl und Zucker oder Salz (Verhältnis 2:1, ein bis dreimal täglich für jeweils fünf bis zehn Minuten) ist sowohl vorbeugend als auch zur Behandlung bereits bestehender Beschwerden hilfreich. Weitere Möglichkeiten sind Massagen mit Hanföl, Hanfsalben, ein Fuß- oder Hand-Bad aus Salbei, Ringelblume und Kamille (jeweils 10 g mit kochendem Wasser übergießen und dem Fußbad zugeben) oder die Anwendung von Henna-Pulver (Lawsonia inermis), mit Wasser gemischt, bis eine lehmige Masse entsteht und als Packung für fünf bis sechs Stunden auf der betroffenen Stelle belassen, dann abwaschen. Die Einnahme von hochdosierten Natursubstanzen (Alpha-Liponsäure, Glutamin, Glutathion, L-Carnitin, Vitamin B 6, Vitamin E) kann hilfreich sein, sollte aber möglichst nach ärztlicher Anordnung erfolgen.

Schleimhautentzündungen (Mukositis): Viele Patienten leiden während einer Chemo- oder Strahlentherapie unter Entzündungen im Bereich von Nase, Mund- und Rachen. Diese Beschwerden lassen sich häufig verhindern oder zumindest deutlich abschwächen durch einfache Maßnahmen aus der Erfahrungsheilkunde wie die Kühlung der Mundschleimhaut (Salbei-Tee zu Eiswürfeln gefrieren und lutschen), Myrrhe- oder aloe vera-haltige Mundspülungen, medizinischer Honig. Bei Entzündungen der Darmschleimhaut kann die Einnahme von Probiotika (Laktobazillen, Bifidusbakterien) und von Omega-3 Fettsäuren hilfreich sein.

Übelkeit und Störungen der Verdauung: Bei Übelkeit profitieren viele Betroffene von Ingwer (in Form von Tee oder als Extrakt zum Einnehmen), von Pfefferminz-Öl (daran riechen) und von Akupressur-Armbändern (erhältlich als „sea band" gegen Reiseübelkeit). Bei stärkeren Beschwerden ist ein Versuch mit Akupunktur sinnvoll. Bei Verstopfung oder Durchfall sollte zunächst versucht werden, mit Flohsamenschalen die Darmfunktion zu regulieren. Bei Verstopfung sollten die Flohsamenschalen in Wasser gelöst und sofort getrunken werden, damit sie im Darm quellen. Bei Durchfall sollte man sie für einige Minuten in Wasser vorquellen lassen und erst dann trinken. Die Einnahme von Darmbakerien (Bifidobacterium infantis, Lactobacillus acidophilus, Enterococcus faecalis, Bacillus cereus) kann ebenfalls erwogen werden, sofern das Immunsystem durch die konventionelle Tumortherapie nicht stark unterdrückt ist.

Schmerz: Konventionelle Schmerzmittel wirken in der Regel stärker als naturheilkundliche. Wenn Patienten allerdings unter den Nebenwirkungen der Schmerzmittel leiden (z.B. Verstopfung, Müdigkeit), ist eine Kombination mit komplementären Methoden zur Schmerzlinderung sinnvoll. Dadurch kann häufig die Dosierung der chemischen Schmerzmittel soweit reduziert werden, dass weniger Nebenwirkungen auftreten. Das dafür am besten geeignete Verfahren ist die Akupunktur – häufig sinnvoll kombiniert mit Wärmeanwendung. Weiterhin sind die Akupressur, die Neuraltherapie, Entspannungstechniken (z.B. Qi Gong, Reiki) und die Hypnosetherapie hilfreich.

Hormon-Mangel-Symptome: Davon sind Frauen und Männer unter antihormoneller Therapie gleichermaßen betroffen. Hitzewallungen, Stimmungslage und Lebensqualität können durch Akupunktur oder pflanzliche Substanzen gebessert werden. Für Letzteres ist allerdings eine ärztliche Beratung zu empfehlen, da manche Heilpflanzen Wechselwirkungen mit einer antihormonellen Therapie haben können. Bei verminderter Knochendichte oder Gelenkbeschwerden sollte eine ausreichende Versorgung mit Vitamin D sichergestellt sein. Zur symptomatischen Behandlung eignen sich Akupunktur sowie bestimmte Nahrungsergänzungen (Chondroitinsulfat, Glucosamin).

Naturstoffe mit Wirkung auf Krebszellen: Viele Betroffene wünschen sich eine möglichst sanfte und naturheilkundliche Behandlung ihrer Tumorerkrankung. Diese Hoffnung wird durch teilweise unwissenschaftliche und unkritische Veröffentlichungen verstärkt. Derzeit liegen zwar aus der Grundlagenforschung (Zellen, Versuchstiere) für bestimmte Einzelsubstanzen Hinweise auf günstige Wirkungen vor. Diese sind allerdings hinsichtlich Wirksamkeit, Dosierung und Nebenwirkungen nur zu einem sehr geringen Teil überhaupt am Menschen überprüft. Die Anwendung solcher Substanzen ist daher derzeit lediglich als individueller, experimenteller Therapieversuch vertretbar. Beispielhaft anhand an Grüntee(-Extrakten) und Curcumin erläutert:

Grüner Tee (Camellia sinensis) bzw. der Inhaltsstoff Epigallocatechin-3-Gallat (EGCG) kann möglicherweise das Risiko für einen Rückfall bei Brust- und Prostata-Karzinomen senken. Als verträglich gelten bis zu 1,2 Liter Grüntee bzw. bis zu 800 mg EGCG täglich. Problematisch sind allerdings Wechselwirkungen mit chemischen Substanzen zur Tumorbehandlung (z. B. Wirkungsverminderung von Bortezomib, Verstärkung der Toxizität von 5-FU oder Irinotekan).

Curcumin, ein Bestandteil der Gelbwurz (Curcuma longa) kann sich bei Tumoren von Prostata, Dickdarm, Bauchspeicheldrüse und Brust wachstumshemmend auswirken und möglicherweise die Gefahr von Metastasen vermindern. Zudem kann möglicherweise die Wirksamkeit bestimmter Chemotherapeutika verstärkt werden. Die in den wenigen klinischen Studien eingesetzten Curcumin-Tagesdosierungen schwanken zwischen 2000 und 8000 mg. Auch hier sind allerdings nachteilige Wechselwirkungen mit bestimmten chemotherapeutischen Substanzenz möglich (z.B. Camptothecin, Mechlorethamin, Doxorubicin, Cyclophosphamid).

Zum Autor

Dr. med. Axel Eustachi (geb. 1964), Facharzt für Allgemeinmedizin, Zusatzbezeichnungen Naturheilverfahren und Akupunktur, Ausbildung in Traditioneller Chinesischer Medizin. Er betreut Tumorpatienten als Oberarzt des Kompetenzzentrums für Komplementärmedizin und Naturheilkunde des Klinikums Rechts d. Isar der TU München sowie in eigener Praxis.

Infos und Kontakt

axel.eustachi@mri.tum.de

dr.eustachi@t-online.de

Kneipp-Gesundheitskonzept

Das ganzheitliche Kneipp-Gesundheitskonzept – aktueller denn je

Seine einfach durchführbaren, naturheilkundlichen Behandlungsmethoden

Christoph Kreitmeir

Der heute weithin bekannte Pfarrer Sebastian Kneipp wurde 1821 in dem kleinen Dorf Stephansried im schwäbisch-bayerischen Allgäu geboren. Er hat in intuitiver Vorausschau Gesundheits- und Behandlungsprinzipien entwickelt, die im Sinne von Salutogenese (Entstehung und Erhaltung von Gesundheit) und „Selfness“ aktueller denn je sind und weltweit an Ansehen und Bedeutung gewinnen. Das ganzheitliche Denken Sebastian Kneipps gilt heute als wegweisend für naturheilkundliche Heilmethoden und eine zeitgemäße Präventivmedizin. Das auf fünf Wirkprinzipien beruhende und sinnvoll zusammengefügte Kneipp-Gesundheitskonzept beinhaltet einfach durchführbare und kostengünstige Anregungen, die natürlich, umfassend wirksam und auch zu Hause leicht anwendbar sind. Menschen aller Altersstufen können sich dadurch selbstaktiv um Wohlbefinden und Gesundheit bemühen, versuchen zu erhalten oder sie wieder zu erlangen. Gleichzeitig bietet der Kneippsche Ansatz ein breites Spektrum an therapeutischen Einsatzmöglichkeiten zur Unterstützung und Ergänzung bei akuten und chronischen Erkrankungen und in der Rehabilitation an. Sebastian Kneipp gilt als der Wiederentdecker und „Reformator“ der Hydrotherapie, also einer Therapie mit Wasseranwendungen, denn schon seit dem Altertum sind Heilanwendungen mit Wasser bekannt. Die Badekulturen der Griechen und des Römischen Reiches, ayurvedische Methoden in Indien, die klassische Medizin Chinas sowie die europäische Klostermedizin, das alles sind die historischen Ursprünge des naturheilkundlichen Wissens des 19. Jahrhunderts.

Im Laufe seines Lebens hat Kneipp zentrale Elemente dieser Quellen kombiniert, systematisiert und für die Bedürfnisse des modernen Menschen weiterentwickelt. Auf dieser Grundlage schuf er ein visionäres Lebenskonzept, das den Menschen, seine Lebensgewohnheiten und seine natürliche Umwelt untrennbar als Einheit betrachtet.

Die Lehre von Sebastian Kneipp beruht auf fünf Säulen:

- Wasser (Hydrotherapie)
- Heilkräuter (Phytotherapie)
- Bewegung (Bewegungstherapie)
- Ernährung (Ernährungstherapie)
- Lebensordnung (Ordnungstherapie)

Die Grundidee ist, den Körper abzuhärten und damit das Immunsystem zu stärken, um gesundheitliche Probleme möglichst ohne schädliche Nebenwirkungen heilen zu können. Der entscheidende Erfolg beruht auf dem einzigartigen Zusammenwirken aller fünf Säulen.

In der gebotenen Kürze möchte ich diese fünf Säulen nun ein wenig darstellen:

Behandlung mit Wasser (Hydrotherapie)

Wasser ist ein ausgezeichneter Wärmeleiter, der seine Temperatur rasch an die behandelte Körperregion abgeben kann. Die Kneipp-Hydrotherapie ist eine Therapie mit Temperaturreizen von kalt bis heiß. Durch die Anwendungen dieser Wassertherapie werden Stabilität und Regulationsfähigkeit von Kreislauf und Nervensystem gestärkt. Die Wasseranwendungen können die meisten sog. „funktionellen" Krankheitsbilder und psychovegetativen Erschöpfungszustände verbessern und auch Organstörungen zur Abheilung bringen. Zu den Kneippanwendungen zählen Güsse, Bäder, Waschungen, Wickel und Auflagen, ferner das Wassertreten und das Tau- und Schneelaufen. Wasser hat jedoch nicht nur aufgrund seines Temperaturreizes eine heilende Wirkung, sondern es dient auch als ein besonders guter Träger für die Wirkstoffe von Heilpflanzen (in Tees, Bädern, als Zusätze in Wickeln, Packungen, Auflagen oder Dämpfen). So werden beispielsweise die Essenzen von Badezusätzen von der Haut besonders gut resorbiert, und gleichzeitig können sie sich auch über die Inhalation entfalten.

„Es ist also das Wasser sowohl für Kinder, für Heranwachsende, für diejenigen, welche im Berufsleben die schwerste Last tragen, wie auch fürs hohe Alter ein Hauptmittel zur Erhaltung der Gesundheit, zum Schutze vor Krankheit, zur Kräftigung des ganzen Körpers, mithin das allgemeine Hilfsmittel in allen Mühseligkeiten von der Wiege bis zum Grabe." (S. Kneipp)

Behandlung mit Heilkräutern (Phytotherapie)

Daneben hat Sebastian Kneipp auch die Heilkräuter ganz gezielt zur Behandlung von Krankheiten eingesetzt. Er hatte das Wissen darüber einerseits von seiner Mutter, andererseits war er ein sehr guter Beobachter, der seine Erfahrungen genau aufzeichnete und einer kritischen Betrachtung unterzog. Seine damaligen Aussagen sind heute vielfach wissenschaftlich bestätigt.

Die Heilpflanzenkunde zählt zu den ältesten Methoden, die uns überliefert sind. Die Inhaltsstoffe der Heilpflanzen haben eine sehr unterschiedliche Wirkungsintensität. Sie reicht von stark über mäßig bis mild. In der Kneipptherapie kommen mild bis mäßig stark wirkende Heilpflanzen zur Anwendung. Bei richtiger Handhabung sind sie bei zahlreichen Erkrankungen sehr hilfreich und gewinnen als Alternative zur Chemie oder zu deren Ergänzung zunehmend an Bedeutung. Kneipp verwendete die Heilpflanzen sehr oft. Sie waren meist die einzigen Arzneien, die den Armen zur Verfügung standen.

Die Aufnahme der Heilpflanzen bzw. der Wirkstoffe aus ihnen kann auf verschiedenen Wegen erfolgen. Bei Einnahme geht sie über den Darm, wobei einzelne Substanzen auch auf eine evtl. krankhaft veränderte Schleimhaut wirken. Durch Inhalation gelangt sie über die Atemwege zur Anwendung. Wirkstoffe, die z.B. im Badewasser gelöst oder als Salbe aufgetragen werden, gelangen durch die Haut in den Körper bzw. in die Blutbahn.

Heilpflanzen wirken *regulativ* als ‚natürlicher Reiz' und können so auf sanfte Weise Störungen im Organismus (Regelkreise) harmonisieren und die Abwehrleistung des Körpers aktivieren. Dadurch wird der Organismus zu einer heilsamen Reaktion veranlasst. Auch das Entschlacken und Reinigen des Gewebes kann durch Heilpflanzen gefördert werden – Kräuter wirken damit wie eine „innere Kur".

Darüber hinaus enthalten Pflanzen einen fast unerschöpflichen Reichtum an Vitalstoffen – darunter Mineralstoffe und Spurenelemente, sekundäre Pflanzenstoffe, Bitterstoffe oder ätherische Öle – die beim Überbrühen bzw. Köcheln in das Teewasser übergehen.

„Ich habe die feste Überzeugung, dass die Kräuter nicht nur Heilmittel, sondern auch ganz ausgezeichnete Nährmittel sind.“ ... „Für alle Leiden, die zahlreicher und schmerzhafter auftreten [...], hat der Schöpfer liebevoll und weise vorgesorgt. Auf der ganzen Erde lässt er die verschiedensten Pflanzen und Pflänzchen wachsen, welche die Schmerzen lindern, das Übel bessern und heilen.“ (S. Kneipp)

Bewegung (Bewegungstherapie)

Bewegungsarmut oder einseitige Bewegungsabläufe sind heute Hauptverursacher von neuen Volkskrankheiten wie Stress, Bluthochdruck, Herz-Kreislauf-Erkrankungen oder Rückenproblemen. Körperliche Bewegung hingegen wirkt ausgleichend auf das vegetative Nervensystem und stellt auch ein ganz natürliches „Ventil für die Seele“ dar.

Bewegung löst ähnliche Reaktionen aus wie die Hydrotherapie und ist somit oft eine sinnvolle Ergänzung. Kneipp empfahl damals schon seinen PatientInnen ausgiebige Bewegung in frischer Luft. Der moderne Lebensstil bringt es mit sich, dass immer mehr Menschen in Beruf und Alltag vorwiegend sitzen. Beschäftigte, die körperliche Tätigkeiten verrichten, leiden wiederum unter der Einseitigkeit der Belastung. Ausgleichssport ist somit heute unbedingt notwendig, um in gesunder Balance zu bleiben.

Eine normale Belastbarkeit des Herz-Kreislaufsystems und die richtige Dosierung vorausgesetzt, sollte der Mensch einmal am Tag an die Grenze seiner körperlichen Belastbarkeit gelangen (dies bedeutet vor allem kurze Belastungen mit deutlich erhöhter Herzfrequenz). Moderne sportphysiologische Untersuchungen haben dies bestätigt – hier wurde eine wirksame Verbesserung des Herz-Kreislauf-Systems und damit der Sauerstoffzufuhr für alle Organe festgestellt, wenn ein Großteil der gesamten Körpermuskulatur dreimal pro Woche über 10 Minuten so bewegt wird, dass die Pulszahl 170 minus Lebensalter erreicht. Zwischenzeitlich ist auch bekannt, dass über den Schweiß (die Haut als „zweite Niere“) eine maßgebliche Entgiftung stattfindet. „Aktiver Schweiß“ beruht auf körperlicher Bewegung und ist dem „passiven Schweiß“ (zum Beispiel in der Sauna) vorzuziehen.

Doch nicht nur das Herz-Kreislauf- und das Atmungssystem profitieren von richtig durchgeführter Bewegung, sondern auch die allgemeine Reaktionslage, der Stoffwechsel, das Hormonsystem, der aktive (Muskulatur) und der passive (Sehnen, Bänder, Knochen) Bewegungsapparat sowie vor allem das vegetative Nervensystem. Bewegung trägt nachweislich zum Abbau von Stress und Spannungen bei, fördert darüber hinaus die Gehirndurchblutung und damit das Denkvermögen und verhilft zu einem gesteigerten Lebensgefühl (Glückshormone – Endorphine – werden vermehrt produziert!).

„Was man will und deshalb sucht, das findet man auch, und man wird sich daher schon eine Gelegenheit verschaffen können, um in vernünftiger Weise seine Körperkräfte zu üben.“ (S. Kneipp)

Ernährung (Ernährungstherapie)

In den Schriften Sebastian Kneipps findet man Hinweise auf eine gesunde Ernährung, die auch heute noch gültig sind. Er hat sich schon damals für möglichst „naturbelassene“ Kost eingesetzt. Gesunde Ernährung orientiert sich an der modernen Ernährungswissenschaft. Grundsätzlich müssen dem Organismus mit der Nahrung jene Stoffe zugeführt werden, die er zum Aufbau und zum Erhalt der Gewebe und Organe bzw. zu einer reibungslosen Funktion benötigt.

Die Tatsache, dass der Gesundheitszustand der Bevölkerung noch nie so gut war wie heute und dass die Lebenserwartung weiter steigt, hängt nicht zuletzt auch vom sehr breiten Angebot an Nahrungsmitteln ab. Die menschliche Ernährung ist heute sehr abwechslungsreich und auch „gesund“ gegenüber früher, wenn man damit richtig umgeht.

Es gibt aber auch die Schattenseite unserer heutigen Zeit: Fastfoodkost, Fertiggerichte, künstliche Aroma- und Konservierungsstoffe, Geschmacksverstärker, Genussgifte (Kaffee, Tee, Alkohol) – es ist schwer geworden, aus dem bestehenden Überangebot an Nahrungsmitteln das Richtige auszuwählen. Falsche Ernährung hat auf Dauer Konsequenzen. Viele Studien belegen den Zusammenhang zwischen überreichlicher oder falscher Ernährung und vielen „chronischen Zivilisationskrankheiten“ (Herzkrankheiten, Übergewicht, Diabetes, Karies, Gicht, Diabetes, verschiedene Darm- und Tumorerkrankungen u. v. m.). Hinzu kommen oft noch schlechte Essgewohnheiten und unregelmäßige Mahlzeiten bei immer weniger körperlicher Bewegung – Gründe genug, um die eigenen Ernährungsgewohnheiten zu überprüfen und zu verändern. Und schließlich ist auch zu beachten, dass jeder Mensch seine Ernährung seiner individuellen körperlichen Bewegung und seinem Kalorienbedarf anpasst.

„Die Kost, die dem Schmied bekommt, zerreißt den Schneider!“ (Sebastian Kneipp)

Lebensordnung (Ordnungstherapie)

Die Ordnungstherapie nach Kneipp befasst sich mit den Themen Lebensordnung, Gesundheitserziehung und Psychohygiene. Sie vermittelt die erforderlichen Zusammenhänge zwischen Körper, Seele und Geist. Auch die zeitordnende Therapie (Zeitmanagement), die benachbarte Psychosomatik und bei Kneipp selbstverständlich die „Beziehung zum Herrgott“ sind Bestandteil der Ordnungstherapie.

In unserer heutigen leistungsorientierten Zeit ist vielen Menschen der biologische Rhythmus zwischen Leistung und Erholung, Anspannung und Entspannung, Schlaf und Wachsein verloren gegangen. Dieses natürliche Wechselspiel unterliegt der Steuerung durch das vegetative Nervensystem. Wenn der Mensch hier aber ständig ändernd eingreift (künstliches Licht, wach haltende oder schlaf- und beruhigungsfördernde Mittel), so wird auf die biologischen Rhythmen ein schädlicher Einfluss ausgeübt: Verdauungsbeschwerden, Herzrhythmusstörungen, Nervosität, Angst, Schlaflosigkeit, depressive Verstimmungszustände, Leistungsminderung, Muskelverspannung, Kopfschmerz, Durchblutungsstörungen, Müdigkeit u. v. a. Störungen sind die Folge.

Die lebensordnenden Maßnahmen nach Kneipp vermitteln ständig kleine und mittlere Reize, die auf das vegetative Nervensystem („Lebensnervensystem“) stimulierende Wirkung haben, und es damit harmonisieren und stabilisieren: neben der „Seelenhygiene“ auch eine „Chronoshygiene“, also eine bewusste Zeitgestaltung mit Blick auf den angemessenen Wechsel von Anspannung und Entspannung, Aktion und Ruhe, Tag und Nacht. Autogenes Training, Feldenkrais, Atemtherapie, Muskelrelaxation, Yoga o. a. können unterstützend und stabilisierend wirken.

Ein Anliegen der Kneipp´schen Ordnungstherapie ist es, den ungesunden Distress (krankmachenden Stress) in einen Eustress (anregender Stress) umzuwandeln. Eine nicht zu unterschätzende Hilfe ist dabei das existenzielle Finden seines Platzes in Welt, Raum und Zeit. Religiosität und Spiritualität, ein Bezogensein auf größere Zusammenhänge, auf den Kosmos, besser noch auf Gott, am besten auf einen persönlichen Gott und das Praktizieren der Religiosität haben eine ungeheure Rückwirkung auf unseren Körper und unsere Seele.

„Das ganze Leben des Menschen ist eine Schule. Tag für Tag geht jeder in diese Schule; Tag für Tag kann er lernen und sich üben. Dieses dauert bis zum Sterben. Glücklich ist der Mensch, der es versteht und sich bemüht, das Notwendige, Nützliche und Heilsame mehr und mehr sich anzueignen und mit seinem Gott – trotz aller Unverständlichkeiten – in Frieden zu kommen.“ (S. Kneipp)

Weisheiten und Regeln nach Sebastian Kneipp:

1. Gesundheit kann man nicht kaufen. Man muss sich täglich neu um sie bemühen und mit einer gesunden Lebensweise für ihre dauerhafte Erhaltung sorgen. Öffnen Sie sich dem Neuen und seien Sie bereit zu lernen. Aktivität und Anpassungsfähigkeit sind wichtige Faktoren für die Gesundheit von Körper, Geist und Seele.

2. Toleranz und Hilfsbereitschaft im Umgang mit allen Mitmenschen schaffen eine ausgeglichene lebenswerte Umgebung. Jeder Einsatz für das Allgemeinwohl stärkt die soziale Gesundheit der Gemeinschaft und schenkt Vertrauen in die eigene Kraft.

3. Zeigen Sie jeden Tag Verantwortung durch ökologisches Verhalten. Bei kritischem Einkauf von Lebensmitteln, Haushaltswaren; bei sparsa-

mem Wasser- oder Energieverbrauch z. B. haben wir es selbst in der Hand, an einer gesunden Umwelt mitzuwirken.

4. Üben Sie sich in Bescheidenheit und Zufriedenheit. Freuen Sie sich über die kleinen Dinge, versuchen Sie, deren Schönheit zu erkennen und betrachten Sie die Natur mit allen Kreaturen als Geschenk.

5. Suchen Sie sich einen sanften Ausgleich zu Stress und Anspannung. Musik hören oder selber musizieren, lesen, malen ... Entspannungs- oder Atemtraining bringen Erholung und neue Kraft.

6. Leben ist Bewegung. Suchen Sie Bewegung, wann immer es möglich ist: Treppensteigen, Radfahren, Gymnastik, Tanzen usw. Treiben Sie Sport, jedoch ohne übertriebenen Leistungsanspruch. So bringt Bewegung Fröhlichkeit und stärkt den gesamten Organismus.

7. Stärken Sie sich täglich mit einfachen Kneipp-Anwendungen. Wechselduschen, Arm- oder Fußbäder vertreiben Unpässlichkeit und trainieren das Immunsystem.

8. Ernähren Sie sich nach den Prinzipien der Vollwerternährung: so natürlich wie möglich, mit viel Frischkost, Getreide und nativen Pflanzenölen. Frische, unbehandelte, einheimische Lebensmittel lassen sich als Rohkost oder schonend gegart appetitlich anrichten und versorgen den Körper mit allen wichtigen Nährstoffen.

9. Genussgifte wie Nikotin, Alkohol oder auch Zucker sind für ein genussvolles Leben nicht notwendig. Gehen Sie also bewusst und verantwortlich mit sich um, denn jedes Übermaß fordert seinen Tribut an Lebensqualität.

10. Lernen Sie, mit Ihrer Energie zu haushalten und sie kreativ einzusetzen, sowohl im täglichen Leben als auch in der Freizeit.

„Lebe recht vernünftig; schätze es hoch, im Sonnenlicht dein Tagwerk vollbringen zu können; verdirb nicht selbst die gute Luft, welche du einatmen kannst, und sei nicht frevelhaft gegen deinen Körper, indem du mehr von ihm verlangst, als er zu leisten vermag, oder mit anderen Worten: Handle nicht unvernünftig gegen dich selbst!" (S. Kneipp)

Zum Autor

Christoph Kreitmeir (geb. 1962) lebt und arbeitet in Ingolstadt als Klinikseelsorger am Klinikum Ingolstadt. Er ist kath. Priester, Theologe, Sozialpädagoge und psycho-spiritueller Lebensberater. Er ist Buchautor und unterhält eine eigene Homepage mit vielen Tipps für ein sinnvolles und zufriedenes Leben.

Kontakt und Infos

www.christoph-kreitmeir.de

Literaturempfehlungen:

Gasperl, Hans: Gesund aus eigener Kraft: Sebastian Kneipps altbewährtes Heilwissen; Servus Verlag, 2. Aufl. 2015

Rebsamen-Fey, Helga: Meine Wasserkur. So sollt ihr leben – Die weltberühmten Ratgeber in einem Band; TRIAS, 9. Auflage, 2028

Feldmann, Christian: Sebastian Kneipp: Der fünfzehnte Nothelfer, Pustet F 2012

DVD Sebastian Kneipp: Der Wasserdoktor, 1958/2007 Carl Wery (Darsteller), Paul Hörbiger (Darsteller), Wolfgang Liebeneiner (Regisseur)

Krankenbesuchsdienst

„Ich war krank und ihr habt mich besucht.“ (Mt. 25,36)

Eine Bildungswegbeschreibung für ehrenamtliche Krankenbesuchsdienste

Gertrud Schmotz

Nach der Familienphase, kaum ein Jahr zurück im Beruf, lebte ich, als junge Frau und Mutter mit zwei kleinen Kindern, nach einer schweren Diagnose zehn Monate lang mit existentiellen Ängsten.

Aus den Erfahrungen in dieser Zeit entwickelte ich im Laufe meiner Berufstätigkeit als Erwachsenenbildnerin beim Katholischen Deutschen Frauenbund (KDFB), Diözesanverband Augsburg, neben anderen Aufgaben einen besonderen beruflichen Schwerpunkt – die Organisation und Leitung von Kursen für ehrenamtliche Krankenbesuchsdienste und Trauerbegleitung. Der Verband Augsburg bietet auf Pfarrei-, Dekanats- und Regionalebene Tagesseminare zum Aufbau eines ehrenamtlichen Besuchsdienstes im Auftrag der Pfarrei mit folgenden Schwerpunktthemen an:

- Wie kann ein Besuchsdienst sinnvoll aufgebaut und langfristig organisiert werden?
- Gesprächsführung am Krankenbett
- Die „hilflosen“ Helfer

Eine solide Ausbildung für Interessierte am ehrenamtlichen Krankenbesuchsdienst

Mir war von Anfang an eine solide Ausbildung sehr wichtig. Frauen und Männer, die einen ehrenamtlichen Krankenbesuchsdienst in der Pfarrei (im dort ansässigen Krankenhaus, Seniorenheim oder Hausbesuche bei kranken Pfarreimitgliedern) übernehmen wollen, sollten mit ihrem „Idealismus“ nicht alleingelassen werden, sondern eine umfassende Einführung bzw. Vorbereitung erhalten.

Um Kranken, Schwerkranken und Sterbenden beistehen zu können, braucht es eine elementare Schulung, vor allem in nonverbaler und aktiver Gesprächsführung am Krankenbett. Meine Bildungsseminare boten neben theoretischen Inhalten eine Plattform, um unter anderem mit Rollenspielen in Kleingruppen eine aufmerksame und wertschätzende Haltung den Betroffenen gegenüber entwickeln und einüben zu können.

Themenschwerpunkte werden von Fachreferenten vermittelt

Mit der Unterstützung von Fachreferenten (Ärzten, Krankenschwestern, Hospizhelfer/innen und Klinikseelsorger/innen) organisierte ich die Einführungskurse für den Krankenbesuchsdienst jeweils an drei Wochenenden. Die Themenschwerpunkte wurden von erfahrenen Referenten aus medizinischen, theologischen, psychologischen, sozialpädagogischen, juristischen Bereichen vermittelt. Die Schwerpunkte hier:

- sinnvoll Kranke besuchen und begleiten
- meine Fähigkeiten: Nähe, Distanz, Diskretion
- Gesprächsführung am Krankenbett (u.a. Rollenspiele)
- die Situation im Krankenhaus, Seniorenheim und in der häuslichen Pflege
- sinnvolle Zusammenarbeit mit Sozialstationen

- schwerkranke und sterbende Menschen begleiten
- demenzkranke alte Menschen, deren Krankheitsbild und die Situation der Angehörigen
- sinnvoller Krankenbesuchsdienst und Trauerbewältigung bei Betroffenen
- Psychisch kranke Menschen – wie kann der Laie helfen?
- Klinikseelsorge, Krankensalbung
- Wie Jesus mit Kranken redete. Was können wir lernen?
- über den eigenen Glauben reden

Im Laufe der Jahre wurden die Inhalte und Strukturen beständig weiterentwickelt und angepasst. Die Teilnehmer/innen waren dankbar für diese Schulungen. Durch sie konnten sie nicht nur ihre Ängste überwinden und sicherer im Umgang mit kranken und sterbenden Familienmitgliedern werden, sondern auch ihr Selbstwertgefühl und Selbstbewusstsein stärken.

Ich selber lernte überaus viel von den Teilnehmer/innen. Sie beflügelten geradezu meine Motivation für die Weiterentwicklung und Leitung der Aus- und Fortbildungsseminare.

Die eigenen Erfahrungen der Teilnehmer/innen mit aufgreifen

Immer wieder begegnete ich hier Frauen, die selber betroffen von unterschiedlichen Krebserkrankungen waren. Sie erzählten mir von vielen Enttäuschungen, die sie zur Krankheit obendrein erleiden mussten. Vor allem die Einsamkeit machte ihnen zu schaffen, denn nach und nach stellten die Angehörigen, Freunde, Arbeitskollegen ihre Besuche ein. Kaum einer erkundige sich mehr nach ihrem Befinden.

Starke gesellschaftliche Vorurteile machen eine Krebserkrankung nach wie vor zu einem Tabuthema. Die Betroffenen hatten das Gefühl, es kursiere immer noch tiefe Angst vor Krebs, weil diese Krankheit ansteckend sein könnte. Angesichts dieser persönlichen Betroffenheit lassen sich nur schwer die passenden Worte finden. Meiner Erfahrung nach entstehen solche Berührungsängste weniger aus Gleichgültigkeit, sondern aus einer gewissen Hilflosigkeit heraus.

In den Seminaren sind wir deshalb den Fragen nachgegangen: Wie können wir kranken Menschen wertschätzend begegnen und sie begleiten? Was macht Sinn – und wie – für den Besuchten und für die Besucher/innen?

Zu diesem Thema waren für mich und die Teilnehmer/innen besonders die Tagebuchaufzeichnungen von Maxi Wander aus ihrem Buch „Leben wär eine prima Alternative“ beeindruckend.

Sie berichtet hier über die einzelnen Stationen ihrer eigenen Krebserkrankung – über das Erschrecken, das Verschleiern, ihre Hoffnungen, über die Ohnmacht, auch der in ihrem persönlichen Umfeld gegenüber dieser Krankheit. Sie schreibt in ihrem Buch an ihre Freundin Barbe Linke gewandt: „Warum kommt denn keiner und streichelt mich? Eine Krankenschwester hat zu mir gesagt: ‚Die Schmerzen in der Brust sind nur von der Narkose, sie haben keinen Grund, Angst zu haben.‘ Niemand vorher hat mir sowas gesagt, und ich frage mich, wie man das den Ärzten bewusst machen kann. Sie können doch nicht Körperteile heilen, ohne an den ganzen Menschen zu danken.“

Frank Ostaseski, Leiter einer Hospiz-Einrichtung in San Francisco, erklärte uns Teilnehmer/innen vor ein paar Jahren bei einer Fortbildung, mit welcher grundsätzlichen Haltung er aufgrund seiner buddhistischen

Weltanschauung jungen AIDS-Patienten begegnet. Er ist der Auffassung, man möge dem Nächsten dienen. Ein bloßes Mitleid lehnt er ab. Man begegnet sich auf Augenhöhe, als Helfer/in soll ich mir meiner eigenen Bedürftigkeit bewusst sein.

Frank Ostaseski sagte weiter: Wenn Männer und Frauen sich im Auftrag der Pfarrgemeinde auf den Weg zu Kranken ins Krankenhaus, ins Seniorenheim oder in deren Wohnungen machen, können sie sich auch biblisch inspirieren lassen: „Ich war krank und ihr habt mich besucht“ (Mt. 25,36).

Für die eigenen Ängste der Teilnehmer/innen nahmen wir uns immer viel Zeit

Aussagen wie: „Mir fehlen die Worte, die richtigen Worte, wenn ich Kranken begegne. Ich habe Angst, etwas Falsches zu sagen. Oft bin ich einfach sprachlos.“, wurden intensiv besprochen.

Nicht nur für mich als Seminarleiterin, sondern grundsätzlich finde ich es wichtig, sich mit dem, was mir selbst Ängste bereitet, zu konfrontieren, sich damit intensiv auseinanderzusetzen. Jeder Mensch, nicht nur der Kranke, kennt das Auf und Ab durch angstmachende Befürchtungen. Die eigenen Ängste nicht zu leugnen kann ein erster Schritt sein. Allein mit dieser Haltung können wir eine Brücke zum anderen schlagen, bevor wir etwas in Worte fassen.

Kranke Menschen sind besonders sensibel. Sie spüren sehr schnell, ob wir, egal ob als Besucher/innen oder professionelle Fachkräfte, ehrlich sind. Maxi Wander drückt das in ihrem Buch folgendermaßen aus:

„... diese Nächte, diese Angst und mein Grübeln über die Ärzte, ihre Unsicherheit, ihr Tappen im Dunkel. Vielleicht müssen sie die Kranken belügen, nicht jeder verträgt die Wahrheit. Und dann ist der Kranke verunsichert und versinkt in Angst. Angst kommt vom ‚Nicht-Wissen'."

Im Allgemeinen sind es unsere eigenen Ängste, wenn uns die Worte fehlen, wenn wir sprachlos sind. Wir legen ein Vermeidungsverhalten an den Tag, gerade wenn wir Angst davor haben, etwas Falsches zu sagen. Ist es denn wirklich schlimm, wenn wir hier Fehler machen? Lieber etwas Falsches sagen, und es fällt mir im Nachhinein auf, dann habe ich die Chance, mich bei der nächsten Gelegenheit zu korrigieren oder gar zu entschuldigen.

Bei Diskussionen unter den Teilnehmer/innen wurde öfters gefragt: Was soll ich tun? Ich habe so viel Angst, unverhofft meiner krebskranken Nachbarin auf der Straße zu begegnen. Soll ich sie schweigend umarmen und ihr so meine Anteilnahme ausdrücken? Eine ehemals Betroffene antwortete darauf: „Das hätte mir gutgetan." Eine andere meinte: „Das wäre mir zu viel Nähe gewesen." Diese hatte aber selbst auch erfahren, dass ihr auf dem Weg sehr viele ausgewichen sind.

In diesem Zusammenhang stellten die SeminarteilnehmerInnen an den referierenden Mediziner oft die Frage: Wer sagt dem Kranken die Wahrheit?

Ein Internist hatte dazu die Ansicht: Sage immer die Wahrheit, aber ohne dabei den Betroffenen zu ‚enthoffnen'. Der Arzt hatte in seiner beruflichen Laufbahn oft erfahren, dass Kranke die Worte hören, die sie hören wollen oder auch nicht. Dabei interpretieren sie das Gesagte auch anhand der Stimmlage. Wenn ihn die Patienten fragen: „Wie steht es mit mir, Herr Doktor?", antwortet er ihnen beispielsweise: „Sie wissen, Sie sind sehr schwer krank. Ich werde alles, was mir möglich ist, für Sie tun!" Der erste Satz sagt die Wahrheit, der zweite gibt dem Kranken Hoffnung.

So konnten Teilnehmer/innen, die schwer erkrankte Angehörige zu Hause pflegten, diesen wertvollen Hinweis auf ihre Situation umwandeln. Sie könnten z.B. sagen: „Lieber Vater/Mutter, du weißt, dass deine Krankheit schlimm ist. Wir bleiben bei dir. Wir lassen dich nicht alleine."

Diejenigen Schwerkranken, welche die Wahrheit nicht hören wollen, müssen unbedingt respektiert werden. Dr. Elisabeth Kübler-Ross schrieb in ihrem Buch „Umgang mit Sterben, Tod und Trauer": „... man wächst, wenn man krank ist, wenn man den Schmerz annimmt. Es ist eine Chance zum Wachsen und Reifen, mit oder ohne Begleitung. Der Betroffene nimmt seine Freiheit wahr."

Ich warne jeden davor, jemandem die Wahrheit nur um der Wahrheit Willen sagen zu wollen. Diese „lieblose Art" der Mitteilung kann für den Kranken eine Zumutung bedeuten, als würde ihm ein „nasser Waschlappen um die Ohren geschlagen".

Das aktive nonverbale Zuhören

Die Fähigkeit eines aktiven, nonverbalen Zuhörens kann allen Beteiligten helfen, im Gespräch die richtigen Worte zu finden. Das findet bereits statt, wenn wir uns begegnen, wenn ich den Patienten bewusst anschaue, seine augenblickliche Befindlichkeit und seine Umgebung wahrnehme. Daraus können sich Anknüpfungspunkte für ein Gespräch ergeben. Meine Aufmerksamkeit ist ganz offen für den Kranken, für das, wie er sich im Augenblick fühlt, und was er selber sagen möchte.

Manchmal ist es hilfreicher, schweigend, aber mit Gestik und Mimik, mit Berührungen Anteil zu nehmen. Der Patient spielt immer die erste Geige, wir klingen nach, um in einem Bild zu bleiben.

Aus eigener Erfahrung weiß ich ebenfalls, wie wichtig es ist, der Versuchung zu widerstehen, zu ausführlich über eigene Erfahrungen mit Krankheit und Leid reden zu wollen.

So besuchte mich am Abend vor einer schweren Operation eine Bekannte. Ich hatte noch nicht ganz ausgesprochen, dass ich am nächsten Morgen operiert werde, da redete sie über ihre OP zwei Jahre vorher, in aller Ausführlichkeit. Ich kam nicht mehr zu Wort, ich fühlte mich niedergeschlagen. Sie verabschiedete sich mit den Worten: „Alles Gute für dich. Ich schließe dich heute in mein Abendgebet ein." Ich dachte nur, warum hat sie mich besucht?

Im Gespräch aktiv zuhören meint, ganz beim Kranken zu sein, das Gehörte zu wiederholen, bestätigend, schweigend, fragend z.B.: Was meint dein Arzt? Was geht dir durch den Kopf? Hast du Angst? Was brauchst du? Was wünschst du dir?

Ich hörte Folgendes von einer jungen, todkranken Frau, die über ihr Dilemma mit Besuchern erzählte: „Viele, die mich besuchen, leiden an einem Kalbfleisch-Suppen-Syndrom. Sie sagen: ‚Jetzt hilft nur noch eine gute Kalbfleischsuppe!' Mir wird nicht zugehört, ich werde nicht gefragt, was ich mir wirklich wünsche. Es ist überhaupt schlimm, wenn andere mir ungefragt sagen, was jetzt für mich gut wäre. Ich wünsche mir einfach nur: Halte einfach mit mir meine Ratlosigkeit, meine Depression aus, mehr möchte ich nicht... Ich weiß, das ist etwas vom Schwersten ..."

Mit Rollenspielen erste eigene Erfahrungen machen

In den Einführungsseminaren zum Krankenbesuchsdienst sollen die Teilnehmer/innen anhand von Rollenspielen eigene Erfahrungen zu diesem Aspekt machen. Anschließend tauschen sie sich in Kleingruppen und Diskussionsrunden darüber aus: Wie lange halte ich selbst Pausen im Gesprächsverlauf aus? Warum ist das für die Qualität des Gespräches wichtig?

Kranke haben einen anderen Lebensrhythmus. Sie benötigen mehr Zeit, das Gesprochene zu erfassen, ihre Gedanken zu sortieren, abzuwägen, auf sich wirken zu lassen. Oft genügt es, die Sorgen und Hoffnungen, die Kranke äußern, zu wiederholen. Einerseits für mich eine Art Kontrolle, ob ich sie richtig verstanden habe, andererseits die Rückmeldung, inwieweit sich der Kranke verstanden fühlt.

Es gibt Kranke, die nach einem Besuch sagen: „Es wurde nur über Belangloses geredet. Ich wurde nicht einmal gefragt, wie es mir geht." Bedauerlicherweise hören manche Besucher Schwerkranken deshalb nicht zu, weil sie das Schwere nicht mittragen und aushalten können.

Die gut gemeinten Sprüche gehen nicht selten am Guten für den Kranken vorbei:

„Denk einfach an etwas Schönes, wichtig ist, positiv zu denken."
„Ärzte haben sich schon oft getäuscht, es wird schon wieder."
„Es gibt Wunder, du musst fest daran glauben."

„Ich verstehe dich gut, mein Vater hatte auch die Krankheit, er ist nun gestorben."
„Sei dankbar, nimm die Krankheit einfach an."
„Im Kreuz ist Heil, lass den Kopf nicht hängen!"
„Da musst du jetzt durch, lege alles in Gottes Hand."

In diesem Sinne sind Ratschläge auch „Schläge". Verzichten wir darauf!

Als Krankenbesucherin bin ich in erster Linie als Begleiterin gefragt, die aktiv zuhört. Dazu gehört, ganz beim anderen zu sein und gleichzeitig bei sich selber zu bleiben, in Gelassenheit, im Seinlassen Können und dabei nicht in Aktivitäten zu verfallen. Wenn ich etwas für den Kranken übernehme, was er selbst tun kann, fördere ich seine Unselbstständigkeit. Im Großen und Ganzen genügt es, einfach da zu sein, wirklich mit Leib und Seele.

In einer theologischen Zeitschrift las ich dazu folgende, für mich überzeugende Weisheit: „Gott gibt keine Ratschläge. Gott versucht nicht, die Dinge in Ordnung zu bringen. Gott hört einfach zu und lässt mich selber hinter das Problem kommen." Dafür zu beten macht vermutlich Sinn.

Zur Autorin

Gertrud Schmotz ist Sozialpädagogin mit Zusatzausbildungen in Pädagogischer Psychologie und Theologie sowie Trauerbegleitung. Sie arbeitete 30 Jahren als Bildungsreferentin im Diözesanverband des Katholischen Deutschen Frauenbundes (KDFB) e.V., Augsburg

Weiterführende Literatur

Wander, Maxi: Leben wär eine prima Alternative; Tagebuchaufzeichnungen und Briefe, Sammlung Luchterhand 298, 1981

Kübler-Ross, Elisabeth: Sterben und Leben lernen – Antworten über den Tod und das Leben; Silberschnur-Verlag, 1993

Mein Wunsch, etwas Gutes zu tun

Warum ich eine „Grüne Dame" wurde

Ursula Strehlau

Mein Leben mit Anfang 60 verlief in ruhigen Bahnen. Im Nachhinein zu ruhig, wie ich jetzt weiß. Das änderte sich für mich schlagartig, als ich im November 2014 die Diagnose „Darmkrebs im fortgeschrittenen Stadium" bekam. Ein Schock, Sprachlosigkeit, endlose Leere.

Nach der Operation erhielt ich noch über 6 Monate eine Chemotherapie. Während dieser Zeit denkt man nicht viel nach. Ich habe gehofft und gebetet, aber die Angst war sehr groß.

Diese Erkrankung hat mich sehr demütig und dankbar gemacht. Über mein „Schicksal" war ich nie verbittert. Ich bin über mich „hinausgewachsen" wie man so schön sagt. In mir entstand der Wunsch „Gutes zu tun", etwas zurückzugeben. Ich erinnerte mich an die „Grünen Damen". Dieser Gedanke ließ mich nicht mehr los. Für mich stand auch fest, es muss dort sein, wo „mein Leben gerettet" wurde.

Nach einem Vorgespräch war ich mir ganz sicher: Das ist es, was ich tun möchte, mein Weg, meine Aufgabe. Durch die Krankheit habe ich eine komplett andere Sichtweise auf das Leben bekommen. In meinen schlechten Phasen erhielt ich auch viel Zeit und Zuwendung. Jetzt ist es umgekehrt, und ich habe für jeden Patienten Zeit und Verständnis. Es ist ein schönes Gefühl, gebraucht zu werden.

Bei meinem ersten Antrittsbesuch als „Grüne Dame" war ich sehr aufgeregt. Ich durfte eine erfahrene Kollegin begleiten. Das war sehr erleichternd und beruhigend für mich. Das erste Mal wieder auf der Station zu sein, in „meinem Zimmer", das war eine große Herausforderung, und die Erinnerungen waren allgegenwärtig. Ich dachte nur: „Danke – an alle, für alles!"

Seit November 2016 bin ich aus vollem Herzen eine „Grüne Dame". Wir treffen uns einmal in der Woche, und der Dienstag ist mein persönlicher Sonntag. Ich glaube, sagen zu dürfen, wir „Grünen Damen" sind schon etwas Besonderes. Unter ihnen fühle ich mich so wunderbar aufgehoben. Auch über persönliche „Wehwehchen" und Probleme können wir uns innerhalb der Gruppe austauschen. Jeder hat für jeden ein offenes Ohr. Für mich eine unendliche Bereicherung, die ich im Vorfeld so nicht ahnen konnte.

Durch meine Erkrankung bin ich mutiger und kontaktfreudiger geworden. Das kommt jetzt meinem Ehrenamt zugute. Mit den meisten Patienten bin ich schnell im Gespräch, und manchmal werde ich gefragt: „Warum machen Sie das?" Ich schildere kurz, wie es zu meiner „Berufung" kam, und dass ich mich in viele Situationen hineinversetzen kann. Patienten sind oft nicht nur durch die Krankheiten belastet, sondern auch durch private Sorgen. Manch einer schüttet richtig „sein Herz aus". Zuhören ist dann ganz wichtig – und Sensibilität! Ich kenne die Gefühlsschwankungen, denen man im Krankenhaus ausgesetzt ist.

Einer Patientin ging es sehr schlecht – das konnte man sehen – und ich fragte, ob ich für sie etwas tun kann. „Ja“, kam die Antwort, „ mir meinem Krebs abnehmen!“ Ich spürte ihre Verbitterung und erzählte ihr, dass ich damit selbst noch zu kämpfen habe. Sofort war eine „Wellenlänge“ da, und wir hatten ein langes und sehr intensives Gespräch. Für beide Seiten gut und hilfreich. Wie wird es ihr wohl heute gehen? Ihre Prognose war leider schlechter als meine. Viele Patienten sehe ich nur einmal, aber meistens doch aus dem Grund, dass sie schnell wieder auf den Beinen sind.

Mit einer anderen Patientin sprach ich mehr über die Höhen und Tiefen, die das Leben nun einmal bereit hält. Es entstand eine sehr „bunte“ Unterhaltung. Beim Gehen fragte sie, ob sie für mich am Abend beten dürfe. Das hat mich sehr berührt. Ich werde es nie vergessen! Diese Momente geben mir unendlich viel Kraft und Freude. Mein Leben hat durch das Ehrenamt eine neue, ganz besondere Qualität erhalten.

Es sollte irgendwie alles so kommen, und meine Krebserkrankung hat mich sehr wachgerüttelt. Zu erkennen, was wirklich wichtig ist im Leben, vielleicht lag darin – wenn überhaupt – der Sinn der Krankheit.

„Nicht die Glücklichen sind dankbar. Es sind die Dankbaren, die glücklich sind.“ (Sir Francis von Verulam Bacon)

Zur Autorin

Ursula Strehlau (geb. 1951) lebt in Chemnitz. Sie arbeitete als Bankkauffrau und nun ehrenamtlich als „Grüne Dame“ in den Zeisigwaldkliniken Bethanien, in Chemnitz.

L

Lymphdrainage

Alles wieder zum Fließen bringen

Lymphödem nach Krebs

Rainer H. Kraus

Bei der Versorgung des Körpergewebes mit Nährstoffen, Sauerstoff etc. fällt stets Wasser zwischen den Zellen an. Dieses dient dazu, überschüssiges Eiweiß, Stoffwechselprodukte und andere Dinge – auch Krankheitserreger – aufzunehmen und als Lymphe über das Lymphgefäßsystem in den Blutkreislauf zurückzuführen. Auf dem Weg dorthin durchläuft die Lymphe zahlreiche Lymphknoten, die im Verlauf der Lymphgefäße eingeschaltet sind. Diese fungieren als Kläranlagen und Gesundheitspolizisten. Besonders viele Lymphknoten befinden sich an den Übergängen von Gliedmaßen und Kopf zum Rumpf. Sie überprüfen und reinigen die von der Peripherie unseres Körpers anflutende Lymphflüssigkeit vor deren Eintritt in die zentralen Bereiche unseres Körpers. Die Lymphknoten im Bereich der Leiste sind für die Lymphe aus den Beinen und Genitalien zuständig, die im Achselbereich für die Lymphe aus Armen und Brust und die Halslymphknoten für die Lymphe aus dem Kopf.

Hat sich durch Entartung von Zellen ein bösartiger Tumor entwickelt, kann es vorkommen, dass sich Zellen vom Tumor absiedeln und in

Lymphknoten festsetzen. Hier kann es zur Entstehung neuer Tumor-Herde (Metastasen) kommen. Um das zu verhindern, hat man früher bei Krebs-Operationen radikal alle Lymphknoten entfernt, die im Lymph-Abflussgebiet der vom Tumor befallenen Region liegen. Dadurch wurde der Lymphabfluss massiv unterbrochen, was häufig ein Lymphödem zur Folge hatte.

In den letzten Jahren wird bei der Behandlung von Brust-, Prostata- und Lungenkrebs sowie von Tumoren im Magen-Darm-Bereich zunehmend die Wächterknoten-Biopsie (Sentinel-Technik) angewandt. Dabei wird während der Operation der erste Lymphknoten – lymph-flussabwärts – vom Tumor entfernt und feingeweblich untersucht. Finden sich in diesem „Wächterknoten" keine Tumorzellen, so sind die nachfolgenden Lymphnoten mit hoher Wahrscheinlichkeit tumorfrei. Ist er befallen, verfährt man mit dem nächsten Lymphknoten ebenso und so fort. Sobald ein unauffälliger Knoten gefunden wird, kann man die Entnahme beenden. Auf diese Weise können viele Lymphknoten erhalten bleiben, und die Häufigkeit von Lymphödemen kann erheblich reduziert werden.

Falls eine Bestrahlung durchgeführt wird, werden dadurch Lymphgefäße und -knoten geschädigt und der Lymphfluss zusätzlich beeinträchtigt. Ist die Transportkapazität der Lymphgefäße so stark reduziert, dass sie die anfallende Lymphmenge (Lymphzeitvolumen) dauerhaft nicht mehr abtransportieren können, staut sich diese und es entsteht ein chronisches Lymphödem, das vor allem aus Wasser und Eiweiß besteht.

Lymphödem-Formen und woran man sie erkennt

Dieser Artikel widmet sich ausschließlich den „sekundären Lymphödemen“, die in Zusammenhang mit einer Krebserkrankung entstanden sind. Meistens treten sie im ersten postoperativen Jahr auf, manchmal aber – aufgrund von Narbenschrumpfungen und Strahlenschäden – auch erst nach Monaten, Jahren, ja sogar nach Jahrzehnten.

Beim Auftreten eines Lymphödems muss als Erstes abgeklärt werden, ob nicht ein Tumor vorliegt, der den Lymphabfluss blockiert. Tritt das Ödem unmittelbar nach der Operation auf, kann es sich um ein „passageres postoperatives Lymphödem“ handeln, das innerhalb einiger Tage oder Wochen von alleine verschwindet.

Am weitaus häufigsten ist das Arm-Lymphödem. Es kann den ganzen Arm einschließlich der Hand betreffen oder nur einen Teil des Armes. Es beginnt oft am Oberarm und breitet sich nach unten aus. Ein ausgeprägtes Armlymphödem ist leicht zu diagnostizieren, schwierig wird es bei schwachen Ödemen, bei denen die Differenz der Umfänge von rechtem und linkem Arm weniger als 2 cm beträgt. Aussagekräftig ist hier der „vergleichende Hautfaltentest“. Dabei wird in der Mitte der beiden Oberarme, an beiden Unterarmen nahe den Ellenbogen (immer an den Unterseiten!) sowie an den Handrücken mit Daumen und Zeigefinger eine Hautfalte gebildet. Ist die Hautfalte an der operierten Seite dicker, liegt dort ein Lymphödem vor.

Echte Mamma-Lymphödeme kommen glücklicherweise sehr selten vor. Etwa bei einem Viertel der Frauen, die brusterhaltend operiert wurden, tritt aufgrund der Strahlentherapie ein Mamma-Lymphödem auf. Insbesondere sind davon große Brüste betroffen, da hier eine höhere Dosierung an Bestrahlung notwendig ist. Diese Ödeme verschwinden in der

Regel ohne Behandlung (spontan) innerhalb einiger Monate, spätestens nach zwei bis drei Jahren. Wurde die Brust vollständig entfernt und mittels eines „TRAM-Lappens“ (= Gewebe aus dem Unterbauch) neu aufgebaut, ist die Wahrscheinlichkeit eines Haut-Lymphödems am Transplantat relativ hoch. Allerdings sind die damit verbundenen Beschwerden meist gering.

In knapp zehn Prozent der Fälle entsteht nach Brust-OP und Bestrahlung ein Thoraxwand-Lymphödem. Dies ist einseitig oder beidseitig-asymmetrisch (siehe vergleichender Hautfaltentest) und verschwindet in der Regel spontan innerhalb einiger Wochen oder Monate. In seltenen Fällen kann es chronisch werden, wobei dann auch ein Arm oder beide Arme betroffen sind.

Sekundäre Kopf-Lymphödeme sind in der Regel die Folge von Krebs-Operationen und Bestrahlung von Lymphknoten im Halsbereich. Dabei treten die Schwellungen am Hals und im Gesicht auf.

Sekundäre Genital-Lymphödeme treten bei Männern in Form von Schwellungen am Penis und Hodensack, bei Frauen als Schwellungen der Vulva (Venushügel, Schamlippen und Klitoris) auf, oftmals zusammen mit einem Bein-Lymphödem.

Sekundäre Bein-Lymphödeme können verursacht werden durch Lymphknoten-Entfernung und Bestrahlung im Rahmen der Behandlung von bösartigen Tumoren (= Malignome) an den Organen der Fortpflanzung, am Enddarm, an der Blase oder durch Hautkrebs. Sie können ein Bein oder beide Beine betreffen. Dann sind die Lymphödeme aber in den beiden Beinen unterschiedlich stark ausgeprägt. Auch hier ist der vergleichende Hautfaltentest diagnostisch aussagekräftig. Allerdings ist beim sekundären Lymphödem das „Stemmersche Zeichen“ nur in zwei Drittel der Fälle positiv. Ist es positiv, kann man auf der Oberseite der zweiten Zehen keine Hautfalte abheben, da die Haut dort durch verhärtetes Eiweiß (= Proteinfibrose) stark verdickt ist. Ein positives Stemmersches Zeichen ist immer Zeichen eines Lymphödems.

Die Diagnose eines Bein-Lymphödems ist in vielen Fällen sehr schwierig. Grund dafür ist, dass an den Beinen insgesamt 23 verschiedene Ödem-Arten auftreten können. Die meisten davon sind keine Erkrankungen an sich, sondern Symptome einer Grunderkrankung (Herz, Leber, Nieren etc.), treten infolge einer Schwangerschaft oder bei Eiweißmangel auf. Aber auch Medikamente, Vergiftungen, Muskel-Lähmung und andere Ursachen können Ödeme in den Beinen hervorrufen. Bei ihnen wird die Flüssigkeit durch die Schwerkraft nach unten gezogen und verteilt sich meist symmetrisch in beiden Beinen. Diese Ödeme überlagern oftmals das Lymphödem und kaschieren dieses. Sie sind so weich, dass man mit dem Finger eine Delle in die Haut eindrücken kann. Genau das kann man auch bei „jungen“ Lymphödemen (Stadium 1). Bestehen diese seit längerer Zeit, verhärtet sich das darin enthaltene Eiweiß, und man kann keine Delle mehr in die Haut eindrücken (Stadium 2 und 3).

Die Stadien des Lymphödems

Je nach Ausprägung wird das Lymphödem in vier Stadien eingeteilt

- Stadium 0: Latenzstadium, ohne sichtbare oder tastbare Schwellung, nur funktions-diagnostisch (mit Lymphszintigramm) nachweisbar
- Stadium 1: Spontan reversibles Stadium, das Ödem ist weich, es kann mit dem Finger leicht eine Delle eingedrückt werden, die Schwellung bildet sich durch Hochlagern der Gliedmaße spontan zurück.

- Stadium 2: Spontan irreversibles Stadium, das Ödem ist verhärtet, es kann mit dem Finger keine Delle eingedrückt werden, die Schwellung bildet sich spontan nicht mehr zurück.
- Stadium 3: Elephantiasis, stark ausgeprägte Schwellung mit Verhärtung und typischen Hautveränderungen, Bewegungseinschränkung der betroffenen Gliedmaße(n) bzw. des gesamten Körpers.

Die Behandlung des Lymphödems

Leider gibt es keine Medikamente, die den Lymphabfluss wieder herstellen können. Und eine operative Therapie kommt nur in ganz bestimmten Fällen in Betracht. In den meisten Fällen ist die „Komplexe Physikalische Entstauungstherapie" (KPE) die einzig mögliche Behandlungsform. Richtig angewandt und bei aktiver Mitwirkung des Patienten kann man Lymphödeme mit der KPE sehr gut im Griff bekommen. Dabei wird beim Lymphödem Stadium 1 angestrebt, dieses in das Stadium 0 zurückzuführen, und ausgeprägtere Lymphödeme maximal zu entstauen und zu reduzieren. Die KPE besteht aus:

1. Manueller Lymphdrainage (MLD)
2. Kompressionstherapie
3. Bewegung
4. Hautpflege
5. Aufklärung und Schulung der Patienten

Die Manuelle Lymphdrainage (MLD) beginnt grundsätzlich damit, den Abfluss der Lymphe im Bereich des Halses in den Blutkreislauf freizumachen. Anschließend werden die an das Staugebiet angrenzenden gesunden Regionen vorbehandelt. Der Behandlungsaufbau der MLD muss sich immer an den individuellen Gegebenheiten des Patienten orientieren. Das Ziel ist, die eiweißreiche Ödem-Flüssigkeit zu mobilisieren und den Abfluss anzuregen, um dadurch das Lymphödem so gut wie möglich zu entleeren.

Unmittelbar an die MLD muss eine Kompressionstherapie angeschlossen werden. Anderenfalls läuft das Ödem innerhalb kürzester Zeit wieder voll und die MLD wäre völlig umsonst gewesen. Doch die Bedeutung der Kompression beschränkt sich nicht darauf. Vielmehr ist sie die wichtigste Komponente der KPE. Denn in Kombination mit Bewegung aktiviert sie die Muskel- und Gelenkpumpe, wodurch noch verbliebene eiweißreiche Flüssigkeit aus dem Lipödem entfernt wird. Darüber hinaus erfüllt die Kompressionstherapie viele weitere Funktionen, auf die in diesem Rahmen nicht eingegangen werden kann.

Solange das Volumen des Lymphödems noch reduziert werden kann (Entstauungs-Phase), wird die Kompressionstherapie der Extremitäten mittels Bandagierung realisiert. Diese passt sich bei jedem Anlegen an die aktuellen Arm- bzw. Beinumfänge an und kann somit die erwünschte Wirkung entfalten. Je nach Ausprägung des Lymphödems wird die Entstauungs-Phase entweder stationär in einer lymphologischen Fachklinik oder ambulant in Wohnortnähe des Patienten durchgeführt.

Sobald keine Reduzierung des Lymphödems mehr bewirkt werden kann, beginnt die „Erhaltungs-Phase“, während der eine flachgestrickte Kompressions-Versorgung (Kompressionsstrumpf) benötigt wird. Sowohl die Bandagierung als auch der Kompressionsstrumpf werden nach dem Aufstehen angelegt und erst vor dem Bettgehen abgenommen.

Die Intermittierende Pneumatische Kompression (IPK) – auch Apparative Intermittierende Kompression (AIK) genannt – kann sowohl während der Entstauungs- als auch der Erhaltungsphase zur Kompressionstherapie eingesetzt werden. Beim Lymphödem kommen ausschließlich IPK-Geräte mit zwölf Luftkammern (Lympha Press; Lymphamat etc.) zur Anwendung.

Für die zusätzliche Bewegung in der Kompression gibt es besondere Entstauungs-Übungen für Arme und Schultern und Beine. In den lymphologischen Fachkliniken lernen die Patienten diese Übungen. Im ambulanten Bereich bringen meistens die Therapeuten den Patienten diese Übungen bei. Zur Unterstützung können auch bestimmte Atemtechniken angewandt werden.

Die Hautpflege dient in erster Linie zur Vorbeugung von Folge- und Begleiterkrankungen, die für das Lymphödem typisch sind. Hier ist vor allem das Erysipel (Wundrose, Rotlauf) zu erwähnen, eine sehr ernste Komplikation des Lymphödems, die das Lymphgefäßsystem zusätzlich schädigt.

Aufklärung und Schulung der Patienten sind ganz wesentliche Maßnahmen zur Verbesserung der Versorgungssituation und Lebensqualität von Patienten mit Lymphödemen. Diese fünfte Säule der KPE wurde 2017 in die Lymphödem-Leitlinie aufgenommen. Dort heißt es:

„Für den Patienten ist die KPE vor allem anfangs beschwerlich und immer zeitintensiv. Hinzu kommt die psychische Belastung durch die Erkenntnis, dass ein Lymphödem nicht heilbar und so die Therapie ein Leben lang durchzuhalten ist. Stellt sich nicht der erwartete Therapieerfolg ein, führt dies nicht selten zu erlebter Hilflosigkeit, die die Therapietreue sinken lässt und zu weiteren Komplikationen führen kann.

Dagegen hilft nur Aufklärung über die Funktionsweise des Lymphsystems, welche Wirkung die einzelnen Therapiekomponenten der KPE erzielen, wie sie aufeinander aufbauen und welche Folgen fehlende Therapietreue hat.

Ziel ist, durch gewonnene Einsicht das Selbstmanagement zu verbessen. Daraus ergeben sich eine Steigerung der Lebensqualität sowie ein günstigerer Krankheitsverlauf. Voraussetzung hierfür ist eine geeignete Organisation des Alltags.

Zu Beginn ist eine schriftliche Information sinnvoll. Darüber hinaus sind Schulungen sinnvoll, in denen auch spezifische Fragen zum Lymphsystem beantwortet werden können.

Weitere Schulungsinhalte sollen sein: Hautpflege, Atemtechniken, Entstauungsgymnastik und Selbstbandage.

Eine Zusammenarbeit mit Selbsthilfeorganisationen wird empfohlen.

Für manche Patienten kann eine psychologische Begleitung sinnvoll sein, anderen hilft der Besuch einer Selbsthilfegruppe, den Mut nicht zu verlieren und stetig die Therapie durchzuhalten, vor allem bei Rückschlägen und Ödemverschlechterungen.“

Besonderer Hinweis: Die Behandlung von Kopf- und Genital-Ödemen ist sehr schwierig und muss anfangs unbedingt in einer lymphologischen Fachklinik erfolgen. Näheres unter: www.lymphverein.de

Wichtiger allgemeiner Hinweis: Die konservative (nicht-operative) Therapie der chronischen Lymphödeme ist eine lebenslange Angelegenheit. Dabei müssen Arzt, Therapeut, Kompressions-Versorger (Sanitätshaus oder Apotheke, die die Kompressionsstrümpfe liefern) und Patient eng zusammenarbeiten. Jede Schwäche in dieser Kette wird sich negativ auf den Ödem-Zustand, die Gesundheit und die Lebensqualität des Patienten auswirken.

Als Patient sollten Sie unbedingt folgende Einstellung entwickeln: „Ich muss zwar mit der Krankheit leben, doch beherrschen lasse ich mich nicht von ihr!"

Zum Autor

Rainer H. Kraus (geb. 1950) lebt in Roth (Mittelfranken). Er ist Herausgeber der Patientenzeitschrift „LYMPHE & Gesundheit" und Betreiber von Webseiten für gesundheitsbezogene Information. Seit 2003 ist er ehrenamtlich im Verein zur Förderung der Lymphödemtherapie e.V. tätig.

Infos und Kontakt

kraus@lymphverein.de

www.lymphverein.de

www.lipoedemportal.de

www.lymphhe-und-gesundheit.de

M

Mamma-Care-Nurse

Ich sehe dich! Siehst du mich?

Ein Einblick in das Erleben einer Krebserkrankung aus zwei Perspektiven

Petra Weißbach

Wir, das sind eine Pflegeexpertin für Brusterkrankungen und eine Patientin mit Brustkrebs, junge Mutter von zwei Kindern und beruflich sowie sozial fest verankert, sportlich und dynamisch, momentan berufsbegleitend studierend. Wir sind Kolleginnen ohne berufliche Schnittstellen und möchten einen Einblick in Leben und Erleben einer Krebserkrankung – Diagnostik – Therapie geben. Wir laden Sie somit ein, sich auf einen steten Perspektivwechsel einzulassen. Herzlich willkommen!

Ich werde oft gefragt, ob mein Beruf nicht schrecklich ist. Immer mit Krebs konfrontiert zu sein, Schicksale zu sehen, die so belastend sind. Was antworte ich darauf? Nein, ich habe einen „tollen Beruf". Warum? Weil es mich berührt, erdet, ich viel zurückbekomme. Weil es mich stärkt. Ja, es berührt mich. Es entstehen so viele wertvolle Beziehungen, ich kann es mir nicht anders vorstellen. Nie und nirgendwo anders kann ich mehr lernen über das Leben mit all seinen Höhen und Tiefen.

Viele Patientinnen verstehen meine Aussage zu Beginn unseres gemeinsamen Weges erst nach vielen Monaten. Aber dann ist es angekommen, und es sind wertvolle Veränderungen. Ich sage zu den Patientinnen oft: Ich sehe eine Frau zu Beginn der Diagnostik/Behandlung, und nach Abschluss der Therapie kommt eine andere Frau auf mich zu. Nicht negativ gesehen, nein, sie ist in ihrer Stärke und Mitte, sieht die Welt und das Leben mit anderen Augen und ich mit ihr. Die Lebensqualität erhöht sich trotz der Erkrankung. Diese Entwicklung, dieses Lernen an sich selbst, kostet unglaublich viel Kraft – aber es stärkt!

Von nichts zur Katastrophe

Ich möchte mit den ersten Monaten beginnen, von der Sorge zum ersten Mikroverdacht und der unterschwelligen Angst. Diesen Weg gehst du alleine, bis es als feststehende Diagnose greifbar wird und in Wort und Schrift vor dir liegt. Die erbrachte Gewissheit löst einen freien Fall der Emotionen aus, der dominiert wird von Angst und existenziellen Sorgen. Man sieht sich selbst sterben, die Lücke, die man hinterlässt, scheint greifbar zu sein. Es entsteht ein schwerer Vertrauensverlust in den eigenen Körper, und ein Gefühl des Verrats stellt sich ein. Letztlich ist einem die Leichtigkeit des Lebens genommen. Eine Problemlösung aus eigener Kraft ist nicht mehr möglich. Die Katastrophe zieht über die ganze Familie und die beteiligten Freunde hinweg.

Wenn ich eine Frau zum ersten Mal sehe

Dann weiß ich, dass sie einen vollen Rucksack mitbringt. Der ist gefüllt mit Angst, Sorge, Fragen, Unsicherheit, Bildern, Wissen, Erfahrungen, Schmerzen, Ratschlägen, und der muss entleert werden. Sortiert werden. Aber nicht von mir, sondern vom ganzen medizinischen Apparat. Das muss gesehen und gefühlt werden. Ich versuche, eine Bindung aufzubauen, um Vertrauen zu bekommen. Wissen zu geben, um Sicherheit zu erreichen. Dazu bin ich das Bindeglied zur interdisziplinären Behandlung. Ich vertrete die Wünsche und Bedürfnisse meiner Patienten. Aber werde ich sie sehen?

Gehen wir es an

Wir kommen in die Klinik, um die Therapie einzuleiten. Informationen zu bekommen, einen Plan für das weitere Vorgehen zu finden. Der Wunsch nach Zerstreuung der Ängste und Sorgen ist so groß und doch nur bedingt erfüllbar. Die Konzentration auf das Hier und Jetzt, die Gegenwart ist die einzige Möglichkeit, aus den Gedankenschleifen zu entrinnen. Es findet ein Wechseln vom Ich zum Patienten statt. Man fühlt sein eigenes Sein verkauft für eine mögliche Genesung. Pläne, Ziele und Wünsche noch vor der Diagnose wirken so klein und nichtig, banal und beinahe lächerlich. Die Wertschätzung des Bauchgefühls ist im Gegensatz dazu jedoch enorm. Denn ohne dieses Bauchgefühl, dass etwas nicht stimmt, wäre es nicht zu einer so frühen Diagnostik gekommen. Das Vermischen von Fakten, theoretischem Wissen und den vielen mächtigen Gefühlen führt zu einer Achterbahnfahrt zwischen pragmatischer Haltung und höchster Emotionalität. Es findet ein Überdenken der eigenen Haltung statt, welches das Lebensbild, die Ziele, das Bild einer möglichen Zukunft, aber auch die Werte verschiebt. Es entwickelt sich eine gesteigerte Achtsamkeit für die schönen und schützenswerten Dinge im Leben. Man nimmt sich Zeit, sich selbst zu fühlen und in den Körper zu hören, was er denn braucht. Gleichgewicht zu finden, um auf dem schmalen Grat über dem reißenden Strom nicht zu fallen.

Wir sehen uns

Dieses Mal ist es ein schwerer Rucksack. Ich überlege, merkt man, dass ich hadere? Ich kenne sie – vom Sehen – sie ist eine Kollegin.

Wie schafft man den Sprung, Sie als Patientin zu behandeln, Sie trotzdem in Ihrem Wissen – das sie zweifelsohne hat und mitbringt – nicht zu beschneiden?

Will sie als Patientin oder als Kollegin gesehen werden? Beides? Gedanken jagen sich. Nein, ich habe mich entschieden, heute und jetzt ist sie Patientin. Und so gehe ich jetzt auch auf Sie zu! Es ist und bleibt meine Aufgabe, eine Frau zu sehen, zu fühlen und so zu begleiten – wenn Sie es will. Wissensdefizite zu hören, auch wenn diese nicht ausgesprochen werden. Wünsche zu hören, auch wenn diese nicht eindeutig formuliert werden. Mit ihr zu arbeiten, eine – unsere – Beziehung aufzubauen.

Die Begleitung einer Breast Care Nurse

Man wechselt die Seiten, unterschwellig ist das Gefühl, auf der falschen Seite zu stehen, übermächtig. Der Perspektivenwechsel lässt vieles, das so bekannt und normal ist, in einem völlig anderen Licht erscheinen. Die ganze Erfahrung, das fachliche Wissen, hilft mir das jetzt? Was sehe ich nicht, was kenne ich gar nicht, was kommt Fremdes und Bedrohliches auf mich zu? Die Sicherheit und Routine in einem Gebäude, das fast wie ein zweites Zuhause ist, fängt mich auf. Es gibt so viele bekannte Gesichter, Kollegen, die mich nun scheinbar völlig anders wahrnehmen, die Blicke und die Stimmung sind anders, es liegt Betroffenheit darin. Sehen sie meine Schwäche, meine Ängste, meine Sorgen? Will ich, dass sie diese sehen? Wer darf sie sehen, wo habe ich Angst, mein Gesicht zu verlieren, mein ICH, das ich über so viele Jahre aufgebaut habe und das nun in Scherben vor mir liegt? Wer hilft, sie mir aufzusammeln und zu reparieren, was zu reparieren ist?

Es wird mir von der Klinik eine Breast Care Nurse an die Seite gestellt, sagt man. Nun kommt jemand auf mich zu, eine Frau, die mir in ihrer Stärke als

Kollegin, aber nicht persönlich bekannt ist. Ich sehe ein Erkennen in ihrem Gesicht, und doch erlaubt sie mir gerade, einfach nur Patientin zu sein, sie holt mich ab, ohne dass es mich bedroht. Es gibt Hoffnung und Zuversicht, dass der Weg für mich weitergeht und ich ihn nicht alleine gehen muss.

Wir beide wünschen allen „Betreuten" und Betreuenden, an sich und der gemeinsamen Zeit zu wachsen und den gemeinsamen Weg wahrzunehmen. Ein Geben und Nehmen zu ermöglichen, zuzulassen! Das Gefühl, mit einem gestärkten Rücken diesen schweren Weg zu gehen und Türen, die sich öffnen, zu passieren. Heute sind wir wieder Kollegen. Ohne Wenn und Aber. Nur, wenn es notwendig ist, wechseln wir gemeinsam die Perspektive. Unser gemeinsamer Weg geht weiter! Wir sehen uns und freuen uns.

Was wollen wir Ihnen mitgeben?

Empathie, Feingefühl, Hoffnung, Menschlichkeit, die Fähigkeit zu sehen und zu hören. Große Worte, die jeder kennt. Diese müssen inhaltlich gefüllt – gefühlt und gelebt werden.

Zur Autorin

Petra Weißbach (geb. 1967) wohnt in Wolnzach und arbeitet als Intensiv-Krankenschwester, Breast-Care Nurse (BCN), Stillbeauftragte im Mutter-Kind-Zentrum und Inhaberin der Stelle BCN am Klinikum Ingolstadt. Sie gibt „MammaCare" Vorträge und Kursangebote für die Bayerische Krebsgesellschaft und die Psychosoziale Krebsberatungsstelle Ingolstadt.

Kontakt und Infos

kbs-ingolstadt@bayerische-Krebsgesellschaft.de

Massage

Endlich einmal wieder wohlfühlen und nur sein dürfen

Die Peter Hess®-Klangmassage-Therapie mit Krebspatienten

Mathias Elsner-Heyden und Christina Koller

Die Klangmassage ist eine wunderbare Möglichkeit, einfach mal zu entspannen und genießen zu dürfen. Die positiven Wirkungen dieser sanften und doch effektiven Methode macht sie auch zu einem idealen komplementären Angebot für die Begleitung, Behandlung und Nachsorge von Krebspatienten. Mathias Elsner-Hayden bietet die Klangmassage u. a. im Rahmen seiner musiktherapeutischen Angebote in der Klinik für Hämatologie und Onkologie der Universitätsmedizin Göttingen an und formuliert das Anliegen der Klangmassage folgendermaßen: „Übergeordnetes Ziel meines Angebotes ist es, einen Gegenpol zum belastenden Alltag zu bieten. Entspannung, Wohlfühlen, positive Gefühle wachrufen – das sind meine Wünsche für die Patienten." Seine Erfahrungen und die Rückmeldungen seiner Patienten bilden die Grundlage dieses Artikels.

Die Klangmassage ist ein ganzheitliches Entspannungsangebot

Stark vereinfacht gesagt, werden bei einer Klangmassage Klangschalen auf den bekleideten Körper positioniert und sanft angeklungen. Die harmonischen Klänge beruhigen den Geist, die sanften Vibrationen der klingenden Schale breiten sich unter anderem über die Haut im gesamten Körper aus. Die Seele erfährt Raum zur Entfaltung. Der Fokus liegt dabei stets auf dem Gesunden, gut Funktionierenden. Es soll gestärkt werden.

Der Körper, der zu etwa 70 Prozent aus Wasser besteht, ist besonders empfänglich für die Schallwellen der Klangschalenklänge. Peter Hess, der die Methode vor mehr als 30 Jahren entwickelt hat, beschreibt hierzu gerne folgendes Bild: Stellen Sie sich vor, Sie werfen einen Stein in einen Teich. Von dort, wo der Stein in das Wasser fällt, breiten sich nach und nach konzentrische Wellen aus, die letztlich das ganze Gewässer in Bewegung bringen. Und so ist es auch bei einer Klangmassage. Die Klänge berühren Körper, Geist und Seele und lösen vielfältige Resonanzprozesse aus. Neben der entspannenden Wirkung wird die Klangmassage auch als energetisierend beschrieben, wie bei diesen beiden Rückmeldungen.

„Ich fühle mich, im Gegensatz zu vorher, wohlig warm. Alles ist gut durchblutet, und ich bin total entspannt."

„Ich fühle mich gestärkt und energiegeladen."

Die zentralen Wirkungen der Peter Hess®-Klangmassage:

- ganzheitliches Angebot, das Körper, Geist und Seele anspricht
- bewirkt eine tiefe Entspannung
- stärkt das ursprüngliche Vertrauen des Menschen
- erleichtert das „Loslassen" – von Sorgen, Ängsten und Zweifeln
- stärkt Gesundheit im ganzheitlichen Sinne: Harmonisierung, Regeneration und Vitalisierung
- unterstützt und verbessert die Körper- und Selbstwahrnehmung
- trägt zur Aktivierung der Selbstheilungskräfte bei
- ermöglicht den Zugang und die Nutzung eigener Ressourcen
- stärkt Lebensfreude, Schaffenskraft und Kreativität

Krankheit und Schmerzen treten in den Hintergrund – die Seele erfährt Raum zur Entfaltung

Immer wieder berichten Patienten, dass sie eigentlich nicht entspannen oder gar meditieren können und erstaunt sind, wie leicht ihnen das mit Hilfe der Klänge gefallen ist – oft schon in der ersten Sitzung:

„Ich konnte endlich mal abschalten, normalerweise fällt mir das sonst sehr schwer."

„Der Klang und die Vibration der Klangschale auf meiner Hand gingen über den ganzen Körper bis in meine Füße, und ich konnte sofort entspannen."

Das liegt u. a. daran, dass die Klänge von Klangschalen aufgrund ihrer Klangstruktur und in ihrem Anklingen und Ausklingen direkt in die Stille führen. Sie bauen uns damit sozusagen eine Brücke von der äußeren Stille zur inneren Stille und öffnen die Tür zu unserem inneren Raum des Seins. Hier sind wir ganz bei uns, ganz im Hier und Jetzt – ohne Bewertungen. So helfen die langsamen Schwebungen der Klangschwingungen auch, den Geist zur Ruhe zu bringen – eine Wohltat in einer Zeit, in der oft Ängste, Sorgen und Zweifel die Oberhand gewinnen. Die zarten, rhythmischen Schwingungen stimulieren sanft den Körper. Sie lockern Verspannungen und regen die Durchblutung an. Regeneration auf allen Ebenen kann geschehen. Dabei treten Schmerzen und Ängste oft in den Hintergrund – ein willkommenes Geschenk im belastenden Alltag, wie diese beiden Rückmeldungen zeigen:

„Während der Klangmassage habe ich meine Schmerzen nicht mehr wahrgenommen, jetzt fühle ich mich wohler in meiner Haut."

„Sogar das Hautjucken war direkt nach der Klangmassage und auch noch einige Zeit danach verschwunden."

Positive Gefühle unterstützen den Heilungsprozess

Meist tauchen während der Klang-Entspannung Gefühle wie Vertrauen, Geborgenheit und Zuversicht auf, Gefühle, die für jeden Heilungsprozess von unschätzbarem Wert sind. Der Volksmund spricht vom „inneren Heiler" und meint damit die Selbstheilungskräfte, die wir alle in uns tragen. Die unterstützende Wirkung positiver Gefühle auf die Psyche und damit auf den Heilungsprozess ist inzwischen neurowissenschaftlich nachgewiesen. Diese zu stärken ist daher ein wichtiger Aspekt, der auch zur Steigerung der Lebensqualität beiträgt.

Wohltuende Klangmassage am Krankenbett – ein willkommener Gegenpol zur belastenden Krankheitssituation

„Ich habe lange nicht mehr so ein angenehmes Gefühl gehabt."

„Ich fühlte mich sehr geborgen und habe große Hoffnung, dass ich das schaffe und alles wieder gut wird."

Die entspannende und angstlindernde Wirkung der Klänge wird auch gezielt in der Vorbereitung auf die Chemotherapie oder eine Operation genutzt und von den Patienten gerne angenommen. Die Patienten, die sich dafür öffnen, erleben die Klangmassage eigentlich immer als unterstützend und bereichernd, sagt Mathias Elsner-Heyden und zitiert zwei seiner Patienten.

„Vor der Chemotherapie habe ich jetzt keine Angst mehr."

„Ich fühle mich nun gut vorbereitet für die bevorstehende OP und bin viel ruhiger.“

In diesem Sinne sind die Klangmassage, aber auch Klangreisen oder Klangübungen zur Selbstanwendung eine Möglichkeit der Psychohygiene. Klangmeditationen und Klangreisen lassen sich wunderbar in Gruppen anwenden. Hier kann das Gefühl entstehen, sich in der Gemeinschaft einer Gruppe aufgehoben zu fühlen und vielleicht auch nach der gemeinsamen Klangerfahrung auszudrücken, was einen emotional bewegt.

Klangübung für den Alltag

Es gibt zahlreiche Klangübungen, die nur wenige Minuten dauern und ideal in den Alltag integriert werden können, sodass die positiven Erfahrungen der Klangmassage, die im Körpergedächtnis gespeichert sind, immer wieder erinnert und wachgerufen werden.

„Als ich zu Hause war, habe ich versucht, mich an die Klangmassage zu erinnern und konnte auf diese Weise entspannen.“

Die nachfolgende Klangübung möchte Sie dazu einladen, mit den Klängen zur Ruhe zu kommen, für eine kleine Weile ganz bei sich zu sein, zu spüren, wie es Ihnen gerade geht. Durch das Lauschen auf die Klänge und die Wahrnehmung ihrer zarten Schwingungen ganz eintauchen in das eigene Erleben, den Alltag und die Krankheit für einige Momente vergessen, einfach nur sein – ganz im Augenblick. In der Stille, die jedem Klang folgt und die sich nach und nach auch in Ihnen einstellt, erleben, dass Sie in Ordnung sind, so wie Sie sind.

Hören – Lauschen – Wahrnehmen

Machen Sie es sich im Sitzen bequem und stellen Sie die Klangschale direkt vor sich auf ein Kissen und klingen Sie sie sanft von außen am oberen Rand an. Nehmen Sie die Klänge wahr, vielleicht mögen Sie dazu Ihre Augen schließen. Hören Sie die verschiedenen Klangnuancen? Da sind hohe Töne, tiefe Töne, viele unterschiedliche Töne, die zusammen ein wunderbares, obertonreiches Klangbild ergeben.

Nun richten Sie Ihre ganze Aufmerksamkeit auf den Klang. Sie werden sozusagen eins mit dem Klang. Sie lauschen mit dem ganzen Körper. Vielleicht spüren Sie, wie Ihr Körper von den Klangschwingungen berührt wird und Sie diese auch mehr und mehr fühlen können. Im Lauschen auf das An- und Abschwellen der Klänge wird Ihr Atem ruhiger, tiefer und gelassener. Wenn Sie mögen, machen Sie bewusst ein paar tiefe Atemzüge. Die Stille nach jedem Klang lässt in Ihnen eine angenehme Ruhe entstehen. Genießen Sie die Klänge, solange Sie möchten.

Dann lassen Sie die Schale ganz ausklingen, legen den Schlägel beiseite und spüren nochmal für einige Augenblicke nach. Vielleicht spüren Sie die Klänge immer noch, obwohl sie schon verklungen sind – sie schwingen in Ihnen weiter. Seien Sie ganz bei sich: Wie fühlen Sie sich, was geht in Ihnen vor, wie nehmen Sie Ihren Körper wahr? Nehmen Sie sich Zeit, all dem, was gerade ist, Raum zu geben, ohne es zu bewerten – beobachten Sie einfach nur.

Abschließend atmen Sie noch einige Male tief durch, recken und strecken sich und kommen ganz in Ihrem Tempo wieder in den Alltag zurück.

Tipp: Klangmeditationen finden Sie als Podcast auf dem Kanal des Peter Hess Instituts auf Soundcloud oder auf dem Blog www.dieweltdesklangs.de

Zu den Autoren

Mathias Elsner-Heyden (geb. 1960) ist Dipl. Sozialarbeiter/-pädagoge, Musiktherapeut DMtG, Kinder- und Jugendlichenpsychotherapeut, Musikpädagoge sowie Peter Hess®-Klangmassagepraktiker und in eigener Praxis in Göttingen tätig. Seit 2015 autorisierter Ausbilder in der Peter Hess®-Klangmassage I + II.

Kontakt und Infos

info@elsner-heyden.de

www.klangmassage-goettingen.de

Dr. phil. Christina Koller (geb. 1975) ist wissenschaftliche Mitarbeiterin am Peter Hess® Institut (PHI), an dem die Peter Hess®-Klangmassage und -Klangmethoden gelehrt werden und Vorstandmitglied des Europäischen Fachverbands Klang-Massage-Therapie e.V., dem Berufsverband der Peter Hess®-Klangmassagepraktiker.

Kontakt und Infos

christina.koller@peter-hess-institut.de

www.peter-hess-institut.de

www.fachverband-klang.de

Buch- und DVD-Empfehlungen:

Hess Peter: Klangschalen – Mein praktischer Begleiter; Verlag Peter Hess 2018

DVD: Peter Hess®-Klangmassage als komplementäre Methode in der therapeutischen Praxis. Verlag Peter Hess, 2016.

Weitere Bücher, DVDs und CDs rund um die Themen Klang, Klangmassage und Klangmethoden finden Sie beim Verlag Peter Hess:

www.verlag-peter-hess.de

Die TouchLife Massage

Wie kann Massage krebskranken Menschen helfen?

Frank B. Leder und Kali Sylvia von Kalckreuth

Wir sind körpertherapeutisch ausgebildet und unterrichten seit 1989 die von uns begründete TouchLife Massage. TouchLife ordnen wir bei den komplementären, achtsamkeitsbasierten Methoden ein. Wir arbeiten respektvoll, wertschätzend und ergänzend mit Vertretern der Schulmedizin und ihren Angeboten zusammen. Wir lehren eine auf gegenseitiger Achtung basierende, interdisziplinäre Zusammenarbeit der Spezialisten aus dem medizinisch-therapeutischen Sektor mit den Fachleuten aus dem Spektrum der komplementären, präventiven und ganzheitlichen Angebote. Dies ist unserer Erfahrung nach die bestmögliche Weise, wie Hilfesuchende, Erkrankte und Menschen in Krisenzeiten unterstützt werden können. Wie das Zusammenwirken all dieser Experten am Beispiel der Massage für Krebserkrankte praktisch organisiert werden kann, beschreiben wir in unserem Beitrag.

Massage, ganz allgemein gesehen, kann Menschen in vielerlei Weise unterstützen. Im Falle einer Krebserkrankung können aber nur die behandelnden Ärzte vor dem Hintergrund ihrer Fachkompetenz und ihrer diagnostischen Verantwortung mit sicherem Wissen entscheiden, ob Massagen in dieser speziellen Lebensphase unbedenklich empfangen werden können. So gibt es zum Beispiel Formen des Krankheitsbildes, die über die lymphatischen Bahnen streuen. Hier wäre eine Massage kontraindiziert, weil man weiß, dass klassische Massagegriffe den Lymphkreislauf beeinflussen.

Massagebehandler sind Experten für Berührung

Sie sind keine Experten in der diagnostischen Einordnung von Krebserkrankungen. Um die Erkrankten fürsorglich zu unterstützen, agieren Massierende deshalb zurückhaltend. Das heißt, dass sie keine Erwartungen wecken, dass durch die Massage die Krebserkrankung ursächlich geheilt wird. Vielmehr geht es darum, Wohlbefinden, Körperbewusstsein und Allgemeinbefinden durch entsprechende Massageangebote zu fördern, also die vielbeschworenen inneren Selbstheilungskräfte zu stärken und die Lebensqualität zu steigern. Da ist die achtsame Berührung als therapeutisches Werkzeug in ihrem Element und kann Krebskranken helfen, die anstrengenden Therapiezeiten besser zu bewältigen. Gut ist, wenn Behandler die Hilfesuchenden dazu auffordern, den offenen, vertrauensvollen Dialog mit ihren Ärzten zu führen und diesbezüglich deren Rat zu beherzigen.

Dreiecksbeziehung: Arzt – Erkrankte – Massierende

Es ist unüblich und wegen der gesetzlichen Schweigepflichten auch in der Regel nicht möglich, dass selbstständig Massierende direkt mit Ärzten über Patienten sprechen. Ob und wann eine begleitende Massage für die Erkrankten erfolgen darf, ist deshalb immer davon abhängig zu machen, dass die Ärzte von den Patienten darüber informiert werden, dass sie sich massieren lassen möchten. Das bedeutet, dass Massagebehandler, wenn sie von akut Krebserkankten um Behandlungen gebeten werden, zunächst allgemeine Informationen über die von ihnen ausgeübte Methode geben und dann darum bitten, den Behandlungswunsch mit dem behandelnden Arzt abzuklären. Daraufhin können Ärzte die Maßnahme entweder ablehnen, und sie werden das auch fachlich (Risiken/Kontraindikationen u.a.) begründen. Dieser klare Stopp ist zu beachten, d.h. bei einer solchen Aussage wird nicht massiert. Oder die Mediziner können entscheiden, dass die Massage in Bezug auf die Krebserkrankung und Therapie(n) kein Risiko darstellt. Dann können Ärzte empfehlen, dass Massagen zur Steigerung des Wohlbefindens, zur Stressreduktion, zur Stärkung des Körperbewusstseins und der Resilienz empfangen werden dürfen. Das entlastet auch die Ärzte, denn ihr Alltag ist eng getaktet. Außerdem sind „Streicheleinheiten für Haut und Seele" nicht ihr Metier. Mit einer „Unbedenklichkeitsempfehlung" können Erkrankte dann einen Massagetermin vereinbaren. Wie die Behandlung konkret ausgestaltet wird, kann im Dialog zwischen Behandler und Klient besprochen werden.

Studien zeigen: Massagen lindern Schmerzen und Ängstlichkeit

Es gibt Untersuchungen über begleitende Massagen in der Krebstherapie. Insgesamt lasse sich derzeit folgern, so die Mediziner, dass die Studienergebnisse für eine Reduktion der Nebenwirkungen von Strahlen- und Chemotherapie und eine Verminderung des von den Patienten wahrgenommenen Stresserlebens durch die Massage sprechen. Insbesondere Brustkrebspatientinnen profitierten von einer ergänzenden Massagetherapie. Sie lindere Schmerzen und Ängstlichkeit, verringere das subjektive Stresserlebnis und wirke entspannend. Manchmal könnten auch Müdigkeit und Übelkeit reduziert werden.

Wirkungsebenen

Die positive Wirkung von Berührung beruht auf einem komplexen Zusammenspiel physiologischer, biochemischer sowie psychologischer Faktoren. Berührung stimuliert eine vermehrte Ausschüttung bestimmter chemischer Substanzen im Gehirn, die sogenannte Schmerzzentren im Zentralnervensystem vorübergehend betäuben können. Berührung spendet auch Zuwendung und Geborgenheit, man darf sich ausruhen und kann loslassen. Zu Recht ist Massage deshalb als eine wirksame Anti-Stress-Methode bekannt. Massage ist aber nicht nur technisch als Einwirkung geschulter Hände auf den Körper zu betrachten, um Muskeln, Faszien und Sehnen zu entspannen. Ein geschulter Massagebehandler bringt sich auch als Mensch ein, ist präsent und widmet sich intensiv. Dies vermittelt zusätzlich Verständnis, Annahme und Trost. Man ist nicht alleine in seinem Schmerz. Zusätzlich zur Berührung kann auch das einfühlsame Gespräch eine wichtige Rolle spielen. Dies wird nicht bei allen Massagetechniken so berücksichtigt; bei der TouchLife Methode ist das begleitende Gespräch jedoch immer Teil der Behandlung.

Massage mit oder ohne Rezept

Medizinische Masseure führen die Kurzbehandlungen, wegen derer sich ihre Patienten mit einer Rezeptverordnung vom Arzt an sie wenden, in Kombination mit Wärme-, Kälte- oder Elektroanwendungen aus. Die Massagezeit wird seitens der Krankenkassen mit fünfzehn Minuten vorgegeben. TouchLife ist per Definition mehr eine Wohlbefindensmassage und keine Heilbehandlung. TouchLife wird deshalb nicht vom Arzt verschrieben, d. h. die Klienten entscheiden sich selbstverantwortlich und ohne Überweisungsformulare für eine Terminvereinbarung. Auf physikalische Ergänzungsbehandlungen (Wärme, Kälte, Elektro) wird bei TouchLife verzichtet. Dafür ist die reine Massagezeit mit zirka 60 Minuten wesentlich länger, um die Druckintensität und das Tempo der Massage allmählich zu steigern. Dadurch erfolgt sie nicht im Stakkato, sondern entfaltet sich fließend und harmonisch.

TouchLife – das Leben berühren

Mitte der 1980er-Jahre entwickelten wir in einer fünfjährigen Praxisphase unser ganzheitliches Massage-Behandlungskonzept. In unserer Frankfurter Praxis erarbeiteten wir besonders harmonische Griffabläufe für acht Körpersegmente und nannten die Methode TouchLife. Sie definiert sich durch die Integration dieser fünf Pfeiler: Massagetechniken, Gespräch, Energieausgleich, Atem und Achtsamkeit.

Wie geht es Ihnen heute?

Mit dieser Frage beginnt die Sitzung. TouchLife Praktiker gehen individuell auf körperliche Beschwerden und Anliegen ein. Eine Sitzung dauert normalerweise 90 Minuten – davon sind 60 Minuten für die Massage vorgesehen, etwa 30 Minuten für ein Vor- und Nachgespräch bzw. eine Nachruhezeit. Im Vorgespräch kann man Fragen stellen und das aktuelle Befinden bzw. anstehende Themen mit dem/der Praktiker/in besprechen. Wenn keine Gegenanzeigen vorliegen, wird gemeinsam festgelegt, welche Körperregion in der folgenden Stunde massiert und behandelt werden soll – z. B. Rücken, Schultern und Nacken, Arme und Hände, Bauch und Brustkorb, Beine und Füße, Kopf und Gesicht oder auch der ganze Körper. Die Massage selbst wird von den Praktikern jedes Mal neu gestaltet – offen, achtsam und unter Berücksichtigung der momentanen Befindlichkeit des Klienten und auch seiner Wünsche bezüglich Druck und Tempo der Berührung. Bei TouchLife werden Griffe eingesetzt, die auch in der klassischen medizinischen Massage verwendet werden. Die Methode betont dabei aber sanfte Techniken, ruhende Haltegriffe und fließende Ausstreichungen.

Massage ist auch Friedensarbeit

Die Auseinandersetzung mit einem Krankheitsgeschehen ist streckenweise ein Ringen und Kämpfen. Man möchte die Erkrankung „besiegen“ und wieder gesund werden. Dabei geht jeder Mensch einen ganz eigenen und einzigartigen Lernweg. Massage ist auch Friedensarbeit. Das bedeutet für uns in diesem Kontext: in Frieden mit dem eigenen Körper sein zu können, einen friedlichen und freundlichen Umgang mit Schwierigkeiten, Schmerzen und Einschränkungen zu üben, sich selbst friedliche Wohlfühlmomente zu gönnen. Es kann letztlich auch bedeuten, Menschen dabei zu unterstützen, dass sie ihren Frieden mit der Vergänglichkeit des irdischen Daseins machen.

Zu den Autoren

Frank B. Leder (geb. 1962) und Kali Sylvia von Kalckreuth (geb. 1959) leben und arbeiten in Hofheim als Massage-Lehrer. Sie sind Begründer der TouchLife Methode und des Berufsbildes „TouchLife Praktiker/in“. Seit 1989 bilden sie aus und initiierten das internationale TouchLife-Massage-Netzwerk. Von 2011 bis 2015 unterstützten sie als Kooperationsparter der Steinbeis-Hochschule Berlin die wissenschaftliche Untersuchung der Methode. Zusätzlich leiten sie Achtsamkeitsretreats und setzen sich mit der von ihnen inspirierten Aktion „Für Menschen, die helfen“ für Wertschätzung des ehrenamtlichen Engagements in der Gesellschaft ein.

Kontakt und Infos

team@touchlife.de www.touchlife.de

Wissenswertes über achtsame Berührung, Aus- und Weiterbildung, wissenschaftliche Studien, Behandler-Adressen u. v .m

Weiterführende Literatur

Leder & von Kalckreuth: Glücksgriffe - Balance für Körper und Geist mit der TouchLife Massage, naturaviva 2009

Leder & von Kalckreuth: Goldene Massageregeln; naturaviva 2016

Musik tut gut. Musik macht Mut.

Ein Reisebericht: Von der Entdeckung einer inneren Ressource

Annette Kerckhoff

„It isn't where you came from,
it's where you're going
that counts."
Ella Fitzgerald (1917-1996)

Dies ist ein Bericht. Vielleicht könnte man sagen, ein Erfahrungsbericht. Oder auch ein Reisebericht. Der Reisebericht von der Entdeckung einer inneren Ressource.

Aber eins nach dem anderen: Vor einiger Zeit schrieb mich Frau Schoen an, ob ich einen Beitrag zu ihrem schönen Mut-mach-Buch verfassen könnte. Vermutlich war sie über meine vielen Veröffentlichungen im Bereich „naturheilkundliche Selbsthilfe" auf mich gekommen. Und ja, ich hätte ohne Probleme etwas schreiben können zu Kurkuma und Brokkoli, zu Granatapfel und Fragen der Ernährung. Ich hatte mich als Lehrbeauftragte für naturheilkundliche Selbsthilfe viel den Fragen der Selbsthilfe auch bei onkologischen Erkrankungen befasst und als Fachjournalistin für Komplementärmedizin an zwei kleinen Büchern zu onkologischen Themen mitgearbeitet (1).

Frau Schoen hatte mich also als Profi angeschrieben. Und ich hätte auch als Profi antworten können. Aber die Situation war anders: Ich war nämlich, was sie zu diesem Zeitpunkt nicht wusste, selbst betroffen. 2016 hatte ich eine Brustkrebsdiagnose. Operation und Nachoperation folgten, eine umfangreiche Bestrahlung, da auch zwei von fünf entnommenen Wächterlymphknoten befallen waren, an einer Chemotherapie kam ich aufgrund eines Genexpressionstests knapp vorbei. Seit zwei Jahren nehme ich Tamoxifen. All diese Therapien habe ich körperlich relativ gut verkraftet, vielleicht auch, weil ich viele der in den beiden angesprochenen Büchlein vorgeschlagenen Begleitmaßnahmen umgesetzt habe.

Der psychische Stress aber war groß: Aufgrund eines Umzugs musste ich von Pontius zu Pilatus, die gesamte Diagnostik zog sich über mehrere Monate hin. Gravierender war: Meine Mutter und auch meine Großmutter waren an Brustkrebs erkrankt und gestorben. Auf den Termin für die genetische Beratung musste ich mehrere Monate warten (glücklicherweise Entwarnung!). Damit war das Thema Krebs jedoch nicht zu Ende: Ein Jahr nach meiner Ersterkrankung gab es bei einer Mammographie und Ultraschall-Kontrolle einen unklaren Befund, einen Schatten. Auch auf den Termin beim Spezialisten musste ich acht Wochen warten. Zum Glück stellte er fest, dass dieser Schatten alles Mögliche, aber eben kein Krebs sei. Aber die erneute Konfrontation mit diesem Thema versetzte mir doch einen erheblichen Schlag. Wäre es nicht schön gewesen, das alles irgendwie hinter sich zu lassen?

Man kann sich jetzt sicherlich fragen, warum ich nicht etwas mehr Druck gemacht habe, um früher weiteruntersucht oder -behandelt zu werden. Vielleicht bin ich nicht der Typ dafür. Vielleicht aber empfand ich diesen speziellen Blick, den Krebskranke haben, den Blick auf Leben und Tod, als etwas Besonderes, das man allzu schnell wieder verliert: dieses Bangen zwischen Hoffnung und Angst. Diese unglaubliche Sensibilität dafür, was einem in einer so enormen Stress-Situation guttut und Energie gibt und was sie einem nimmt. Dieses Gefühl „davon will ich mehr" und das andere Gefühl, das Angst, Stress, Zweifel, Sorge mit sich bringt. Diese Achtsamkeit für Dinge, die wirklich wichtig sind. Dieser

Blick auf den ganzen Trubel und die Menschen um einen rum und die Frage: „Wofür macht ihr das alles?"

Kurz nachdem ich die Diagnose Krebs erhalten hatte, aber noch bevor die Therapie entschieden war, ging ich beruflich auf einen Kongress über vegetarische Ernährung in Berlin, hielt dort einen Vortrag über die Kartoffel als Hausmittel. Ich traf eine mir bekannte Ordnungstherapeutin aus einer onkologischen Tagesklinik. Wir tranken einen Kaffee, zu ihr konnte ich offen sein. Und sagte, so ganz nebenbei, während ich in meinem Kaffee rührte und auf die wuselige Kongresshalle schaute: „Weißt du, ich glaube irgendwie, meine Schreiberzeit ist vorbei. Ich mache jetzt Musik. Und irgendwann mache ich Musik mit Krebskranken." Das erstaunte meine Bekannte, noch viel mehr aber mich selbst. Hatte ich das wirklich gerade selbst gesagt?

Jeder Mensch hat, so glaube ich, eine Theorie, warum er krank ist. Ob diese nun stimmt, ist gar nicht so wichtig. Denn Gedanken haben eine eigene Kraft, im Guten wie im Schlechten. Mein Gefühl zu „meinem" Krebs war: Ich bin ohnehin schon ein „verkopfter" Typ, extrem wissbegierig und lerneifrig. Ich hatte in den letzten Jahrzehnten als Journalistin gearbeitet, zwei Fernstudiengänge absolviert, viele Bücher – und eine Doktorarbeit über Kräuterfrauen in Europa geschrieben. Alles war unglaublich spannend. Aber ich klebte an meinem Bildschirm und konnte mich, selbst wenn schönstes Wetter war und wenn ich mein Tagwerk erfüllt hatte, nur schwer davon loseisen. Jetzt, mit dem Blick der Krankheit, kam es mir so vor, als ob meine ganze Energie sich wie ein Bienenschwarm um meinen Kopf sammelte – typbedingt, aber eben auch durch die Art meiner Arbeit. Ich empfand stark, dass alles seine Zeit hat. Und dass es für mich entscheidend wichtig im Gesundungsprozess war, meine Energie mehr zu verteilen, sie in den Körper zu bringen, ja, bis in Hände und Füße zu lenken. Dass es wichtig war, mich zu erden. Alle Therapeuten, die ich danach besucht habe, ob Ayurveda, Osteopathie oder Körperarbeit, haben das ähnlich empfunden. Ich war auf einem richtigen Weg.

Und ich merkte in dieser sensiblen, angstbesetzten Zeit, wie sehr ich die Musik liebte, dass mein Kopf ruhig wurde und das Gedankenkreisen um all die vielen Fragen, die bei einer Krebserkrankung auf einen einprasseln und auf die es nur zum Teil Antworten gibt, aufhörte, wenn ich Musik machte. Immer, wenn ich in einem Wartezimmer saß, hörte ich vor allem Jazz.

Seit meiner Jugend hatte ich mich zum Jazz hingezogen gefühlt, immer wieder Anläufe unternommen, Jazz zu lernen. Ich hatte mir mit Anfang 20 das Klavierspielen von einfachen Songs und Melodien mit Akkorden beigebracht und mit Freundinnen gesungen. Mit Mitte 30, mit zwei kleinen Kindern und frisch getrennt, sang ich bei einer Musikhochschule vor. Die Jury sagte: „In Ihrem Alter, Frau Kerckhoff, müssten Sie sehr viel mehr können..." Aber eine Zuhörerin kam später zu mir: „Du hast die Songs ganz anders rübergebracht als die Jungen. Das hat mich berührt." Ich machte weiter mit der Musik. Mit Ende Dreißig bekam ich, kaum zu fassen, einen Job als Pop-Gesangslehrerin an einer Berliner Musikschule. So glücklich ich war als Quereinsteigerin – ich war ja Heilpraktikerin und hatte Pflanzenheilkunde gelernt – es war schwierig, diesen Job mit der privaten Situation als Alleinerziehende zu vereinbaren. Ich kündigte wieder. Und begann zu schreiben, tauchte ab in die stille Welt der Worte und der Wissenschaft. Ich setzte mich an den Schreibtisch, wenn die Kinder aus dem Haus waren, und fuhr den Computer herunter, wenn sie wiederkamen.

Auch als mein Sohn und meine Tochter ihre eigenen Wege gingen, blieb ich in dieser Welt, wenn auch mehr aushäusig. Begann eine akademische Karriere als Lehrbeauftragte an verschiedenen Hochschulen. Ich konnte komplizierte Sachen gut einfach erklären, das hatte ich durchs Schreiben gelernt. Schrieb die Doktorarbeit. Arbeitete mich in den Verlagen hoch, bis zum renommierten Springer-Verlag. Eigentlich arbeitete ich auf eine Habilitation oder eine Professur hin.

Doch dann kam der Krebs. Und plötzlich war alles andere unwichtig. Es ging nur darum, wie man die nächsten Stunden übersteht, ohne innerlich total zu erstarren. Es ging nur darum, was einen ganz persönlich in dieser traumatisierten, angsterfüllten Situation noch emotional erreichte.

Ich setzte mich ans Klavier. Holte meine alten Songbücher raus. Begann, wieder vor mich hin zu klimpern, zu singen, das eine oder andere zu Hause aufzunehmen. Suchte meine alten Kassetten vom Speicher, ja, besorgte mir sogar einen Kassettenrecorder, um sie abzuspielen. Schmunzelte über die Songtexte, die ich mit 18 geschrieben hatte. Knüpfte wieder da an, wo ich vor 20 Jahren aufgehört hatte.

Ich besuchte eine Atemtherapeutin, die mir half, den Atem in jeden Winkel meines Körpers zu führen und den Bienenschwarm in meinem Kopf zu beruhigen. Ich stellte mich aufrecht hin, Tag für Tag, stellte mir vor, dass aus meinen Füßen tiefe Wurzeln in den Boden wachsen und mich verankern, dass die Kraft der Erde mich von unten stützt und sichert. Ich stellte mir vor, dass mich am Kopf die Kraft des Himmels hält, an einem unsichtbaren Faden. Dass mein Körper dazwischen gehalten ist und schwingen darf. Ich erkundete mit Tönen, Summen, Brummen und Lauten meinen Körper, stellte fest, wo ich fest bin, fest aus lauter Angst vor der nächsten Vorsorge und der ganzen Zukunft. Versuchte, dabei weicher zu werden.

All das tat mir gut und führte tatsächlich zu genau dem, was ich selber mir gewünscht hatte: Meine Energie verteilte sich mehr und mehr im Körper – und auch, wenn sie noch nicht ganz in den Füßen angekommen ist – ich bin dran!

Gleichzeitig gab mir der Krebs eine unglaubliche Schubkraft. Wo ich früher unsicher gewesen war, ließ ich jetzt los. Ein falscher Ton? Kein Weltuntergang! Vor Leuten stehen und singen? Kein Anlass für Angst, sondern die Chance, gemeinsam Musik zu erleben und Gefühle zu teilen. Text vergessen? Kein Problem. Ich mache das hier für „mich". Weil es mir Freude macht. Und weil es mir guttut. Ich habe nichts zu verlieren. Wer einmal in der Krebswelt war, der sieht die Welt anders. Und die Illusion einer Kontrolle, so wie man sich das früher gewünscht hat, verschwindet. Man kann vertrauen und sich einer Sache hingeben.

Das war ein neues Gefühl. In meiner beruflichen Tätigkeiten hörte mein Kopf oft nicht auf. Immer tiefer drang ich in irgendwelche Wissensgebiete ein, immer mehr Fragen taten sich auf, oft wurde die Materie immer komplizierter – und meine Nächte immer schlafloser. Jetzt, bei der Musik und gerade beim Singen, war es ganz anders. Da gab es nicht das Richtig und Falsch, das „Gut gemacht!" oder „Musst du noch üben!". Ich wollte mich mitteilen. Ich wollte die Musik in meinem Körper spüren. Ich wollte eine Geschichte erzählen. Ich kannte den Blues durch den Krebs. Ich wusste, wie es ist, wenn plötzlich alles weg ist und nichts mehr sicher. Ich hatte keine Angst mehr, zu versagen.

Beim Improvisieren mit dem Instrument und beim Singen, zumindest im Bereich Folk, Pop und Jazz, geht es nicht um den perfekten Ton. Es geht darum, aufzumachen. Ich glaube, das ist ein Aufmachen im doppelten Sinne: Man macht den Körper auf, mit der Stimme, mit der Luftsäule, die gefühlt bis tief ins Becken reicht. Von dort unten kommt die

Kraft wie ein Springbrunnen. Und oben sitzt der Ton, der ganz eigene Ton, wie ein Ball, der auf dem Wasser tanzt. Man macht sich aber auch auf im Sinne eines Weges, den man einschlägt. Macht sich verletzlich. Das macht auch Angst. Aber das, was man dafür bekommt, ist der Kontakt zu sich selbst. Und der wiederum erleichtert den Kontakt zu anderen Menschen.

Vor dem Krebs hätte ich das nie so gekonnt.

Wie ging es weiter bei mir? Ich vertiefte das Singen, die Musik als Kraftquelle. Ich suchte mir zwei sehr gute Musiker in München, wir trafen uns regelmäßig und übten. Sie waren „besser“ als ich, aber sie waren beeindruckt von meinem Drive und meiner Freude am Tun. Als der unklare Befund kam, von dem ich oben geschrieben habe, ging ich aus der Praxis und rief sie am gleichen Tag an: „Wir machen eine CD. Ich weiß nicht, wie es bei mir weitergeht. Ich kann nicht warten, bis ich so gut bin, wie ich das eigentlich sein will.“ So machten wir es. Wir nahmen eine CD auf, mit Jazzstücken. All das war furchtbar aufregend. Die beiden anderen waren routiniert im Studio, für mich war alles neu – das Mikrofon, die Stimme im Kopfhörer: „Das machen wir vielleicht nochmal...“ Aber ich saugte alles auf – wie man im Studio aufnimmt, wie man mischt. Vor einem halben Jahr kam die CD nach Hause. Ich war unglaublich stolz. Und heilfroh, dass ich nicht gewartet hatte, bis ich mich „gut genug“ fand. Denn der Tag wäre möglicherweise nie gekommen.

Das war nicht alles. Anfang dieses Jahres fuhr ich meinen Job als Wissenschaftsjournalistin bei der Carstens-Stiftung auf 20 Stunden herunter. Ich sagte meine Lehraufträge ab und hörte auf, als Ghostwriterin zu arbeiten. Ich machte eine Weiterbildung in Improvisation. Und ich bekam vom Leiter der Jazzschule Berlin das Angebot, ab nun für mehrere

Wochen im Sommer Einsteiger-Workshops zu leiten, in einem wunderschönen Hotel in Österreich, im Montafon. Ich bin mir sicher: Er bot mir das an, weil ich leidenschaftlich gerne das weitergebe, was ich selbst erfahren habe. Und Menschen dabei unterstütze, Musik als Ressource zu entdecken und hier angstfrei erste Gehversuche zu machen. Weil man in einem stressfreien Raum gemeinsam etwas Musikalisches entwickeln kann, was sich unglaublich schön anhört.

Es ist mein absoluter Traumjob. Kurz habe ich gezuckt, als ich das Angebot bekam, und gedacht: Was ist, wenn der Krebs wiederkommt? Der nächste Gedanke aber war: Genau dieser Job ist das Beste, was ich für mich tun kann. In einem Wellness-Hotel Musik machen, wandern, schwimmen. Das ist die absolute Win-win-Situation, für mich wie für die Teilnehmer der Kurse. Ich bin mit ganzem Herzen dabei.

Wer weiß, vielleicht entwickeln sich aus dieser Tätigkeit spezielle Workshops für Krebspatienten während und nach ihrer Erkrankung. Denn es gibt eine Art, Musik zu machen, bei der es egal ist, ob man musikalisch ist oder nicht, und bei der es kein Richtig und Falsch gibt. Diese Art von Musik gibt Kraft. Sie hilft, Gefühle loszuwerden und mit anderen zu teilen. Sie macht groß, weit und glücklich.

Und das können Krebskranke gut gebrauchen.

Zur Autorin

Dr. Annette Kerckhoff (geb. 1965) lebt in Berlin-Kreuzberg und auf dem Land am Starnberger See. Sie arbeitet als Fachjournalistin für Naturheilkunde und gibt Musik-Improvisationskurse für Einsteiger.

Kontakt und Infos

a.kerckhoff@t-online.de

Weiterführende Literatur

(1) Spahn Günther, Kerckhoff Annette: Krebs und therapiebedingte Nebenwirkungen; KVC Verlag 2016, 3. Auflage

Elies Michael, Kerckhoff Annette: Diagnose Krebs; Homoöpathie und Schüssler; KVC-Verlag 2013

N

Nährstoffe

Krebs und Nährstoffe

Über eine individualisierte Nährstofftherapie bei Krebs

Volker Schmiedel

Herr Schulze (Name geändert) war Mitte 50, als ich ihn das erste Mal sah. Er war Patient auf der onkologischen Abteilung einer Klinik für Ganzheitsmedizin, in der ich Chefarzt der naturheilkundlich-internistischen Abteilung war. Er wollte mich sehen, um noch zusätzliche Tipps bezüglich Nährstoffe zu erhalten. Er hatte einen Krebs im Bereich des Magen-Darm-Traktes, der zusammen mit Gallenblase, Magen, Bauchspeicheldrüse und Teilen des Dünndarms entfernt worden war. Er hatte mehrere Chemotherapien hinter sich und war moribund, d.h. ihn krank aussehend zu nennen, wäre eine starke Untertreibung gewesen. Sein BMI war unter 17, er hatte eingefallene Wangen und einen trüben Blick. Er hatte keinen Appetit und das Wenige, was er überhaupt aß, vertrug er nicht. Er bekam von allem

Blähungen und Völlegefühl. Wenn er nur ein wenig Fett verzehrte, wurde es noch schlimmer, und er litt dann auch noch unter quälenden Durchfällen. Nun wollte er von mir wissen, welche Nährstoffe ihm fehlten und was sinnvoll wäre, es als Nahrungsergänzung zur Verbesserung seines Gesundheitszustandes einzunehmen.

Ich muss gestehen, dass ich bei seinem Anblick dieses Ziel nicht hatte. Ich wäre zufrieden gewesen, wenn wir nach Aufdeckung und Behandlung von Mangelzuständen den unweigerlichen Verfall etwas abgebremst und die Lebensqualität ein wenig verbessert hätten, damit er in den verbleibenden Monaten, die ich ihm innerlich maximal gegeben habe, nicht allzu stark unter seinen Verdauungsbeschwerden und den Folgen seiner Mangelzustände zu leiden hatte.

Wir benötigen knapp 50 Nährstoffe zum Leben. Wenn nur ein einziger davon fehlt, so ist dies mit dem Leben nicht vereinbar. Es gibt einige Nährstoffe, bei denen wir – besonders in den letzten hundert Jahren – immer weniger gut versorgt sind und die auch noch einen besonderen Bezug zur Entstehung von Krebserkrankungen haben. Im Einzelnen sind dies folgende:

Vitamin D – das Sonnenvitamin

Vor etwa 100 Jahren wurde es als rachitis-vermeidender Nährstoff entdeckt, es kann aber weit mehr. So wirkt es zelldifferenzierend und immunmodulierend, was seine günstigen Effekte bei Krebs und Autoimmunerkrankungen erklärt. Ferner ist es wichtig für die richtige Funktion von Muskeln und Nerven, insbesondere deren Zusammenspiel. Es gibt zudem Hinweise auf anti-depressive Effekte.

Je höher der Vitamin D-Spiegel war, desto geringer war in Studien das Risiko für Entstehung von und Sterblichkeit durch Krebs. Und ist der Krebs ausgebrochen, so haben diejenigen mit einem hohen Spiegel die bessere Prognose. Ich messe bei allen gefährdeten oder erkrankten Menschen den Vitamin D-Spiegel. Dann gebe ich so viel Vitamin D, dass ich auf einen Spiegel von 100-150 nmol/l oder 40-60 ng/ml komme, was über den üblichen Normwerten der meisten Labore liegt, meines Erachtens (und dem vieler ganzheitlich arbeitenden Therapeuten) aber den optimalen Bereich darstellt. Hierfür benötige ich meist 2000-8000 IE – das sind physiologische Dosen, die Menschen mit „artgerechter Haltung" im Durchschnitt täglich mit der Sonne und der Nahrung aufnehmen. Nicht artgerecht ist die freiwillige „Käfighaltung", sondern eine „freilaufende" Lebensweise an der Sonne, mehrfach Fisch und vielleicht einmal Fleisch in der Woche.

Zink – das Immunmineral

Zink ist in mehr als 70 Enzymen enthalten, was die biologische Bedeutung dieses Spurenelementes unterstreicht. Außerdem spielt es eine wichtige Rolle in der Immunabwehr, besonders in der zellulären Abwehr (Lymphozyten).

Aufgrund der Bedeutung von Zink für das Immunsystem sollte die Indikation für eine Zinkgabe in der Prävention, aber auch bei eingetretener Erkrankung großzügig gestellt werden. Dies gilt insbesondere dann, wenn es Hinweise auf einen Mangel gibt. Symptome sind u.a. Infektneigung, brüchige Nägel, Haarausfall und Wundheilungsstörungen. Da Krebspatienten nicht selten darüber klagen, könnte Zink hier hilfreich sein und die Lebensqualität der Patienten unter Umständen verbessern.

Auch beim Zink messe ich die Blutspiegel und strebe dann Werte im mittleren bis hohen Normbereich an. Bei erstaunlich vielen Patienten finde ich grenzwertige oder manifeste Mangelzustände. Ich gebe meist 15-30 mg, um gute Spiegel zu erzielen. Wichtig: Zink muss streng nüchtern eine halbe Stunde vor einer Mahlzeit und darf nicht zusammen mit anderen Mineralien eingenommen werden, weil dadurch die Resorption stark verschlechtert wird.

Bei einer ausführlichen Laboranalyse zeigten sich bei Herrn Schulze katastrophale Mangelzustände bei Vitamin D, Zink, Selen und Omega-3-Fettsäuren – also genau den wichtigsten Nährstoffen für das Immunsystem. Ob er früher schon einen schlechten Vitamin D-Spiegel hatte, wissen wir nicht, aber die monatelangen Krankenhausaufenthalte ohne Vitamin D-Zufuhr in den konventionellen Kliniken haben die Versorgung sicher nicht gerade verbessert. Fisch hatte er früher zwar ab und zu gegessen, aber in den Kliniken gab es maximal einmal die Woche Fisch und dann meist fett- und omega-3-armen Fisch.

Ich gab ihm also Vitamin D (z.B. Vitamin D Hevert 4000 Tabletten), Zink (z.B. Zinkorot 25 mg), Selen (z.B. Selen-loges 200 µg) und Omega-3-Fettsäuren (z.B. Norsan Fischöl 1 EL). Das Norsan Fischöl schmeckt praktisch nicht nach Fisch, weil es eine hohe Qualität hat und unmittelbar nach dem Fang frisch verarbeitet wird. Bei ihm habe ich aber zunächst viermal täglich einen halben TL gegeben, da er aufgrund der Entfernung wichtiger Verdauungsorgane vermutlich eine Fettverdauungsstörung hatte.

Daneben habe ich eine umfangreiche Stuhlanalyse veranlasst, welche diese bestätigte. Mit einem Pilzenzympräparat (z.B. Nortase) und einem gallefördernden Artischockenpräparat (z.B. Ardeycholan) konnte die Verdauung deutlich verbessert werden. Er aß wieder mit Appetit und vertrug das Essen auch. Ich freute mich, ihm hoffentlich noch zu ein paar einiger-

maßen schönen Monaten verholfen zu haben. Seine Frau begleitete ihn bei allen Besuchen, und es war offensichtlich, dass sie zu ihm hielt und ihn bei allem nach besten Kräften unterstützen würde.

Selen – das Antioxidationsspurenelement

Selen ist Bestandteil der Glutathionperoxidase, eines der wichtigsten antioxidativen Enzyme. Selen schützt uns damit vor Oxidationsprozessen, die beim Altern, aber auch bei der Entstehung vieler Krankheiten wie Krebs oder Arteriosklerose bedeutsam sind. Außerdem unterstützt Selen die Entgiftung von vielen Schwermetallen (z.B. Quecksilber, Arsen, Blei, Kadmium) und Medikamenten.

Ich messe Selen im Vollblut und strebe einen Wert an der oberen Normgrenze an – da arbeitet die Glutathionperoxidase am besten. Manche haben bereits einen solchen Wert, andere benötigen meisten 50-300 µg, um diesen zu erreichen.

Omega-3-Fettsäuren – mit Fischöl gegen Krebs anschwimmen

Unbestritten ist mittlerweile in der onkologischen Grundlagenforschung, dass entzündliche Prozesse auch an der Krebsentstehung und dessen Fortschreiten beteiligt sind. Die anti-entzündliche Wirkung der Omega-3-Fettsäuren – und hier vorrangig die maritime EPA (Eicosaoentaensäure) – ist vermutlich hauptverantwortlich für den anti-karzinogenen Effekt. Darüber hinaus gibt es Hinweise, dass Omega-3-Fettsäuren Nebenwirkungen der onkologischen Grunderkrankung oder der konventionellen Therapie zu mindern vermögen.

In großen Studien fand man deutlich weniger Krebsfälle, wenn die Versorgung mit Omega-3-Fettsäuren gut war. Es gibt mittlerweile auch Untersuchungen, die eine bessere Prognose im Zusammenhang mit Chemotherapie ergeben, wenn Omega-3-Fettsäuren dazu gegeben werden, oder es kommt zu deutlich weniger Symptomen wie etwa der gefürchteten Erschöpfung.

Auch bei eingetretenem Krebs könnte die Zufuhr Nebenwirkungen der Grunderkrankung sowie die Überlebensrate verbessern helfen. Voraussetzung hierfür ist allerdings eine gute Qualität des verwendeten Präparates – Öle oder Kapseln mit tranig riechendem und sehr fischig schmeckendem Inhalt sind ranzig und sollten nicht eingenommen werden. Die tägliche Dosis sollte bei mindestens 2 g reinen Omega-3-Fettsäuren (in der primären Prävention evtl. nur 1 g) gleich 15 herkömmlichen Kapseln oder einem EL Fischöl liegen, welches als Speiseöl in das Essen gerührt werden kann (Achtung: nicht erhitzen!).

Was ist mit Leinöl? Frau Budwig gebührt das große Verdienst, darauf hingewiesen zu haben, dass Omega-3-Fettsäuren bei Krebs besser als Omega-6-Fettsäuren (tierische Fette, pflanzliche Öle wie Sonnenblumen- oder Distelöl) sind. Darauf beruht die Budwig-Diät mit Leinöl, der besten Quelle für pflanzliche Omega-3-Fettsäuren. Leider konnte bisher wissenschaftlich kein Nutzen von pflanzlichen Omega-3-Fettsäuren bei Krebs nachgewiesen werden. Ich empfehle trotzdem allen meinen Krebspatienten die Zufuhr von Leinöl, weil hierunter der Omega-6/3-Quotient etwas verbessert wird. Das Leinöl sollte allerdings zusätzlich zu den maritimen Omega-3-Fettsäuren, auf keinen Fall alternativ dazu eingesetzt werden.

Die Behauptung, Krillöl sei besser als Fischöl, entbehrt jeder Grundlage. Es existiert weltweit keine einzige Studie, die auch nur den Hauch eines Beweises dafür erbringt, dass Krillöl dem Fischöl überlegen ist, weder bei Krebs, noch bei rheumatischen Erkrankungen, Depressionen oder irgendeiner anderen Krankheit, bei der Omega-3-Fettsäuren hilfreich sind. Der einzige Unterschied zwischen Krill- und Fischöl: Ersteres ist zehn- bis zwanzigfach teurer!

Was machen Vegetarier/Veganer mit den Omega-3-Fettsäuren? Der Nutzen von maritimen Omega-3-Fettsäuren bei Krebs kann nicht mehr bestritten werden. Man kann heute aber auf das nahezu gleichwertige Algenöl zurückgreifen. Es enthält sogar doppelt so viele Omega-3-Fettsäuren wie das Fischöl, ist aber auch mehr als doppelt so teuer.

Kapseln oder Fischöl – was ist besser? Wenn die Qualität des verwendeten Öles gut ist, darf beides verwendet werden. Es kommt dann aber auf die Quantität an. Eine Omega-3-Therapie beginnt bei 2 g reinen Omega-3-Fettsäuren – das entspricht 1 EL Fischöl, 1 TL Algenöl, 15 konventionellen Fischölkapseln mit 500 mg Fischöl, 4-6 großen oder höher konzentrierten Kapseln. Jeder muss selbst entscheiden, was er am leichtesten einnehmen kann.

Achtung: Bei manchen Chemotherapien sollten Omega-3-Fettsäuren nicht direkt zur Chemotherapie gegeben werden. In den Pausen zwischen den Zyklen geht es aber schon.

Weitere Nährstoffe – was hilft noch?

Carotinoide: Hier rate ich in erster Linie zu Lebensmitteln, die daran reich sind, z.B. Karotten, gelbe und rote Paprika, alle gelben und orangen Früchte und Gemüsesorten, aber auch Brokkoli. Wenn dies nicht gewährleistet erscheint, messe ich die Spiegel im Blut und gebe Carotinoide, wenn ein Mangel besteht.

Antioxidantien: Weil es hier in den letzten Jahren Forschungsergebnisse gab, die nicht uneingeschränkt einen Nutzen zeigten (z.B. haben Sportler keine Trainingseffekte mehr, wenn sie hoch dosiert Antioxidantien nehmen), ist der Antioxidantienhype von vor zwanzig Jahren einer differenzierten Betrachtungsweise gewichen. Ich gebe Vitamin E zusammen mit C und ggf. weiteren Antioxidantien in Kombination, wenn ich erhöhte Werte für die Lipidoxidation bzw. erniedrigte Werte für die antioxidative Kapazität finde. Die meisten kommen mit einer guten, antioxidantienreichen Ernährung aus. Nur wenn diese nicht garantiert ist und ich entsprechend schlechte Laborwerte finde, arbeite ich mit Antioxidantien als Nahrungsergänzung.

Vitamin C: Eine Ausnahme bildet hier das Vitamin C. Unter einer Hochdosistherapie mit Vitamin C (mehrere Gramm täglich und mindestens wöchentliche Infusionen mit 7,5-15 g Vitamin C) wurden Verbesserungen der Lebensqualität und auch eine verlängerte Lebenszeit gefunden.

Vitamine, Mineralstoffe und Omega-3-Fettsäuren haben sich in der Prävention und Therapie von Krebserkrankungen auch in hohen Dosen als sicher erwiesen.

Persönliches Statement

Die oft gehörte Äußerung, dass eine ausgewogene Ernährung alle Nährstoffe bereithält und auch Krebspatienten in der Regel keinen Nährstoffmangel aufweisen, entbehrt nach meiner Meinung jeder Grundlage. Ich kann mir diese für die Patienten katastrophale Fehleinschätzung der realen Verhältnisse nur dadurch erklären, dass die Protagonisten einer solchen restriktiven Haltung bei ihren Patienten keine entsprechenden Untersuchungen durchführen.

Nach meiner etwa 20-jährigen klinischen Erfahrung mit vielen ambulanten und stationären Patienten kann ich sagen, dass ich so gut wie nie einen onkologischen Patienten angetroffen habe, der bezüglich aller für Krebserkrankungen relevanten Nährstoffe optimal versorgt war.

Mit einer individualisierten und optimalen Nährstoffsubstitution – und die meisten benötigen mehrere Nährstoffe in teilweise recht hohen Dosen – habe ich fast immer von den Patienten eine deutliche Verbesserung der Lebensqualität zurückgemeldet bekommen. Ich habe einige mit praktisch tödlicher Prognose mehrere Jahre und teilweise bis heute bei relativ guter Lebensqualität begleiten dürfen. Die Möglichkeiten einer solchen Nährstofftherapie möchte ich persönlich für meine Patienten nicht mehr missen wollen.

Nach einem Jahr kam Herr Schulze mit seiner Frau wieder in meine naturheilkundliche Ambulanz. Er hatte nicht nur überlebt, sondern mehrere Kilo zugelegt und fühlte sich bei bester Gesundheit. Seine Nährstoffwerte lagen alle genau dort, wo ich sie haben wollte. Er sollte (und wollte auch) damit unbedingt fortfahren.

Fünf Jahre später hielt ich einen Vortrag in der Heimatstadt der Schulzes. Sie hatten davon erfahren, waren zu meinem Vortrag gekommen und luden mich anschließend zum Essen ein. Ich werde nie vergessen, dass Herr Schulze sich einen Sylter Fischtopf mit Hering, Makrele, Lachs und Bratkartoffeln mit Speck (!) bestellte – und dies, obwohl ihm Magen, Galle und Pankreas fehlten. Ich fragte ihn erstaunt, ob er das denn vertragen würde. Ja, mit den von mir verordneten Präparaten hätte er keine Probleme damit. Die Nährstoffe nimmt er auch weiter, alle Nachsorgeuntersuchungen haben keine Rezidive oder Metastasen ergeben.

Ich muss allerdings noch ergänzen, dass Herr Schulze nach meiner festen Überzeugung nicht nur wegen der heroischen Operation, der Chemotherapie und der von mir verordneten Nahrungsergänzungen, sondern auch wegen des gegen alle schlechten Prognosen unerschütterlichen Glaubens an seine Heilung und die sehr gute emotionale Unterstützung durch seine Frau überlebt hat. Dies garantiert zwar keine Heilung, ist aber meines Erachtens eine genauso unerlässliche Grundvoraussetzung wie eine adäquate schulmedizinische Therapie, gesunde Ernährung und die richtigen Nährstoffe in der richtigen Dosierung.

Zum Autor

Dr. med. Volker Schmiedel (geb. 1958), wohnhaft in Baar/CH. Er arbeitet als Arzt im ganzheitlichen Ambulatorium Paramed in Baar.

Kontakt und Infos

v.schmiedel@paramed.ch

www.paramed.ch

www.dr-schmiedel.de

Weiterführende Literatur

Schmiedel V: Kap. 23 Krebs und Nährstoffe. Aus: Stange R, Leitzmann C (Hrsg.): Ernährung und Fasten als Therapie. Springer Verlag Berlin, 2017

Schmiedel V: Vitamine, Mineralstoffe & Spurenelemente: Ernährung, Diagnostik und Nährstofftherapie. Thieme Stuttgart, 2019

Schmiedel V: Omega-3 – Öl des Lebens für mehr Gesundheit. Fona-Verlag Lenzburg, 2018

Links zu weiteren Publikationen:

https://www.dr-schmiedel.de/omega-3-krebsforschung/

https://www.dr-schmiedel.de/omega-3-fettsauren-krebs/

Natur

Krebs mag keinen Wald

Heilsame Kräfte der Natur nützen

Armin Bihlmaier

Würden Sie Ihre Immunkraft am liebsten stärken können während eines Spazierganges, auf der Wiese, im Wald oder sogar auf dem eigenen Balkon? Dann folgen Sie mir hinaus in die Natur und staunen Sie, wie viel Heilkräfte laut neuesten Forschungsergebnissen darauf warten, genützt zu werden.

Auf meinen Führungen öffne ich Naturinteressierten zuerst die Schatztruhe naturheilkundlicher Tradition. So sprach Hildegard von Bingen vor 900 Jahren von „Viriditas", der Grünkraft. 700 Jahre später tat der als „Wasserpfarrer" und Naturheiler bekannt gewordene Sebastian Kneipp den Ausspruch „Der beste Weg zur Gesundheit ist der Weg zu Fuß". Heute, im 21. Jahrhundert schließlich, entdeckten die Japaner die heilsame Kraft des Waldes, Shinrin Yoku. Was früher nur intuitiv verspürt wurde, ist jetzt dank moderner Forschungen endlich nachweisbar: Die Natur wirkt!

Wie wirkt Wald?

Das japanische Zentrum für Medizin Nippon, das Forschungsinstitut für Wald & Waldprodukte und die Behörde für Forstwirtschaft erforschten

2004 gemeinsam die Wirkungen des Waldes auf den menschlichen Körper. Überraschend zeigte sich, dass gleich drei verschiedene Anti-Krebs-Eiweiße wie auch die natürlichen Killerzellen im menschlichen Blut von Waldaufenthalten deutlich gefördert werden. Auf der Suche nach wissenschaftlichen Erklärungen stieß man auf sogenannte Phytonzide, von Pflanzen gebildete Abwehrstoffe, um sich selbst vor Insekten und Bakterien zu schützen. Werden diese – oft ätherische Öle wie z. B. Terpene – eingeatmet, steigen die Killerzellen im menschlichen Organismus um beachtliche 52 Prozent. Der Studienleiter Dr. Li schickte daraufhin zwei Gruppen los, eine in den Wald, eine in die Stadt. Die „Waldmenschen" zeigten einen niedrigeren Blutdruck als die „Stadtmenschen", weniger Stresshormone im Blut und einen ruhigeren Puls.

Krebs mag keinen Wald

Von meiner Frau Susanne, Naturärztin für komplementäre (= ergänzende) Krebstherapie, weiß ich, dass mit vielen naturheilkundlichen Mitteln versucht wird, die natürlichen Killerzellen zu stärken und zu vermehren. Killerzellen helfen mit, den Krebszellen den Garaus zu machen. Umso erstaunlicher ist, dass die Zahl dieser natürlichen Killerzellen bereits mit einem zweistündigen Waldspaziergang pro Woche erhöht werden kann.

Weg vom Perfektionismus

Schön wäre ein großes, ruhiges Waldstück. Dennoch beweise ich die Waldwirkung auf meinen Führungen auch in einem Härtetest: in einem kleinen Waldstreifen direkt neben einer stark befahrenen Autobahn. Kaum betreten wir die wenigen Meter Wäldchen, umfängt uns eine gedämpftere Geräuschkulisse. Die Abgase scheinen buchstäblich wie aufgelöst, die Luft riecht würziger. Die fest verwurzelten Bäume wirken wie ein Bollwerk, wie eine unerschütterliche Gegenkraft zu dem rasenden Verkehr. Wer schon hier den Unterschied spürt, wird sich in einem größeren Wald mit einsameren Wegen wie im Paradies fühlen.

Igitt!? Oho!

Igitt, ein total verpilzter, morscher Baumstumpf, das ist morbide, das stimmt doch depressiv, oder nicht? Nicht im Geringsten, wenn Sie die faszinierenden Zusammenhänge kennen. Sogenanntes „Totholz“ mit Pilzbefall ist eine botanisch-biologische Meisterleistung. Oder wussten Sie, dass Pilze wahre Meister-Kellner sind? Sie servieren den Baumwurzeln die zuvor von ihnen zersetzten Stoffe als köstliche Speisen. Ohne Pilze im Boden könnte ein Baum wesentlich schwieriger überleben. Mittlerweile werden sogar für die Pellet-Heizung die Baumkulturen mit speziellen Pilzen geimpft, sozusagen gedüngt.

Meine Erfahrung zeigt, dass ein geführter Natur-Spaziergang ganz neue Wissenswelten öffnet, Ehrfurcht wachsen lässt und im Staunen ein tiefes Wohlbefinden erzeugt. Wenn Sie unter grünem Blätterdach, auf weichem Moosboden stehend, diesen Informationen lauschen, erscheint der Baumstumpf in völlig neuem Licht. Ein Innehalten und Wahrnehmen von ganz kleinen, ganz alltäglichen Naturwundern ist es, was ebenfalls den Herzschlag beruhigen, die Seele entspannen und die körpereigene Produktion von Glückshormonen ankurbeln kann.

Outdoor ganz praktisch

Für genussvolles und entspanntes Waldbaden brauchen Sie nicht viel, das Wenige aber bitte in guter Qualität, damit der Waldspaziergang Freude bereitet: bequemes, haltgebendes Schuhwerk wie z. B. leichte, knöchelhohe Wanderschuhe. Gegen einen plötzlichen Regenguss, aber auch gegen zu viel Sonne, hilft ein Hut mit breiter Krempe. Den schätzen Hundeliebhaber genauso wie Naturfreunde und Fotografen, denn die Hände bleiben frei, z. B. für's Erfühlen einer Baumrinde und Berühren von Pflanzen. Bitte kein Baseball Cap, damit holt man sich ganz schnell einen Sonnenbrand an den Ohren. Für Notfälle habe ich immer eine Mini-Trillerpfeife dabei vom Outdoor-Laden.

Natürliche Notfall-Apotheke draußen

Hat Sie ein Insekt gestochen und es juckt heftig? Hier hilft Spitzwegerich. Dazu zerquetschen Sie ein paar Blätter und träufeln den Blättersaft auf den Stich.

Oder sollten Sie begeistert mit neuem Schuhwerk in den Wald starten und erst spät merken, dass die neuen Wanderschuhe drücken, dann zwicken Sie das Blatt eines Breitwegerichs ab und legen es zwischen Ferse und Socke. Beide Tipps mit freundlicher Genehmigung des Hädecke-Verlages aus „Notfall Apotheke Natur".

Naturkraft vom Balkon

Noch einfacher und wirkungsvoller ist es, sich ein paar Heilkräuter im Garten, aber genauso gut auf Terrasse oder im Balkonkasten zu ziehen. Leider machen viele hier die negative Erfahrung, dass gekaufte Kräuter daheim schnell welk werden oder sehr empfindlich auf zu viel/zu wenig Sonne oder Wasser reagieren. Bevor Sie enttäuscht aufgeben, hier ein Erfolgs-Tipp aus eigener Erfahrung: Holen Sie sich vorgezogene Heilkräuter ausschließlich bei demjenigen Gärtner, der alles im Freiland zieht, mit eigener Erde. Nur so umgehen Sie enttäuschende „hochgepuschte Kurzzeit-Schönlinge" aus den Treibhäusern und erhalten stattdessen robuste, wuchskräftige, lokal angepasste Pflanzen.

Hier drei Beispiele für balkonfreundliche Kräuter mit Heilwirkung

Pflanzenname deutsch	Pflanzenname wissenschaftlich	Lieblingsstandort	Heilwirkung, Anwendung	Besonderheit
Pfefferminzen	Mentha x piperita	sonnig	kühlend, erfrischend, z. B. als Sommergetränk	herrlich duftend bei Berührung
„Kraut der Unsterblichkeit" Jiao Gu Lan	Gynostemma pentaphyllum	halbschattig, gedeiht auch im Zimmer	frisch im Salat, getrocknet als Tee; immunstärkend, vitalisierend mit Inhaltsstoffen wie sonst nur im Ginseng	wuchsfreudig, gedeiht auch gut im Zimmer
Lavendel	Lavandula spec.	sonnig	beruhigend, löst Ängste, bereits beim Darüberstreichen oder getrocknet als Raumduft	duftet herrlich, schöne Blüten

Meditatives Grün

Es ist so einfach, die beruhigende Wirkung auch eines kleinen Balkons zu nützen, um einer bedrückenden oder stressenden Krebsdiagnose die Grünkraft entgegenzusetzen:

Suchen Sie morgens beim Gießen ganz bewusst nach neu aufgeblühten Blüten oder neuen Blättern. Mittags atmen Sie tief die Aromen, welche von der Sonne verstärkt werden und schon alleine beim Darüberstreichen üppig ausströmen.

Abends, vielleicht gleich bei einer Tasse frischem Pfefferminztee, holt das Herauszupfen trockener Blätter oder das Auflockern der Erde mit einer einfachen alten Gabel den Menschen weg von seinem Tagesgeschäft, von den Sorgen und kreisenden Gedanken.

Nur wenige Minuten innehalten und die kleine grüne Ecke mit all ihrer Heilkraft wahrnehmen und genießen – das ist erlebte Grünkraft. Und vielleicht weckt dieses Erleben auch die Lust auf eine geführte Entdeckungstour in einem Botanischen Garten, auf einem Premium-Wanderweg oder einfach auch nur raus auf Feld, Wald und Wiese.

Zum Autor

Armin Bihlmaier (geb. 1959) ist Diplombiologe, Naturpädagoge, BANU zertifizierter Landschaftsführer und Lehrbeauftragter für Wildblumen an der Forsthochschule Rottenburg. Er macht viele kulinarische Heilkräuterführungen und ist Autor des Buches „Notfall Apotheke Natur", Hädecke Verlag.

Kontakt und Infos

www.gruenkraftpfade.de

Naturheilpraxis

Ein Glücksfall?!

Die Krankheit zeigt einen anderen Weg auf

Angelika Szymczak

Es scheint noch nicht allzu lange her, dass meine Tochter an einem Non-Hodgkin-Lymphom erkrankte.

Schon lange zuvor hatte sie immer wieder einen geschwollenen Lymphknoten im rechten Oberschenkel Richtung Leiste. Da sie Kampfsport als ihre Leidenschaft sah, sind wir zunächst von einer Reaktion auf den vielen Sport ausgegangen. Vor allem, weil es immer wieder besser, aber nach sportlichen Aktivitäten schlechter wurde. Die Blutbilder waren, bis auf den Hinweis zu Morbus Basedow, immer unauffällig.

Die normalen Blutbilder zeigen nicht unbedingt eine Veränderung in Richtung Krebs an. Bei länger dauernden Beschwerden sollte das Blut immer von einem Hämatologen untersucht und beurteilt werden. Zur besseren Beurteilung des Blutes ist ein intrazelluläres Blutbild anzuraten.

Im Frühjahr 2014 nahmen die Beschwerden deutlich zu. Wir entschlossen uns, zu einem Internistischen Hämatologen zu gehen. Dieser riet uns zur Operation des auffälligen Lymphknotens. Da auch er nichts Auffälliges im Blutbild sah, ging er davon aus, dass nichts Besonderes dabei herauskommen werde. Die Operation fand im Juni 2014 statt. Die Wartezeit bis zum angesetzten Befundtermin erschien uns ewig.

Der erste Befund sprach in erster Linie für eine reaktive Vergrößerung. Sicherheitshalber erfolgte noch eine Immunhistologie. Wir waren kurze Zeit später zum nächsten Termin einbestellt. Es traf uns beide wie ein Schlag ins Gesicht – der Befund: niedriggradiges malignes Non-Hodgkin-Lymphom, hier im speziellen ein follikuläres Lymphom, Grad 1.

Leere im Kopf, Herumirren in der Stadt, Essen, Lachen, Weinen ...

Der Onkologe erzählte uns von der Gold Standard Therapie – Bentamustin und Antikörper.

Wir mussten uns alles erst einmal durch den Kopf gehen lassen. Meine Tochter behält selbst in solchen Situationen immer einen klaren Kopf. Sie will alles wissen, hinterfragt alles und ist natürlich dennoch geschockt. Uns war vor allem aber klar, sie muss selbst entscheiden, wie sie im Weiteren behandelt werden will.

Dieses Wissen- und Sich-Informieren-Wollen, was es für Möglichkeiten gibt, und nicht in Hektik zu verfallen, war für sie der bestmögliche Weg.

Wir holten mit Hilfe vieler lieber Menschen Informationen ein und machten uns ein Bild.

Der Dank gilt auch meiner älteren Tochter. Diese hatte sich schon, bevor ihre Schwester am Non-Hodgkin-Lymphom erkrankte, in ihrem Beruf schwerpunktmäßig mit der Behandlung von Non-Hodgkin-Lymphomen beschäftigt. Durch sie haben wir viele gute Informationen und Kontakte erhalten.

Es gibt keine „Zufälle“ (was einem so zufällt) im Leben ...

Meine Tochter entschied sich, keine Chemotherapie machen zu lassen. Es müsse einen anderen Weg geben. Das Gespräch mit dem Onkologen verlief immer sehr offen und hilfsbereit. Er selbst meinte auch: „Für eine Standard-Therapie bist du zu jung." Sie war zu dieser Zeit 34 Jahre alt.

Sie entschied sich für eine reine Antikörpertherapie mit homöopathischer Begleitung.

Sie bekam sechs Zyklen Mabthera mono, und auf Bendamustin wurde verzichtet.

Da ich als Mutter zunächst nicht in der Lage war, die Therapie zu übernehmen, hat ein befreundeter Homöopath damit begonnen. Die Behandlung mit Mabthera lief von September 2014 bis Februar 2015. Nebenwirkungen wie Parästhesien, Stimmungsschwankungen, Schmerzen, Schwäche und Energielosigkeit ... wurden homöopathisch begleitet. Es gab eine Anfälligkeit für Erkältungen. Phantomschmerzen im Bein, als wäre der Lymphknoten noch immer da ... Der Rücken schmerzte, die Menses wurde extrem schmerzhaft, es kam schnell zu blauen Flecken. Die Haut war trocken und schuppig.

Die Stimmung zwischen „Ich schaffe das" und „Ich will nicht sterben".

Bereits im Februar 2015 waren die Lymphknoten fast nicht mehr tastbar (max. Größe 0,5 cm). Das aktuelle Gewicht lag zwischen 61 und 63 kg. Die Leistungsfähigkeit lag bei 80 Prozent.

Die Abschluss-Untersuchung im Februar 2015 nach sechs Zyklen Mabthera mono ergab:

Vollständiger Rückgang der Lymphknoten inguinal, axillar und abdominal. Somit ein sehr erfreuliches Therapieergebnis. Wie üblich bei follikulären Lymphomen war eine Erhaltungstherapie mit Mabthera alle zwei Monate angedacht.

Meine Tochter wünschte sich aber nur alle drei Monate eine Erhaltungstherapie, wenn überhaupt. Dies musste sie sich erst noch genau überlegen. Auch hier wieder das Nach-Innen-Hören, was will ich und was braucht mein Körper. Nicht hetzen lassen und kein unüberlegtes Handeln.

Ab diesem Zeitpunkt übernahm ich die homöopathische Begleitung. Mein Kollege stand mir als Mentor zur Verfügung. Für ein halbes Jahr hatte er die Therapie übernommen, und dann war mir klar: Ich kann als Mutter meiner Tochter am besten helfen, denn niemand kennt sie so gut wie ich.

Es folgten bei ihr immer wieder Erkältungen, Parästhesien, Einschränkungen der Beweglichkeit, Stimmungsschwankungen und natürlich auch immer die mit großer Spannung erwarteten halbjährlichen Kontrolluntersuchungen.

Das Zellgedächtnis des Körpers ist enorm. Jedes Jahr aufs Neue meldet sich der Körper zum Zeitpunkt der Diagnose und des Therapiebeginns. Oftmals war dies so heftig, dass wir an einen Neuausbruch der Erkrankung dachten. Das hat sich dann jedes Mal als nicht richtig herausgestellt.

Ich begleitete meine Tochter in der ganzen Zeit mit einer konstitutionell abgestimmten homöopathischen Therapie. Bei Bedarf bekam sie Magnetfeldanwendungen, Schüsslersalze, Solunate, und eine angepasste sportliche Betätigung war sehr wichtig.

Sie ging regelmäßig zu psychoonkologischen Sitzungen und nahm auch regelmäßig an Hypnose-Sitzungen zur Selbstheilung teil.

Über die Jahre gesehen hat dies alles zusammen zu einer dauerhaften Remission geführt. Erst in diesem Jahr (2018) sagte meine Tochter: „Ich habe das erste Mal für 14 Tage nicht an meinen Krebs gedacht."

Die Krankheit hat ihr einen anderen Weg gezeigt. Sie hat ihn angenommen und geht diesen mit kleinen Stolpersteinen sehr erfolgreich.

Und ich wachse an meiner Tochter.

Eigentlich wollte auch meine Tochter ihre Erfahrungen im Mut-mach-Buch veröffentlichen, aber sie hat sich anders entschieden. Ich habe den Text mit Einwilligung meiner Tochter allein übernommen. Lucie möchte nicht retraumatisiert werden. Sie sagt: „Die Krankheit ist Vergangenheit. Ich lebe im Jetzt. Bin dankbar für mein Leben. Ich möchte mich nicht mehr an die Zeit der Krankheit erinnern. Ich habe die Krankheit besiegt, das weiß ich."

Mein Gott, ist das Leben schön.

Zur Autorin

Angelika Szymczak (geb.1954) lebt in Prutting. Sie ist examinierte Kinderkrankenschwester und Heilpraktikerin mit eigener Praxis (klassische Homöopathie). Sie ist Autorin mehrerer Bücher.

Kontakt und Infos (u. a. zu ihren Büchern)

angelikaszymczak@t-online.de www.angelikaszymczak.de

Wieso gerade jetzt?

Die Herausforderung annehmen und sich auf den Weg der Heilung von Körper, Geist und Seele machen

Monique Thill

Im Adventskalender hatte sie morgens noch das zehnte Türchen geöffnet – der Weihnachts-Countdown lief. War es wirklich nur der Weihnachts-Countdown?

Die junge, blonde Frau, die vor mir sitzt, sieht gebrechlich aus. Ihre Stimme bebt, und ihre Hände zittern leicht. Ihre großen blauen Augen sind rot und verweint, und dieser mädchenhafte Blick, den sie immer hatte, starrt suchend ins Leere.

Gestern ist binnen einer Sekunde ihre Welt zusammengebrochen. Diagnose Krebs: Diese zwei Worte haben ihr den Boden unter den Füßen genommen und ihr Leben schlagartig verändert. Nichts ist mehr, wie es war – alles steht Kopf, und es herrscht Angst – Angst, die gefühlte tausend Fragen aufwirft. Jetzt hatte es also auch sie erwischt. Ohne Vorzeichen, ohne Vorwarnung bricht das Resultat einer simplen Routine-Vorsorgeuntersuchung über sie ein.

Sie hatte noch so viel vor ...

Jetzt gerade vor den Feiertagen hatte sie zudem noch so viele, für sie wichtige Termine, die nun Arztterminen weichen mussten. Seit gestern drehten sich die Uhren anders, es schien, als habe die wunderbare Weihnachtsdekoration ihren Glanz verloren.

Regelmäßig suchen Menschen mich nach einer solchen Diagnose in meiner Praxis für Naturheilkunde auf – die einen auf Empfehlung, die anderen, weil sie schon kürzer oder länger mit ihren kleinen und großen gesundheitlichen Sorgen zu mir kommen.

Jedes dieser Schicksale nimmt mich erst einmal irgendwie mit, und für Sekunden ist es, als stocke mir der Atem. Meine Füße suchen Halt auf dem Boden, der den Betroffenen gerade unter den Füßen weggezogen wurde. Obwohl ich ruhig und sachlich bleibe, berührt mich – trotz jahrelanger beruflicher Erfahrung – eine solche Nachricht immer noch und immer wieder, denn vor mir sitzt ein Mensch, der nach einem Strohhalm sucht, an dem er sich die nächsten Tage, Wochen, Monate, ja oft sogar Jahre festhalten möchte.

Krebs, diese akute Erkrankung, die viel zu oft chronisch wird und auch immer noch in einigen – und so gesehen – in viel zu vielen Fällen tödlich endet, nimmt Betroffenen und Mitbetroffenen erst mal die Luft.

Und doch schaffen wir es gemeinsam, immer wieder die Ärmel hochzukrempeln und diese Herausforderung anzunehmen. Unser Ziel ist es immer, den Fokus auf die Gesundheit zu legen, diese (wieder) zu stabilisieren und für den Erhalt der bestmöglichen Lebensqualität zu sorgen.

Eine Krebserkrankung ist kein Honigschlecken, und die Behandlung keine Kaffeefahrt.

Die meisten meiner Patienten entscheiden sich für die klassische schulmedizinische Therapie – Stahl und Strahl – Operation, Chemotherapie und oft auch Bestrahlung.

Durch die zusätzliche, alternative, naturheilkundliche Behandlung versuchen wir, die Nebenwirkungen in Schach zu halten und zu schmälern, was uns meistens auch gut gelingt.

Wir widmen sehr viel Zeit den Gesprächen, diesen Sorgen, die Betroffene haben, wenn beispielsweise die Haare ausfallen, und der Frage: „Wie wird es weitergehen?“

Wir versuchen, zu ergründen, was die Krankheit den Betroffenen sagen will, und was man in Zukunft eventuell im Alltag (ver-)ändern möchte oder kann.

Wir erarbeiten kurzfristige, mittelfristige und langfristige Ziele.

Wir kümmern uns um gesundes Essen, erstellen individuelle Ernährungspläne und ein individuelles Sportprogramm.

Zur ganzheitlichen Behandlung gehören unbedingt auch der spirituelle Teil und die Zeit für die Seele. Die Suche nach dem Sein und dem Sinn gelingt meistens über Gespräche betreffend Gott und die Welt. Ohne eine gewisse Spiritualität ist eine ganzheitliche Behandlung nun mal nicht möglich.

Für einige Patienten ist das erst mal Neuland und mit Berührungsängsten verbunden.

Um Menschen hierbei so gut wie möglich zu unterstützen, haben wir ein Netzwerk von engagierten Profis aufgebaut, das Betroffene, je nach Bedarf, nutzen können.

Jeder Mensch ist ein Individuum, und hat ein Recht auf einen seinen Bedürfnissen angepassten, individuellen Behandlungsplan.

Es reicht nicht, nur die Krankheit zu bekämpfen, sondern es ist wichtig, die Gesundheit zu stabilisieren und zu erhalten und auch Rückfälle zu vermeiden. Dies geht langfristig nur über eine gewisse „Umkehr".

Auch wenn es teils überspitzt wäre zu sagen, dass eine Krebserkrankung ein Gewinn sein kann, so kommt es doch immer wieder vor, dass Betroffene gestärkt aus einer solchen Krise herausgehen und das Leben samt seinen Anforderungen mit ganz anderen Augen sehen und angehen.

Krebs ist eine Erkrankung, die jeden treffen kann und für die es heutzutage viele Behandlungsmöglichkeiten und zum Teil sogar recht gute Heilungschancen gibt.

Es lohnt sich immer, diese Herausforderung anzunehmen und sich auf den Weg der Heilung von Körper, Geist und Seele zu machen.

Zur Autorin

Monique Thill (geb. 1962) lebt in Trier. Sie arbeitet als Heilpraktikerin, ist Referentin für Naturheilkunde und Fachfortbildungs-Leiterin an der FDH-Rheinland-Pfalz.

Kontakt und Infos

thillnaturheilt@t-online.de

Hoffnung als Weg

Aufbruch in eine neue Zukunft

Renate Wiedenbauer

Bei meiner Praxiseröffnung im Jahre 2008 hatte ich mir für meine Naturheilpraxis den Namen „Hoffnung als Weg" gewählt. Per Definition bedeutet Hoffnung: Hoffen, Vertrauen in die Zukunft, Zuversicht, Optimismus in Bezug auf das, was die Zukunft bringen wird. Meine Praxiserfahrungen in den vergangenen Jahren haben oft bestätigt, wie richtig und wichtig genau „Hoffnung" ist. Denn gerade bei der Begleitung von Betroffenen mit der Diagnose Krebs geht oft die Hoffnung als Erstes verloren.

Dazu ein Beispiel einer meiner ersten Begleitungen:

Frau D., 32 Jahre, erhielt die Diagnose Lymphdrüsenkrebs im Endstadium, d. h. sie hatte Metastasierungen in der Lunge und in der Wirbelsäule. Erst als der Orthopäde sie wegen anhaltender Rückenschmerzen zur Abklärung in die Klinik schickte, wurde diese Diagnose gestellt. Die vorherigen Symptome (wie Fieberschübe, Lymphdrüsenschwellungen) hatte die Frau erfolgreich immer wieder verdrängt. Die Ärzte stellten ihr eine Überlebensprognose von vier Monaten. Daraufhin wurde eine sofortige Chemotherapie durchgeführt, es wurden zu Beginn sechs Zyklen angeraten. Nach dem vierten Chemozyklus fasste sie den Entschluss, dass sie die Chemo nun abbrechen werde, da sie der Überzeugung war, die nächste Chemo bedeute ihren Tod. Es war für sie nicht einfach, sich bei den Ärzten durchzusetzen, die ihr zu diesem Zeitpunkt keine Unterstützung mehr zusagten. Frau D. holte sich danach bei mir, Heilpraktikerin und Sterbeamme, Unterstützung.

Ich kann mich noch gut an unser erstes Gespräch, gleich nach der Diagnosestellung, erinnern. Frau D. war noch in einem Schockzustand, fassungslos, konnte gar nicht glauben, was da gerade passiert war. Ich hatte ihr damals ein Buch über Ängste und das Verwandeln von Ängsten gegeben. Am Ende dieser Geschichte starb die Protagonistin dieses Buches.

Daraufhin wurde Frau D. erst bewusst, dass sie rapide auf das Ende zusteuerte. Es war sozusagen fünf vor zwölf.

Wir führten weiterhin viele intensive Gespräche über ihre Ängste und Bedenken und suchten gemeinsam nach Lösungsmöglichkeiten. Eine der wichtigsten Erkenntnisse aus diesen Gesprächen war für sie:

„Es wundert mich nicht, diese Diagnose eingefangen zu haben, so ein Leben ist nicht lebenswert." Was für eine Erkenntnis!

„Denn schon vor der Diagnose hatte ich jede Hoffnung auf ein erfülltes, glückliches Leben aufgegeben." Resignation und ein phlegmatisches Verhalten waren das vorherrschende Phänomen in dieser Zeit.

Es war also wichtig, aus der Resignation in die Handlungsfähigkeit zu kommen und eine sinn- und hoffnungsvolle Zukunft anzustreben. Sie wählte mehrere naturheilkundliche Verfahren aus, die ihr machbar und sinnvoll erschienen.

In einer meiner Sitzungen führte ich Frau D. zu ihren eigenen inneren Helfern. Man könnte dazu auch sagen, „Wir regten ihre Selbstheilungskräfte an“.

In dieser Visualisierung reinigte sie ihr Schiff (das stand in diesen Vorstellungen für ihren Körper, die Mannschaft für ihre Körperzellen, sie selbst war die Kapitänin). Ihre Mannschaft hatte aufgrund des total verschmutzten Schiffes gemeutert. Nachdem sie in ihren inneren Bildern begonnen hatte, ihr Schiff zu schrubben und zu reinigen, packte auch ihre gesamte Mannschaft mit an.

Am nächsten Tag rief mich Frau D. an. Kaum zu Hause angekommen, musste sie erbrechen. Was für eine Reinigung hatten sie und ihre geistigen Helfer da geschafft!

Diese Reinigung führte sie auch in ihrem Alltag fort. Sie machte sich auf den Weg, ihrem Leben einen Sinn zu geben, und reinigte sich auch im Außen von vielen belastenden und destruktiven eingefahrenen Verhaltensweisen und Mustern.

Sie kündigte ihren Job, der ihr keinen Spaß machte, wo sie sich ausgenutzt fühlte.

Sie teilte sich mit ihrem Ex-Partner das Sorgerecht für ihren Sohn, musste sie doch bisher alleine für ihren Sohn sorgen.

Aufbruch in eine neue Zukunft voller Hoffnungen. Frau D. entwickelte neue Ziele und Visionen: Eine bereits erlernte Massageausbildung half ihr, das Ziel zu verwirklichen, Menschen dabei zu unterstützen, sich in ihrem Körper wohlzufühlen. Dieses zukunftsorientierte Denken und

Handeln gaben ihr die notwendige Kraft, ihr Leben massiv und radikal auf den Kopf zu stellen.

Etwa ein Jahr nach dem Abbruch der Chemo wurden keine Metastasen mehr festgestellt. Die Ärzte waren überrascht, schockiert und konnten es gar nicht glauben, so ein Wunder vor sich zu haben.

Dieses Ereignis liegt nun etwa 15 Jahre zurück. Aus Frau D. ist eine Weltenbummlerin geworden, die ihr Leben als Wellness-Therapeutin in verschiedenen Hotels auf der Welt genießt. Erst vor kurzem hatte sie mich eingeladen, sie in Ägypten zu besuchen, um mir auch ihre neue Liebe vorzustellen und mich von ihr verwöhnen zu lassen.

Meinen tiefen Respekt für diese mutige, eigenverantwortliche Entscheidung, ihr Leben umzukrempeln und selbst zu gestalten! Meiner Meinung nach hat das zu einem großen Teil zur Heilung beigetragen.

Ein anderes Beispiel aus meiner Praxis:

Ein 45-jähriger Mann mit der Verdachtsdiagnose auf Schilddrüsen-CA erschien von Angst gepeinigt bei mir in der Praxis. Er fragte, ob er sich einer Gewebeentnahme und möglichen Operation unterziehen solle. Auch hier war wieder die Angst das vorherrschende Phänomen: Angst vor den möglichen Konsequenzen wie Operation, Chemotherapie und einem möglichen schmerzvollen Siechtum bis zum Abschied. Vielleicht war diese Verdachtsdiagnose eher ein „Zufallsbefund" wegen leicht angeschwollener Lymphknoten am Hals.

Nach dem Erstgespräch entschied er sich, diesen Eingriff vornehmen zu lassen. Was hatte ihm geholfen? Die Entscheidung, wie es weitergehen solle, nicht sofort treffen zu müssen. Diese erste Zeit nutzte er, seine

Familie in die Begleitung mit einzubinden, d. h. er konnte darauf vertrauen, dass seine Frau hinter jeder Entscheidung von ihm stehen würde, weil sie sich gemeinsam hoffnungsvolle Vorstellungen von der Zukunft erlaubten.

Nach einer OP, in der das Schilddrüsen-CA erfolgreich entfernt werden konnte, worauf Bestrahlungen erfolgten, war natürlich das Bangen und Hoffen ein ständiger Begleiter für alle Beteiligten. An einem Termin fragte ich ihn, ob er Angstträume habe. Er erzählte von einem Albtraum in der vorherigen Nacht, an den er sich gut erinnern konnte: „Ich saß auf einer Parkbank und neben mir eine Gestalt, die mich mitnehmen wollte. Ein Kampf fand statt. Ich habe den bedrohlichen Anderen in den Schwitzkasten genommen, bis er aufgegeben hat, und plötzlich war er weg!"

Ich fragte ihn dann, was er wohl meine, wer das gewesen sein könne. Nach einigem Zögern, sagte er mir: „Das war wohl der Tod."

Ich sagte ihm: „Oh, dann brauchen wir uns doch momentan um dich keine Sorgen zu machen, das ist doch gut gelaufen. War das denn überhaupt ein Albtraum? Du hast erfolgreich für dein Leben, deinen Körper gekämpft."

Bei einer anderen Vorstellung klagte Herr W. nach der Bestrahlungstherapie über Müdigkeit und Lustlosigkeit. In einem inneren Bild konnte ich Herrn W. zu seiner ureigenen Lebensquelle führen. Er erfrischte sich an dieser Quelle, es ging ihm danach deutlich besser. Nach jeder folgenden Bestrahlung führte er sich jetzt diese inneren Bilder vor und konnte deshalb mit sehr geringfügigen Nebenwirkungen die Bestrahlungen überstehen.

Wie bei vielen an Krebs erkrankten Menschen sind die Nachuntersuchungstermine voll mit Hoffen und Bangen, es wird schon nichts sein, und doch gleich wieder die Gedanken: Und wenn doch...

Herr W. meinte: „Das Wissen, dass eine Therapeutin mit mir durch diese Phasen geht und immer wieder kreativ ein Werkzeug bereit hält, hilft mir ungemein, diese Zeit zu überstehen. Ob es nun die Arbeit mit den inneren Bildern ist oder aber die Naturheilverfahren sind, es gibt da immer wieder einen Weg, wo ich weiterdenken oder handeln kann. Denn das Schlimmste ist, sich machtlos und ausgeliefert zu fühlen."

Mein Resümee:

Mir ist es wichtig, mit den Betroffenen schon bei der Diagnosestellung den möglichen Abschied anzusprechen, denn in Gedanken spielen sie ihren möglichen Abschied durch, was sich in Albträumen oder Panik zeigen kann. Sie fühlen sich dann ohnmächtig und überlassen oftmals weitreichende Entscheidungen gänzlich anderen.

Nicht selten werden sie dann mit ihren Ängsten vor großen Schmerzen und langem Leiden, auch von der Umgebung wie der Familie, den Freunden und auch Therapeuten, allein gelassen. Und die plötzliche Erkenntnis, dass ihr Leben endlich ist und möglicherweise der Abschied vor der Tür steht, kann Krebspatienten in ihrer Fähigkeit, Entscheidungen zu treffen, lähmen.

Ein möglicher Weg zurück zu Hoffnung, zu einem sinnerfüllten Leben mit Visionen, eingebettet in einem funktionierenden sozialen Umfeld – was dem Krebsbetroffenen die Hoffnung zurückgeben kann:

- eine selbstverantwortliche und individuelle Handlungsfähigkeit
- die Erlösung von Ängsten, z. B. durch die Arbeit mit inneren Bildern, lernen, an mächtige Kräfte in sich und um sich herum andocken zu können
- Selbstheilungskräfte fördern, was bedeutet, dass die Betroffenen sich und ihrem Körper wieder vertrauen lernen
- das ganze soziale Umfeld in die Begleitung mit einbinden, sodass sie „... ein ganzes Dorf" zu Verfügung haben

Zur Autorin

Renate Wiedenbauer (geb. 1962) lebt in Hepberg bei Ingolstadt. Sie arbeitet als Heilpraktikerin mit eigener Praxis, Lebens- und Sterbeamme, Traueramme und Dozentin an der Sterbeammen-Akademie.

Kontakt und Infos

www.renatewiedenbauer.de

P

Philosophie

Dem Drachen die Hand reichen?

Ideen zum Umgang mit dem Schweren und unserer Angst

Celina von Bezold

Was hält einen im Offenen? Was mache ich mit der Angst? Was ist eigentlich diese Angst? Wie will ich leben mit dem, was ist? Was ist eine Krise? Wann leiden wir? Was will ich tun, hier und jetzt, als dieser Mensch in diesem Gewand aus Fleisch und Geist?

Dies alles sind keine Fragen, die sich erst und scharf einschneidend in herausfordernden Lebensumständen stellen, sondern solche, denen sich unsere Verfassung als emotional-vernunftbegabte Lebewesen spielerisch von ganz alleine verpflichtet fühlt. Und:

Es sind Fragen, denen sich die Zunft der „Denker von Gewerbe", wie Hannah Arendt die Philosophen nennt, leidenschaftlich, verzweifelt, hartnäckig, melancholisch, weltfremd, schonungslos, idealistisch, realistisch oder ganz und gar tollkühn zuwendet.

Was kann trösten, wenn das, was uns ängstigt, schwer auszuhalten ist und schmerzt? Ich möchte mich um folgende Punkte bemühen:

Was ist das Dasein? Was ist Leid? Was ist eine Krise?

Was ist Angst – was ein Bild für den Umgang mit ihr?

Und: Leid birgt Sinn – im Offenen lernen sich aufzuhalten; dort, wo Freiheit und Angst zusammenkommen.

Vorab: Gibt es ein Handbuch zum Umgang mit dem Leid und der Angst?

Meine Überlegungen gehen nicht davon aus, dass wir wunderbar funktionalistisch, mechanisch, wie wir gerne die Welt betrachten und sie uns untertan machen, mit unseren Verletzungen umgehen können.

Verletzungen sind Verletzungen: Sie sind das Schwere, das uns im Leben begegnet und durchlebt werden muss.

Dies gleich unbeschönigt vorneweg: Hierfür gibt es keine funktionale Lösung, nicht ein paar „Tools", nicht ein paar Tricks, die immer klappen. Das genau kennzeichnet nämlich das Leidvolle, „unsere Drachen", dass es sich im Durchleben als nicht vergleichbar erweist, größer und anders, als bisher alles war. Wir haben Angst, von ihm vernichtet zu werden. Wer einfach davon ausgeht, dass jedem pragmatisch geholfen werden kann, verleugnet, dass der Mensch immer anders ist als alles berechenbare Dinglich-Konkrete in der Welt. Er ist immer mehr und immer anders als alles Bisherige, das ist das Erbe, die Lust und das Schicksal unseres individuellen Menschseins, die Tatsache, dass wir heute nicht wissen, wer wir morgen sein werden, und übermorgen wieder überraschend anders. Dies ist Schatz und Fluch zugleich. Das ist eine erste Offenheit – dies soll uns heute immer wieder beschäftigen.

Aber mein Ausgangspunkt ist trotz der Absage an die praktischen Lebenstipps durchaus hoffnungsvoll: Beim Aushalten von Leid und Verletzung kommt etwas im Extrem zum Tragen, was wir dem Prinzip nach längst kennen. Wir haben den „Drachen" schon immer in unserer Burg gehabt, nicht erst, wenn er im Burghof sitzt und Feuer speit. Er war immer da, und wir hatten ein Verhältnis zu ihm, denn er ist ein Teil unseres Selbst.

Anders: Meine Hoffnung ist, dass wir im ruhigen Fahrwasser des Lebens, den belanglosen Alltäglichkeiten unseres Daseinsvollzugs längst etwas zur Anwendung bringen und daher bestens geübt darin sind, etwas trotz Unklarheit oder Hilflosigkeit zu durchleben. Mehr noch: Wir sind Meister darin, uns einzulassen und auszuhalten, und speisen davon stetig wachsend eine Entwicklung. Erst mit dem Drachen spüren wir wieder, worum es uns im Leben geht, er ist der Hüter des Heiligtums und kommt nur hervor, wenn es bedroht ist.

Es geht also darum, nicht zu erwarten, dass wir uns Extra-Werkzeug zulegen müssen, wenn das Leben mit schweren Geschützen auffährt. Sondern es geht darum, sich selbst und dem eigenen Lebens- und Erfahrungsschatz zu vertrauen, hinzuspüren und zu erkennen, wie sehr wir doch immer noch kompetent sind, auch, wenn wir uns ohnmächtig, hilflos und schwach fühlen.

Was ist Dasein?

Keine Sorge, es wird nicht abstrakt kompliziert. Das Dasein wurde von dem Philosophen Sören Kierkegaard sehr treffend so beschrieben: „Ich bin. Und habe zu sein."

Bringen wir es wieder zusammen: Dies also gilt es immer, in jedem Moment des Lebens, auszuhalten: Die Tatsache, dass ich bin und mit diesem Hiersein auch noch umgehen muss, ist eine Übung, die uns täglich, stündlich, sekündlich vertraut ist. Weil wir nicht wie die Tiere einigermaßen wasserdichten Reiz-Reaktionsschemata vertrauen können, sondern uns selbst gewahr werden, uns fragen können, wer wir sind, warum wir so leben oder ob wir es nicht anders machen sollten. Oder aber wir verzweifeln daran, dass wir es anders wünschen, aber scheitern, wie das bei Leid und Krankheit der Fall ist.

Wir sind ein Verhältnis, das sich zu sich selbst verhält, modern formuliert: der sich selbst beobachtende Beobachter. Seine Sterblichkeit dadurch in den Blick zu bekommen, die Sinnfrage zu stellen angesichts dieser Endlichkeit, moralische Bezüge herzustellen, weil es nicht nur ums eigene Überleben geht, sondern auch um die Menschen, die uns am Herzen liegen. All dies gilt es ständig auszuhalten, weit bevor wir radikal mit unserer Endlichkeit oder unserem Leid konfrontiert werden, wenn Krankheit, Tod, Leid oder Schuld scharf konturiert ins Leben treten. Es gibt uns nicht ohne Drachen. Im Grunde müssen wir daher fragen, was es denn beim „einfachen Lebensvollzug“ auszuhalten gilt, was geschieht beim „Dasein“ genau?

Was ist Leid? Wann wird der Drache eigentlich wach?

Was ist eine Krise, wenn wir eine allgemeine Formel suchen für die Merkmale von leidvollen Situationen und Zuständen, jenseits von individuellen Facetten, Erfahrungen und Meinungen?

Kierkegaard ist der Überzeugung, dass Leid aus den Extremen erwächst, zu denen der Mensch in seiner Daseinsform in der Lage ist. Ich bin und habe zu sein: Auf dies hier bezogen hieße das: entweder ein radikales „Ich bin“ oder ein radikales „Ich habe zu sein“. In der Tat gibt es zwei Qualitäten von Leid: Jenes, wo ich nur noch bin und mich zu nichts mehr verhalten kann, oder jenes, wo ich nur noch ein „Verhalten zu“ darstelle, die Qualität von „Ich bin“ aber irgendwie aus den Augen verloren habe.

Damit aber ist Leid keine eigene neue Kategorie oder gar der fehlerhafte Zustand, den es zu kompensieren gilt, sondern eine einfache Entsprechung der Offenheit des Daseinsvollzugs, ein Merkmal unserer Verdammnis zur Freiheit und folglich unser Grundcharakter. Leid ist philosophisch betrachtet, und dies soll in der Not Substanz unter den Füßen bieten, keine pathologische Sonderform, die es wie auch immer und vor allem schnell zu überwinden gilt, da wir angeblich einen Anspruch auf Harmonie, Glück und Unversehrtheit haben. Dasein ist ein Unterwegssein im Offenen, in Ambivalenzen, im Nicht-Wissen und im Suchen nach Heilung und Ganzheit – aber eben kein Finden.

Und dass dies kein Grund ist zum Verzweifeln, höchstens zum wahnsinnig produktiven „Zweifeln“, sagte nie jemand wieder so trostreich wie Sören Kierkegaard. Er plädierte dafür, das Ungereimte nicht zu glätten, das Offene nicht zu schließen, jedes Leiden nicht unbedingt zu kurieren. Denn derjenige, der seinen Grundzustand des Offenen nicht wahrhaben will, der wird sich selbst ständig im Weg stehen und das Leben vorübergehen lassen, ohne sich seiner Freiheit zu stellen, und alle Kraft dafür verlieren, die eigene Natur zu leugnen, nämlich: Zu spüren, dass ich bin, und diese offene wundersame Mischung in konkrete Formen umzusetzen, die ewig den angemessenen Ausdruck suchen – und eben darin seine Erfüllung finden.

Der Sinn von Leid

Dieser Punkt macht nun abschließend das Aushalten nochmals transparenter. In der Begegnung mit dem Drachen fällt das Überflüssige weg, es geht um alles. Wir müssen innehalten und fragen, was sein soll, warum und wie wir leben wollen.

Gerade im Angriff, in der Abwehr wird uns oft seine Rolle instinktiv klar. Nicht immer gibt es sofort eine klare Antwort oder Ausrichtung, die wir zu leben wüssten, im Gegenteil. Zunächst sind es Orientierungslosigkeit, Verlorenheit. Verzweiflung und Sinnleere. Genau deshalb tritt der Drache auf, weil das Offene überhandnimmt. Er sorgt für Orientierung. Dies zu durchleben, eine Entsprechung zu suchen in der Welt, eine Analogie für die Wunde, die sich zu gerne im blinden Winkel versteckt, all das ist nichts, was schnell und unwesentlich zugunsten einer neuen Orientierung und Sicherheit geopfert werden sollte, sondern was als wertvolle, vielleicht sogar überaus „echte“ Erfahrung gelebt werden und gelten darf. Dann aber kann erst etwas erwachsen, das unter den neuen Umständen trägt. Ich muss mich dem Drachen stellen, anstatt ihn vernichten oder unsichtbar machen zu wollen.

Konkret heißt das?

Wer das Leid durchlebt, wächst daran und wird, entgegen der gefühlten Qualität, nicht vernichtet. Er erlebt sich als „Möglichkeit“, die zur Wirklichkeit drängt, aber nicht immer in Worten und Taten, sondern in allen Ausdrucksformen, die uns bleiben und vielleicht auch gerade – wie Musik und Kunst – über unsere intellektuellen Barrieren hinausgehen.

Wir haben für den Extremfall des Lebens alles dabei, alles schon geübt, wir kennen nichts anderes; nur noch nicht alle Spielarten sind vollzogen worden, die Form aber ist gleich; nur der Inhalt variiert. Das ist echter Trost und Grund zu vertrauen!

Dem Drachen die Hand zu reichen, besteht vielleicht weniger darin, in einer vollendeten Harmonie beheimatet zu sein, sondern in der Entsprechung und einem Hinweis auf die eigene Verletztheit. Was trifft mich? Worum geht es mir denn wirklich in diesem Leben?

Nicht ein „Ich weiß, wie es weitergeht", sondern ein „Ich will wissen, wie es weitergeht" beschreibt eine gleichermaßen heile wie verletzte Innenwelt, die sich ihrer Offenheit und ungelebten Möglichkeiten tapfer annimmt. Wahrlich eine große Kunst!

Zur Autorin

Dr. Celina von Bezold (geb. 1975) lebt und arbeitet als freie Philosophin und Autorin in München und Tirol.

Kontakt und Infos

celinavonbezold@yahoo.de

Leben auf Pump

Eine lebensbedrohliche Diagnose, ihre Folgen und die Möglichkeiten, den eigenen Mut zu trainieren

Claudia Cardinal

Pump:
1) Saugleistung, Wasser schöpfen
2) aus dem 17. Jahrhundert, Gaunersprache = sich etwas borgen, Leben auf Kredit

„Mein Krebs hat – wie ich im Internet gefunden habe – eine Fünfjahresüberlebensrate von 40 Prozent. Und was, wenn ich zu den anderen 60 Prozent gehöre?“

„Ich habe oft gehört, die Erde sei ein selbst verwaltetes Projekt. Das stimmt nicht. Die Erde ist ein selbst verwaltetes Hospiz!“

Pech gehabt

Pech:
1) zähflüssig-klebrige, braune bis schwarze Masse, die bei der Destillation von Erdöl und Teer anfällt
2) Pech für dich (umgangssprachlich: nichts zu machen), unglückliche Fügung, Schicksalsschlag

Wer immer eine lebensbedrohliche Diagnose einfängt, hat nach heutiger Wissenschaftsmeinung ganz einfach „Pech“ gehabt. Das ist natürlich für die Betroffenen eine fatale und gleichzeitig beruhigende Aussage. Sie können sich damit trösten, selbst nichts „falsch“ gemacht zu haben, und brauchen sich deswegen keine zermürbenden Gedanken, sogar Vorwürfe zu machen – außer bei extrem ungesunder Lebensweise, wie Rauchen, Alkoholismus, Übergewicht usw. Fatal ist die Aussage deshalb, weil sie den Betroffenen keinerlei Handlungsmöglichkeiten anbietet. Wer Pech hat, kann ganz einfach nichts tun.

Auf der anderen Seite tut sich mit der Diagnose etwas auf, das vorher im Leben nicht da war. Es ist die Auseinandersetzung mit der Endlichkeit alles Lebendigen. Nichts ist unsterblich. Doch das zeigt sich in der Realität erst dann, wenn die Diagnose im Raum steht – ein furchtbarer Unterschied zwischen Theorie und Praxis. Wir alle haben unseren Körper nur ausgeliehen. In Wirklichkeit gehört dieser tatsächlich der Erde oder der Natur oder Gott, wie immer auch die Sichtweise sein mag. Mitnehmen können wir ihn auf keinen Fall, wenn wir eines Tages von hier wieder weggehen werden. Das wird genau dann klar, wenn das Leben bedroht ist.

Es wird keine Ruhe mehr geben. Nicht nur die folgenden Behandlungen mit ihren Strapazen sind das Problem, jede Nachuntersuchung wühlt bis in die Tiefen des Marks hinein alles hervor, was an Zukunftsmöglichkeiten wahrscheinlich erscheint. Und diese Möglichkeiten sind mitnichten rosige Zukunftsvisionen. Nein, mit einer lebensbedrohlichen Diagnose ist allen Betroffenen klar, dass es keine Garantie für irgendetwas gibt und dass Unsterblichkeit eine Illusion ist.

Schläge:
Synonyme in der Umgangssprache: Dresche, Haue, Abreibung, Senge, Kloppe

Das allerdings bekommt weder die Wissenschaft noch die Schulmedizin mit. Die Folgen für den Alltag Betroffener – und alle nahen Menschen in der Umgebung gehören zu den Betroffenen – sind gravierend. Prognosen und Statistiken, wissenschaftliche Berichte und Statements bedrängen sie ebenso, wie es vermeintlich gut gemeinte Rat-Schläge aus der Umgebung auch tun. Eine Art „küchenpsychologische Beratung" breitet sich unweigerlich aus, und den Betroffenen wird geraten, wie sie sich benehmen, was sie sich zu Herzen nehmen sollten und was nicht, und wo sie wann völlig falsche Verhaltensweisen haben. Menschen, die in die Falle einer lebensbedrohlichen Diagnose gelaufen sind, werden nahezu mit Ratgebern jeder Art zugeschmissen. Und kaum jemand hat vorher gefragt, ob sie überhaupt einen Rat haben wollen.

Im Hintergrund steht oftmals ein tatsächlicher Wunsch, dass es den Betreffenden gut gehen möge – was ja fast schon ein Segen im wahrsten Sinne ist. Doch fast jeder kann sich für sich selbst vorstellen, wie schrecklich es ist, wenn einem von allen Seiten Rat-Schläge und Verhaltensvorgaben erteilt werden. Und das ganz besonders dann, wenn man selbst noch gar keine richtige Übersicht über die eigene Situation hat. Ungewollter und unerbetener Rat sind schlechter Rat.

Das Netz:

1) Gebilde aus geknüpften Fäden, Schnüren o. ä., deren Verknüpfungen meist rautenförmige Maschen bilden

2) Internet – umgangssprachlich

Früher stand in vielen Haushalten ein dickes Buch. Das war ein Ratgeber „in kranken und gesunden Tagen". In diesem Buch konnten zahlreiche Krankheiten und hilfreiche Hausmittel gefunden werden. Diese Funktion hat heute das Netz übernommen. „Googeln" ist zu einem Verb geworden. Und diese Wissensquelle wird auch angezapft, sobald wir eine Frage in uns tragen. Ob es darum geht, wie Zwiebeln richtig geschnitten werden, wie die Waschmaschine funktioniert oder was ein

Fehler F1 in einer Computernachricht heißt – wir finden alles! Und wenn es um die Frage nach Krankheiten geht, so bieten uns unendliche medizinische und wissenschaftliche Seiten Informationen an und beeinflussen so unsere Zukunftsvorstellungen. Leider ist meist nach einem Blick ins Internet unsere Hoffnung geschrumpft anstatt gestärkt. Schade – es wäre schöner, wenn die Informationen die Zukunftsvorstellungen beflügeln würden.

Im Netz wird in Fünfjahresüberlebensraten eingeteilt. Symptome und Komplikationen werden ebenso beschrieben wie auch mögliche Nebenwirkungen. Und viele Menschen, besonders, wenn sie selbst betroffen sind, verfügen weder über den dafür notwendigen Pragmatismus noch jenen unerschütterlichen Optimismus, der ihnen einflüstert, dass alles gut werden wird. Das ist wie mit einem Beipackzettel in der Medikamentenschachtel: Es ist gut, dass wir informiert werden, doch die Gefahr besteht, dass wir alles bekommen, was wir dort lesen, ganz einfach, weil es dort geschrieben steht. Das ist der sogenannte Nocebo-Effekt. Er ist das Gegenteil vom Placebo-Effekt.

Monster:
1) Ungeheuer
2) Monster, Ort in der Gemeinde Westland (Niederlande)
3) Arbeitsvermittlung

Wenn eine Lebensbedrohlichkeit im Raum steht, sind vier unangenehme Begleiter in unser Leben gezogen und wohnen bei uns. Diese „Monster“ sind: Sorge, Furcht, Angst, Panik.

Diese Vier sind die eigentlichen Probleme, die es schwer machen, den Tag ganz einfach zu genießen, wie andere es tun. Ganz unbeschwert einen Kuchen zu backen oder ein Auto zu waschen wird zu einem

Luxuserleben. Normalität ist eine Kostbarkeit aus einem verloren gegangenen Alltag, der einmal Halt geboten hat.

Die Vier sind es auch, die unsere Hoffnung aushöhlen, unseren Mut schwinden lassen und unsere Kräfte auszehren können. Wer jetzt den Kampf gegen die Krankheit aufnimmt, weiß, welche Energie dafür immer wieder aufgebracht werden muss. Es erfordert viel Mut, das eigene Leben zu bestimmen, es in die Hand zu nehmen und unbeirrbar zu den eigenen Entscheidungen zu stehen. Wer hat schon gelernt, dass es – wie immer eine Situation auch aussieht – immer einen Weg geben wird, weiterzudenken und weiter handeln zu können. Und vor allem wird – egal, wie die eine Entscheidung aussieht – immer jemand seinen Beitrag dazu geben. Mutig voranzuschreiten bedeutet stets auch, ein wenig trotzige Ignoranz gegenüber allen gutmeinenden Einwürfen zu haben.

Mut:
Mut, auch Wagemut oder Beherztheit, bedeutet, dass man sich traut und fähig ist, etwas zu wagen, das heißt, sich beispielsweise in eine gefahrenhaltige, mit Unsicherheiten verbundene Situation zu begeben.

„Den Mutigen gehört die Welt", so wird gesagt. Diesen Mut aufzubringen bedeutet in einem gesellschaftlich und öffentlichkeitswirksam geprägten Alltag, sich permanent gegen den Strom zu stellen. Diesen Mut kann man trainieren und stärken wie einen ganz normalen Muskel, der in einem Fitnessstudio wieder auf Vordermann getrimmt wird. Und ja, auch die dazu notwendige „Bockigkeit" kann ein Mensch lernen. Dazu gehört erst einmal die Bereitschaft, das gewohnte Denken auf den Kopf zu stellen und bei jeder gesetzten Vorgabe Widerspruch einzulegen.

Übermut:
fröhlich, leichtfertig

Leichtsinn:
Mangel an Überlegtheit und Vorsicht; Fahrlässigkeit in seinem Verhalten vorhandenen Gefahren gegenüber

Abzugrenzen von der Fähigkeit, Mut aufzubringen, ist jenes leichtsinnige Unterfangen, das jede drohende Gefahr ignoriert und jede vorbeugende Maßnahme mit einer Mischung aus Ignoranz, Sturheit und einer möglicherweise vorhandenen Portion Dummheit beiseiteschiebt. Dieser Leichtsinn, der unter der Prämisse „Wird schon gut gehen" durch die Welt irrt, ist ein gefährlicher Begleiter auf unbekannten und möglicherweise unwegsamen Pfaden. Dies kann ganz leicht durch einen Absturz in die Tiefe enden. Nein, Mut ist etwas ganz anderes als dieser übermütige Leichtsinn.

In Krisensituationen, in denen neue und unbekannte Wege gefunden werden müssen, ist Mut der beste Begleiter. Er will erarbeitet und trainiert werden wie ein Skiabfahrtslauf, der mit eleganten Schwüngen den Weg aus großen Höhen bis ins sichere Tal findet.

Wer zum ersten Mal die Kunst erfahrener Skiläufer beobachtet, bewundert gleichzeitig den Mut, sich auf rutschende Bretter zu stellen und in wilder Fahrt Abfahrten zu nehmen, die Knochenbrüche als Folge nahezu normal scheinen lassen. Doch was haben diejenigen, welche sich auf diese unsicheren Bretter wagen, gemeinsam? Sie haben trainiert – so lange, bis sie neben ihrem Gleichgewicht auch die Sicherheit hatten, sich in Eis und Schnee so zu bewegen, als hätten sie sicheren Boden unter den Füßen. Wie oft mögen sie verzagt gewesen sein? Wie oft mögen sie gedacht haben, es sei unmöglich, eine solche Kunst zu beherrschen? Sie haben mit Sicherheit oft mit mulmigen Gefühlen ihre Fahrt begonnen. Viele haben sogar mit Angst ihr Training absolviert, und dennoch haben sie nicht locker gelassen. Erfahrene und sorgsame Skifahrer beachten den Rat anderer. Sie fahren kunstvoll und sicher auf ihren Wegen. Sie werden jede Lawinengefahr und jeden aufkommenden Wetterwechsel beachten und zusätzliche Gefahren für Leib und Seele vermeiden. Wenn Mut gepaart wird mit jener bewunderungswürdigen Willensstärke eines kleinen Kindes, welches das Laufen – jedem Umfallen zum Trotz – lernt, ist vielleicht das Wunder möglich, Berge zu versetzen.

Und genau dies ist das Training: Mutige sehen Gefahren, sie umgehen sie, sie haben mulmige Gefühle, sie haben vielleicht sogar Angst. Doch sie tragen einen unbeirrbaren Willen in sich und trainieren mit ihrer Angst.

Fangen wir mit dem Training an:

- Stellen Sie jeder Behauptung entgegen: „Es könnte auch ganz anders sein…". Denken Sie sich dazu eine andere Möglichkeit des weiteren Geschehens aus, bzw. führen Sie eine Behauptung, eine Warnung, die von außen kommt, zu einem Happy End.
- Hören Sie einmal täglich den Wetterbericht an, seien Sie aufmerksam und hören Sie genau zu. Dazu gehören sowohl die Regenwahrscheinlichkeit als auch die gefühlte Temperatur sowie der angekündigte Pollenflug mit dazugehöriger Warnung. Notieren Sie sich immer dann einen roten Punkt im Kalender, wenn die Prognose nicht stimmt. Das sind nach einem Monat Bilanz Gründe für eine Feier.

- Suchen und finden Sie Berichte und Geschichten von Menschen, die Auswegloses verwandelt haben. Das kann die Beschäftigung mit der Lebensgeschichte von Viktor Frankl ebenso sein wie ein Bericht von Eheringen, die nach einigen Jahren auf einem bestellten und abgeernteten Feld wieder gefunden werden. Wenn solche Wunder geschehen, sind wunderbare Auswege auch für Sie möglich.
- Lernen Sie etwas Neues. Melden Sie sich bei der VHS an und fangen Sie an, etwas zu entdecken, das Ihnen bislang völlig unbekannt war. Für die einen mag es eine Fremdsprache sein, für andere ein Tanzkurs, Bauchtanz, Malen, Musizieren – egal, was Sie wählen. Sie werden feststellen: Wenn Sie üben, bekommen Sie Zugang zu etwas, wovon Sie kaum zu träumen wagten.
- Finden Sie Gleichgesinnte in Ihrer Umgebung, die bereit sind, Ihren eigenen „Mutkurs" zu unterstützen. Vielleicht beflügeln Sie sich gegenseitig.
- Bedenken Sie: Sie haben nichts zu verlieren. Nur Ihr Leben. Und das ist ein hoher Preis. Ebenso gut können Sie etwas wagen.
- Vielleicht können Sie einen neuen Satz in Ihren täglichen Sprachgebrauch einfließen lassen. Dieser Satz heißt: „Wann, wenn nicht jetzt?"
- Sollten sich Anzeichen von einem inneren Traum und gleichzeitig mulmigen Gefühl bei irgendeinem Vorhaben bei Ihnen zeigen, so setzen Sie es in die Tat um. Für die einen mag das bedeuten, endlich einmal von einem Dreimeterbrett zu springen. Für andere kann es den Mut und das Training bedeuten, sich zu einem Tanzkurs, zum Erlernen einer neuen Sprache oder eben dem Motorradführerschein anzumelden. Wagen Sie Neues, üben und trainieren Sie und nehmen Sie Ihre Angst an die Hand!

- Finden Sie Geschichten von Menschen, die erfolgreich Krisen im Leben mit dieser besonderen Mischung aus Mulmigkeit, Aufmerksamkeit und Willen verwandelt haben.
- Und vielleicht wird durch die Mut-Übungen Ihr Lebensmuskel aufgepumpt, wie wir es bei einem zu schwachen Fahrradschlauch oder einem schlaffen Luftballon auch tun würden. Dann kann ein „Leben auf Pump“ zu einem starken, angefüllten und reichhaltigen, wenn auch nicht unendlichen Leben werden.

Ich wünsche Ihnen von Herzen ein gutes Leben!

Zur Autorin

Claudia Cardinal (geb. 1955) arbeitet als Heilpraktikerin in eigener Praxis in Hamburg. Sie ist Initiatorin und Leiterin der Sterbeammen-Akademie in Hamburg sowie Buchautorin. Ihr großes Anliegen ist es, neue Formen der Sterbe- und Trauerkultur zu entwickeln. Spiritualität bedeutet ihr, in der Begleitung von Menschen in Lebenskrisen, nicht nur die Achtung der Würde eines Menschen, sondern die Begleitung in eine neue und unbekannte Dimension hinein.

Kontakt und Info

claudiacardinal@sterbeamme.de
www.claudia-cardinal.de

Ihre Buchveröffentlichungen und Buchempfehlungen zum Thema

www.sterbeamme.de

www.sterbeheilkunde.de

Psychologie

Die tragende Hand

Über den Einfluss von Gedanken und Einstellungen zum Heilungsprozess

Margit Kobold

Die Frage ist falsch, wenn wir nach dem Sinn des Lebens fragen. Das Leben ist es, das Fragen stellt – und wir haben zu antworten.
(Viktor Frankl)

Im vierten Jahr meiner Ausbildung zur Logotherapeutin, ich zählte bereits 63 Jahre, erhielt ich die Diagnose Krebs. Brustkrebs, T3, kein Befall der Lymphknoten, keine Metastasen.

Nicht viel nachdenken, vielmehr sofort reagieren war meine Devise, und bald darauf erfolgte die Operation. Abnehmen der rechten Brust. Jetzt saß die behandelnde Ärztin an meinem Bett. Wie soll es weiter gehen? Ich hörte zu. Chemotherapie und Bestrahlung, danach Herceptin, fünf Jahre lang Antihormonbehandlung. Ich nickte, einverstanden.

Kurze Zeit danach saß meine Personalchefin auf demselben Stuhl: „Du kannst jetzt schon einen Antrag auf früheren Renteneintritt stellen. Mit Krankschreiben, Kur und Wiedereingliederung sollte das möglich sein“, sagte sie. Wieder hörte ich zu, schüttelte meinen Kopf und sagte nein. Und fügte hinzu: In vier Wochen sitze ich wieder an meinem Arbeitsplatz. Am 2. Januar. Ganz bestimmt, betonte ich. Ich meinte es ernst.

Während meines Aufenthalts im Krankenhaus empfing ich 33 verschiedene Besucher*innen aus vielen Ländern, in denen Krieg und Verfolgung herrschten. Ich führte eine Namensliste, wegen eines späteren „Dankeschön“. Sie überbrachten Genesungswünsche und Geschenke. Seltsam, fast jede hatte einen Engel im Genesungs-Gepäck. Einige zum Aufhängen aus Papier und Pappe, andere zum Hinstellen aus Ton und einen aus Porzellan. Neben den Engeln stapelten sich Bücher für Mut, ein paar zum Lachen, einige zum Nachdenken und eines um das Wissen, weshalb sich Krebszellen bilden. Dieses, „Intelligente Zellen“ von Dr. Bruce Lipton (1), einem amerikanischen Entwicklungsbiologen und Stammzellenforscher, der berichtet, dass Gene und DNA durch Gedanken und Einstellungen eines Menschen beeinflusst werden können. Aha! Lipton forschte und lehrte an mehreren amerikanischen Universitäten. Ich verschlang dieses Buch, klemmte es unter meinen Arm, zeigte es meinen behandelnden Ärzten und fragte nach. Wussten Sie von Liptons Forschungen?

Sie wussten nichts davon und sahen mich verständnislos an. Ich diskutierte mit ihnen über den Einfluss von Gedanken und Einstellungen zum Heilungsprozess. Ich glaubte daran, doch sie runzelten die Stirn.

Meine Besucher*innen berichteten mir, dass sie sich während meiner Operation in drei Gebetsgruppen aufgeteilt hatten, in christliche, muslimische und buddhistische. Allah ist mächtig, sagten die Muslime, vertraue auf Gott, sagten meine christlichen Freunde, und die Buddhisten schworen auf die Heilung durch den Geist und die Kraft durch Meditation über Liebe und Mitgefühl.

Nun hatte ich mehrere Auswahlmöglichkeiten. Ich entschied mich für die Heilung durch meinen Geist, meditierte, vertraute auf Gott und ließ nebenbei auch die medizinische Behandlung zu.

Doch mein größtes Vertrauen lag in mir selbst, meinem „wahren Sein“ oder „Selbst“, das verbunden ist mit dem Göttlichen, das mich trägt. Es war noch nicht allzu lange her, dass ich im Rahmen meiner Ausbildung zur Logotherapeutin im Fachbereich „Wertorientierte Imagination“ eine Hand in strahlender Farbe, umgeben von einer leuchtenden Gloriole, vor meinem inneren Auge gesehen hatte. Erschreckt über diese Hand fragte ich den Dozenten nach der Erklärung. Es sei die „Tragende Hand“, ein hohes spirituelles Symbol, erklärte er, und „falls Sie einmal in eine schlimme Situation geraten, visualisieren Sie diese Hand und legen sich voller Vertrauen hinein.“ So waren seine Worte. Ich hatte sie nicht vergessen. Ich visualisierte diese Hand und legte mich hinein.

Nach elf Tagen verließ ich das Krankenhaus mitsamt den Geschenken, den vielen Engeln, die nun zu Hause ihren Platz erhalten mussten. Zwei Tage später lief ich wieder durch die Felder in der Nähe meiner Wohnung. Eine Stunde lang, sechs Kilometer. So wie ich es bereits seit zehn Jahren tat. Laufen. War ich einer weiteren Ausbreitung des Krebses davongelaufen? Die Ärzte wunderten sich, dass bei der Größe des Tumors keine einzige Metastase zu finden war.

Und so, wie ich es mir vorgestellt hatte, trat ich am 2. Januar, genau 37 Tage nach meiner Operation, meinen vollen Dienst wieder an. Mit einem fröhlichen Hallo betrat ich die Räume meiner Abteilung, doch niemand antwortete. Es war ein Freitag, und alle Kollegen hatten noch Urlaub. Ich meldete mich sofort in der Personalabteilung. Die Chefin, die mir vor ein paar Wochen meine Frührente schmackhaft machen wollte, hatte noch Urlaub. Ich werde nicht fehlen, auch nicht während der Chemotherapie, versprach ich der Mitarbeiterin, die mich ungläubig ansah.

Nach der vierten Chemotherapie hatte ich das Gefühl, ich müsse sterben, wenn ich noch ein einziges Mal dieses Gift in meinen Körper hinein lasse. Während der Therapie hatte mich ein homöopathischer Arzt mit Globuli zum Ausleiten des Gifts versorgt. Weil ich die „Chemo“ in meinen Arbeitsalltag einbeziehen wollte, verlegte ich sie auf die Freitagnachmittage. Gleich einen Tag später, an den Samstagen, ließ ich mich von einer Geistheilerin behandeln. Rundum-Versorgung nannte ich das, oder sicher ist sicher. Als wäre nichts geschehen, trat ich montags nach einem solchen Wochenende meine Arbeit wieder an. Dennoch, die Chemotherapie empfand ich immer mehr als Qual – ich fühlte mich sterbenselend. Jede Zelle meines Körpers schrie: Hör auf! Ich wollte leben und brach diese Behandlung ab.

Bald danach stand ich in der Strahlenabteilung der Klinik. Es ging um die Behandlungstermine. „Ich möchte die Bestrahlung in meiner Mittagspause machen“, sagte ich mit lauter und fester Stimme. Eigentlich erwartete ich nun heftigen Protest, dass das nicht möglich sei. Und Verbote wie: Ich dürfe nicht Auto fahren, müsse mich ausruhen, dürfe auf keinen Fall arbeiten. Im Gegenteil, ich bekam nebst Staunen Zustimmung. Ja, man wolle dafür sorgen. Meine Mittagspause reichte also aus.

Und so freute ich mich sogar auf die paar Minuten im dunklen Raum. Ich legte mich auf den Behandlungstisch, visualisierte die „Tragende Hand“, die mir meine Seele während der „Wertorientierten Imagination“ gezeigt hatte, und redete mit meinen Zellen, wie es Dr. Lipton in seinem Buch beschreibt. „Erschreckt nicht und fürchtet euch nicht“, flüsterte ich ihnen zu.

Nach Ende der Bestrahlungen wurde ich zu einer weiteren Kontrolle in die Strahlenabteilung gebeten. Meine Haut war zart gebräunt, mehr nicht. „Das Gerät war kaputt“, hörte ich die Ärztin sagen, und mit diesen Worten verschwand sie mit meiner Krankenakte im Nebenzimmer. Das Gerät ist in Ordnung, erwiderten die Damen in der Abteilung. Ich schwieg. Sollte ich ihnen von der „Tragenden Hand“ berichten? Ich behielt das besser für mich.

Immer öfter schlug ich das Buch von Dr. Bruce Lipton auf. Intelligente Zellen. Meine Einstellung sei wichtig, verstand ich. Ich kaufte weitere Bücher über Heilungsprozesse und erfuhr, dass es mehr als nur ein Glauben sein muss, um Heilung zu erhalten, vielmehr müsse es eine Art „Wissens-Glauben“ sein. Tief in mir wusste ich, ich bin gesund. War es mein Vertrauen in meinen „Heilenden Geist“, oder waren es die vielen Bücher, die meine Genesung so rasch vorantrieben? Mein Weg führte mich immer wieder in die Buchhandlung. Und eines Tages entdeckte ich dort die Ankündigung einer Veranstaltung der „Gesellschaft für biologische Krebsabwehr“ in Wiesbaden.

Dort traf ich auf Dr. Carl Simonton (2). Er stellte seine Mind-Body-Medizin vor, die Simonton-Methode. Ich kaufte sein Buch und lernte immer mehr, auf meine Heilung zu vertrauen.

Gibt es sie, die Göttliche Führung? Glauben ist zu schwach. Wissens-Glauben ist stärker. Glauben ohne Zweifel. Ein Staubkorn Zweifel zerstört alles. Ich erinnerte mich an die Hand, die mich trägt. Das machte mich sicher. Ganz sicher.

Noch im gleichen Jahr nahm ich an einem Symposium „Heilen“ auf dem Benediktushof in Holzminden bei Würzburg teil. Dr. Klaus-Dieter Platsch hielt sein Buch „Das Heilende Feld“ (3) in der Hand und las einige Passagen vor. Ein weiteres Indiz dafür, dass Vertrauen wichtig ist. Der „innerste Kern“ des Menschen ist immer heil, auch während einer

Krankheit. Heilungsprozesse werden angestoßen, wenn sich das Bewusstsein auf Heilung einstellt und fest von ihr überzeugt ist. Es ist das Bewusstsein jenseits der Ratio, das Bewusstsein des Spirit, unseres „Wahren Selbst“, das Gleiche, welches mir die „Tragende Hand“ gezeigt hatte, erläuterte er.

„Mit der Seele heilen“ von Dr. Bernie Siegel (4) war das nächste Buch, das ich regelrecht verschlang. Und es folgten noch mehr. Noch viele. Und jedes hatte den gleichen Kern: Du selbst kannst dich heilen durch deine feste Überzeugung. Doch vergiss nicht, nur ein winziges Staubkorn Zweifel macht die Heilung zunichte. Mein Staubkorn Zweifel wurde von meinem Vertrauen davongetragen.

Zwei Jahre nach der Krebsdiagnose musste ich meine Arbeit beenden. Ich hatte das Rentenalter erreicht, war frei von jeglicher Zeitverpflichtung und wagte den Sprung in die Selbstständigkeit. „Wege zum Sinn“ lautet mein Programm. Vorträge, Seminare, Workshops, und einer davon heißt „Wege-zur-Heilung“.

Ein Weg, den ich selbst gegangen bin.

Ein Weg von außen nach innen, den einzigen Ortswechsel, den ich vornehmen musste. Den ersten Schritt auf diesen Weg hatte ich schon lange vor meiner Krebsdiagnose gesetzt. Einige Katastrophen in meinem Leben hatten mich dazu gezwungen. Dieser Weg führte mich aus der Opferrolle in die Aktion. Weg vom „Warum“ zum „Wozu“. Doch was soll schon gut daran sein, wenn ich krank bin, wenn ich meine Arbeit verliere, mein Geld verschwindet, weil ich betrogen wurde? Was tun, wenn sich Dunkelheit wie ein undurchsichtiger Schleier um einen legt? Dann wird es Zeit, die Frage zu stellen: Wozu – kann das gut für mich sein? Der erste Schritt heraus aus der Opferhaltung zur Frage nach dem Sinn. Doch diese Frage lässt sich nicht so schnell beantworten. Noch liegt der Sinn tief verborgen. Man kann ihn nicht sehen, geschweige denn erklären. Er wird sich zeigen. Ganz von selbst. Später. Im Rückblick des Lebens.

Allmählich wurde mir vieles klar, und die Zusammenhänge der Vergangenheit reihten sich wie eine Perlenschnur aneinander. Alles war gut, war wichtig, ja notwendig, um mich auf den Weg zu begeben, von dem es kein Zurück mehr gibt. „Das Leben stellt die Fragen, und wir haben zu antworten – unser Leben zu verantworten." Das sagte der Wiener Arzt und Psychiater, Dr. Viktor E. Frankl, Begründer der Logotherapie und Existenzanalyse, der vier Konzentrationslager überlebt hatte.

Alles Leid, alle Probleme, alle Not, aber auch alle Freude, die ich erleben durfte, dienten nur diesem einzigen Zweck, und der hieß: Geh! Mach dich auf den Weg. Zu deinem „wahren Selbst"! Um dahin zu gelangen, begegnete ich vielen Herausforderungen, Fragen, die mir das Leben gestellt hatte. Aufträge, die da waren: Verlust von Geld, Ansehen, Arbeit, Gesundheit und Tod des Liebsten. Bis ich erkannte, dass jede dieser Aufgaben, die mir mein Leben gestellt hatte, gleichzeitig eine Chance für Wachstum und Erkenntnis war, um zu diesem Ziel zu gelangen, dem Loslassen meines Ego-Ichs, um zu werden, wer ich wirklich bin, zu meinem „Wahren Selbst".

Richard Rohr (5), Franziskanerpater und Autor vieler Bücher, u.a. „Das Wahre Selbst", nennt es Seele, das Unbewusste, Tiefenbewusstsein, oder auch Nichts, weil es nicht des richtigen Namens oder der richtigen Religion bedarf, um sich zu zeigen. Weil es einfach da ist. Es zeige sich am besten, wenn wir still sind. Oder verliebt. Oder beides, schreibt er. Und wenn wir ihm begegnen – ein einziges Mal sei genug – dann weiche das „Falsche Selbst“ von ganz allein. Aber dazu brauche es fast ein ganzes Leben.

Und ich befand mich genau auf diesem Weg, um mich bzw. mein „Wahres Selbst“, zu finden.

„Wenn wir Ihm begegnen, meistens erst in der zweiten Lebenshälfte und das nach Schmerzen und vielen Schicksalsschlägen, die wir hinnehmen mussten, weil wir immerzu kämpfen und konkurrieren mussten, stellen wir fest, dass das ständige nach oben Klettern von unserem falschen Selbst veranlasst wurde. Nachdem wir aber mit dem Wesenskern unserer Seele in Kontakt getreten sind, entdecken wir unsere wahre angeborene Identität. Unsere Seele und ihr Wesenskern sind schwer zu fassen. Sie flattern davon wie ein Schmetterling. Unsere Unfähigkeit, unser ‚Wahres Selbst‘ zu sehen, ähnelt unserer Unfähigkeit, Luft zu sehen, die überall und nirgends ist“, las ich in Richard Rohrs Buch.

Habe ich es gefunden? Manchmal meine ich ja, manchmal zweifle ich daran. Mir ist klar geworden, dass es sich um ein lebenslanges Lernen handelt. Als Schülerin von „Ein Kurs in Wundern“ (6) begann ich schon viele Jahre vor meiner Krebsdiagnose, mich mit diesen Fragen zu beschäftigen. Es waren die ersten Schritte auf diesem neuen Weg zu meinem eigentlichen „Selbst“, das weder Angst kennt noch sich Verlust, Leid oder Tod vorstellen kann. Weil es sich nicht als Körper wahrnimmt. Es ist eine Wahrnehmung außerhalb des Ego-Denk-Systems. Es veranlasste mich, meine Krankheit als Illusion anzusehen, weil ich mich nicht nur mit meinem Körper identifizierte. Da war noch mehr. Da war mein unerschütterlicher Glaube an die Worte, die ich im „Kurs in Wundern“ über Heilung las: Ich werde dich einfach dadurch heilen, dass ich nur eine Botschaft habe, und sie ist wahr. Dein Glauben an sie wird dich ganz machen, wenn du an mich glaubst.

An mich, das bin ich „Selbst“ auf der nicht-körperlichen Ebene, dem Wesenskern meiner Seele, der immer war, immer ist und ewig bleiben wird.

Und die „Tragende Hand“, die mir meine Seele gezeigt hatte, brauche ich nur zu ergreifen, um mich von ihr führen zu lassen, in jeder Situation des Lebens, durch alle Hindernisse hindurch, ohne Angst, ohne Zweifel, denn alles ist gut, so wie es ist.

Zur Autorin

Margit Kobold (geb. 1943) lebt in Ingelheim/Rhein und ist Logotherapeutin und Existenz-Analytikerin. Zurzeit ist sie beim Roten Kreuz als Familiencoach in einer Flüchtlingsunterkunft in Mainz angestellt.

Kontakt und Infos

info@wege-zum-Sinn.de

www.wege-zum-sinn.de

Meine Buchempfehlungen

(1) Lipton, Bruce: Intelligente Zellen; KOHA Verlag, 2016

(2) Simonton, Carl: Wieder gesund werden; Rowohlt Taschenbuch, Neuausgabe 2001

(3) Platsch, Klaus-Dieter: Das Heilende Feld; Knaur MensSana TB, 2013

(4) Siegel, Bernie: Mit der Seele heilen; Allegria Taschenbuch, 2009

(5) Rohr, Richard: Das Wahre Selbst; Claudius; 4. Auflage 2018

(6) Wapnick, Kenneth: *Ein Kurs in Wundern;* Greuthof, 4. Auflage 2000

Anderegg, Beatrice: Mein Weg zum Urvertrauen; Books on Demand, 2008

Kuby, Clemens: Heilung - das Wunder in uns; Kösel, 2005

Weil ich mich mag, setze ich Grenzen!

Grenzen kennzeichnen menschliches Miteinander

Jaya Herbst

Grenzen bestimmen das Miteinander jeglichen Lebens. Jede Zelle wird durch eine Zellmembran von der Umgebung abgrenzt. Diese kontrolliert, was nach innen aufgenommen und was hinaus transportiert wird. Sogar im Inneren der Zelle werden alle weiteren Bausteine durch eine schützende Membran getrennt. Und so geht es weiter durch den ganzen Körper. Alles ist durch eine klare Grenze voneinander geschieden. Die letzte Grenze unseres Körpers, die wir sehen können, ist unsere Hautschicht. Und wenn „uns etwas unter die Haut geht", dann berührt es uns tief im Guten wie im Schlechten. Wir kennen aber auch das Gefühl im Supermarkt, wenn uns jemand beispielsweise an der Kasse „zu dicht auf die Pelle rückt". Dann steht diese Person zu nah bei uns, steht sozusagen mitten in unserer Aura. Unsere energetischen Grenzsensoren warnen uns. Wir fühlen uns unangenehm in dieser Situation.

Jegliches menschliche Miteinander wird durch Grenzen gekennzeichnet. Ein zentraler Schritt im Leben eines Kindes stellt die Entdeckung des Wortes „Nein" dar. Dieses Wort bedeutet für das Erleben des Kleinkindes die klare Erkenntnis: Ich bin nicht du. Und das Wort „Nein" bedeutet Abgrenzung von dem Wesen, mit dem man das erste Lebensjahr – im optimalen Fall – in einer Einheit lebte. Konstruktive Grenzen stellen die Grundlage erfolgreicher Bindungen dar.

Sie wollen einerseits die Bindung erhalten, andererseits den eigenen Bedürfnissen den notwendigen Platz verschaffen. Der Raum des einen fängt immer dort an, wo der Raum des anderen endet. Und genau an dieser Grenze beginnen Konflikte. Wenn unsere Abgrenzung dazu führt, dass wir uns zwar abgegrenzt haben, aber anschließend alleine dastehen, dann ist unser Ziel nicht wirklich erreicht, denn der Mensch ist ein Bindungswesen. Im Gegenteil: In diesem Fall verursacht das Benennen von Grenzen Ängste, weil die betroffene Person in eine Zwickmühle gerät: Drücke ich meine Bedürfnisse aus, dann bedeutet es, anschließend alleine dazustehen, drücke ich meine Bedürfnisse aber nicht aus, verliere ich mich selbst.

Grenzen braucht es allerdings auch im Inneren. Denn auch hier kommt es zu vergleichbaren Schwierigkeiten wie im Außen, wenn verschiedene innere Persönlichkeitsanteile im Interessenskonflikt sind. Es geht darum, innere Schattenanteile oder anderes destruktives Verhalten zu begrenzen.

In diesem Beitrag jedoch beschäftige ich mich ausschließlich mit der konstruktiven Grenzsetzung in Beziehungen. Gerade Menschen, die an Krebs erkrankt sind, bereitet dieses Thema oft große Schwierigkeiten. Sie laufen Gefahr, sich von den Interessen anderer Personen vereinnahmen zu lassen. Der psychosomatische Kontext der Erkrankung kann auf betroffene Lebensbereiche hinweisen.

Wir wissen auch: Bösartige Tumore können sich abkapseln – sie werden sozusagen von den Selbstheilungskräften begrenzt. Sie können aber auch invasiv, sprich unbegrenzt, in ursprünglich gesundes Gewebe hineinwachsen.

Meist besteht das Abgrenzungsproblem eines Menschen mit der Diagnose Krebs auf der physischen, der emotionalen und der energetischen Ebene. Unklare Grenzen werden von anderen gespürt, wahrgenommen und beantwortet, nämlich überschritten. Anders ausgedrückt: Setzen wir unklare Grenzen, dann laden wir andere energetisch sozusagen zur Grenzüberschreitung ein. Wir alle kennen das Naturgesetz: „Gleiches zieht Gleiches an". Ein Mensch, der keine Grenzen setzt, zieht Menschen an, die seine Grenzen überschreiten. Beide haben eine Abgrenzungsthematik. Die eine Person sollte lernen, sich gegen andere Menschen abzugrenzen, die andere dagegen, sich selbst zu begrenzen.

Das erscheint uns ungerecht: Zuerst tun wir uns schwer, die eigene Grenze zu spüren, sie auszudrücken, und dann haben wir auch noch den Schaden davon. Nicht klar „Nein" zu sagen, fördert in der Regel unbewusste Reaktionen, wie inneren Rückzug und Verweigerung oder Aggressionen und Autoaggressionen. Die Folge: Der Konflikt verstärkt sich! Und: Wir fühlen uns dazu als Opfer und bewerten uns negativ. Wir geraten langsam in eine destruktive selbst- und immunsystemschwächende Abwärtsspirale. Deswegen gehört für mich die Entscheidung, sich mit der eigenen Grenzsetzung zu beschäftigen, zu einer positiv egoistischen, einer selbstfürsorglichen Lebenseinstellung. Ich nenne es gerne „radikalen Selbstfürsorge". Nur wer klare und konstruktive Grenzen setzen kann, vertraut sich selbst und ist wirklich bindungsfähig. Und bedenken Sie auch, so ungewohnt es für Sie klingen mag: Zu sich selbst gehen Sie die tiefste Bindung ein.

Wie können Sie als Krebspatient mit dem Thema „Grenzen setzen und halten" konstruktiver umgehen, ohne sich abzuwerten, wenn Sie es mal nicht schaffen?

Folgende Schwierigkeiten bei der Grenzsetzung können auftreten:

- Durch eine notwendige OP werden Sie zunächst einmal physisch auf der Grenzebene des Körpers verletzt bzw. opfern für Ihre Gesundheit einen Teil Ihres Körpers.
- Plötzlich brauchen Sie viel mehr Zeit als vorher, um für sich zu sorgen. Vielleicht wollen Sie Ihre Ernährung umstellen, müssen dafür dreimal wöchentlich in den Bioladen und viel aufwändiger kochen.
- Sie brauchen auf der Körperebene mehr Zeit, weil ihr Körper durch OP, Chemo- und/oder Strahlentherapie u.v.m. so geschwächt ist, und Sie deutlich länger für alles brauchen. Der bisherige Spagat, alles gleichzeitig zu bewältigen, funktioniert nicht mehr, etwas muss abgegrenzt werden.
- Sie müssen sich gegen den Druck medizinischer Institutionen abgrenzen, die Ihnen suggerieren wollen, dass Sie keine Zeit haben in Ruhe zu überlegen, wie Sie vorgehen wollen bzw. um sich eine zweite Meinung einzuholen.
- Sie spüren, dass die Innenschau in dieser Zeit ungleich wichtiger ist, als das Kümmern um die Nöte von anderen. Sie stehen dann vor der Wahl, es sich selbst recht zu machen und sich zu geben, was Sie brauchen, oder es den anderen recht zu machen und sich zu verraten. Sie haben einfach nicht die Energie, um beides zu tun.

- Sie können die ganzen wohlgemeinten Ratschläge aus Ihrem Umfeld, die Sie ständig ungefragt bekommen, einfach nicht mehr hören. Vielleicht müssen Sie sich sogar anhören, dass es so schlimm doch eigentlich nicht sei, Sie doch gut aussähen und noch niemals so blühend ausgesehen hätten usw. Die Entscheidung liegt vor Ihnen, entweder die Kommunikation mit Familienmitgliedern und Freunden zu begrenzen oder allein zu bleiben.

So oder so, das Thema Grenzsetzung wird zunehmend in Ihren Fokus rücken.

Wie meinen Patienten möchte ich auch Ihnen sagen: Ihre Erkrankung kann „die große Fortbildung zur radikalen Selbstfürsorge" beinhalten. Auch wenn Sie der Meinung sind, dass Sie es überhaupt nicht können, beginnen Sie heute damit! Sie haben jetzt einen ganz großen Vorteil auf Ihrer Seite: Sie gehen gerade durch eine Phase Ihres Lebens, in der Sie zu mehr Veränderungen bereit sind und Ihren eigenen Ausreden und Ausflüchten nicht mehr glauben. Machen Sie sich keine Gedanken, wo Sie auf diesem Weg stehen, sondern gehen Sie mutig Schritt für Schritt voran. Achtung: Selbstabwertung verschlimmert Ihre Probleme, also halten Sie den Daumen für sich nach oben!

Die folgenden Schritte könnten Sie auf diesem Weg unterstützen.

Schritt 1 (darf durchaus zwischen vier bis sechs Wochen dauern)

Beginnen Sie sich realistisch damit auseinanderzusetzen, in welchen Bereichen Ihres Lebens Sie sich nicht richtig abgrenzen können und wie sich das genau zeigt. Hierzu brauchen Sie Ihren inneren Beobachter und die Bereitschaft, sich täglich damit zu beschäftigen. Es geht in diesem ersten Teil ausschließlich darum, sich das eigene Verhalten bewusst zu machen. In welchem Bereich haben Sie Schwierigkeiten mit der Abgrenzung?

- Haben Sie beispielsweise Probleme, sich für sich und Ihre Anliegen einzusetzen?
- Fürchten Sie vielleicht, die Liebe des anderen zu verlieren, wenn Sie unterschiedliche Bedürfnisse oder Meinungen haben?
- Oder denken Sie vielleicht allzu häufig, an allem selbst schuld zu sein, nicht genug geleistet, gegeben oder gearbeitet zu haben?
- Und: Was sagen Ihre inneren Glaubenssätze zum Thema Abgrenzung? Haben Sie vielleicht gelernt, dass es nicht erlaubt ist, vielleicht sogar bestraft wird, sich abzugrenzen, „Nein“ zu sagen?
- Oder hat sich schon Ihre Mutter, Ihr Vater nicht abgrenzen können? Hatten Sie den Eindruck, nur geliebt zu werden, wenn Sie Ja sagen?

Spüren Sie diesen Themen mit großer innerer Aufrichtigkeit nach, mit der inneren Haltung: keine Selbstabwertung, sondern mitfühlendes Beobachten. Für die Auswertung reichen täglich etwa 15 Minuten. Machen Sie sich dazu ein paar Notizen.

Da oft Ihre Kommunikation betroffen sein wird, geht es darum, die verschiedenen Typen von Botschaften, die Ich- und Du-Botschaften, sowie die verschleierten Du-Botschaften zu erkennen. Sie haben bei Konfliktlösungen eine zentrale Bedeutung, die eigenen Bedürfnisse klar und erfolgreich auszudrücken. Beim sich Abgrenzen ist das Wissen über diese Arten der Botschaften extrem wichtig. Hier geschehen die meisten Fehler. Es lohnt sich, darüber intensiv nachzuforschen und zu trainieren.

Was beinhaltet eine klare Ich-Botschaft?

- Eine deutliche Aussage über den eigenen Willen, die eigenen Wünsche, das eigene innere Erleben und/oder über eigene Wahrnehmungen
- Ich-Botschaften bestehen aus einem Gefühls- und einem Tatsachenanteil sowie dem, was dadurch im Innen ausgelöst wurde: Die beiden ersten Teile werden in der Ich-Form in die Kommunikation gebracht und durch eigene Schlussfolgerungen ergänzt:

Beispiel:
„Als ich auf dich gewartet habe" = Tatsachenanteil
„war ich ziemlich ärgerlich und gekränkt" = Gefühlsanteil
„weil ich daraus geschlossen habe, dass ich nicht wichtig für dich bin!"
= meine innere Schlussfolgerung

- Ich-Botschaften wirken deeskalierend. Da sie keine Anklage enthalten, machen sie dem Empfänger das Zu- und Nachgeben leichter.
- In einer Ich-Botschaft zeigen Sie sich mit Ihren Stärken und Schwächen. Dadurch stellen Sie sich nicht über den anderen, und es kann eine partnerschaftliche Ebene entstehen.
- Sie selbst bekommen beim Ausdrücken der Ich-Botschaft mehr Klarheit über Ihre eigenen Gefühle und Empfindungen.
- Da Sie in der Ich-Botschaft keine Lösung vermitteln, kann das Gegenüber die eigene Verantwortung für den Konflikt wahrnehmen. Ob er sie dann übernimmt? Darauf haben Sie keinen Einfluss.
- Ich-Botschaften fördern auch Ich-Botschaften vom anderen. Dies wiederum verstärkt eine Atmosphäre der Offenheit und Vertrautheit.

Ich-Botschaften können geschwächt oder destruktiv werden. Sogenannte Abschwächer entwerten das Gesagte und lassen den Aussagenden schwächer dastehen.

Beispiel:
„Es macht mich ein bisschen traurig, wenn du meinen Geburtstag vergisst."

Scheinbare Ich-Botschaften – der Ton macht die Musik!

Worte wie „wieder" oder „immer" gilt es in einer Ich-Botschaft zu vermeiden. Durch diese Generalisierungen wirkt die Aussage verletzend, greift den Empfänger an und verstärkt den Konflikt.

Beispiele:
„Ich würde mich freuen, wenn du mir mal wieder einen Strauß Blumen mitbringst".
„Es täte mir so gut, wenn du mich auch mal wieder besuchst".

Hinter diesen „persilreinen" Ich-Botschaften verstecken sich häufig massive Schuldzuweisungen und der Versuch, den anderen zu etwas zu zwingen. Dieser hört das natürlich. Sein schlechtes Gewissen lässt es nicht zu, offen darauf zu reagieren. Er weiß nicht, welchem Teil seiner Wahrnehmung er trauen darf. Dieser innere Konflikt kann zu Ablehnung, Angriff, Verweigerung, Rückzug oder Anpassung führen.

Eine Du-Botschaft beinhaltet immer eine Aussage über den anderen, darüber, wie er sich meines Erachtens verhalten soll. Du-Botschaften können meistens gut akzeptiert werden, wenn sie nicht beschämen, nicht unterwerfen oder abwerten. Das betrifft sowohl die Kindererziehung, die Arbeit mit Mitarbeitern oder auch familiäre Situationen. Sie können Klarheit schaffen und damit Eindeutigkeit. Sie geben dem Gegenüber einen guten Raum sich abzugrenzen.

Beispiel:
„Ich will, dass ihr jetzt den Tisch deckt".

Was beinhaltet eine „verschleierte Du-Botschaft"?

Sie gibt nur scheinbar eine Information über mich. In Wirklichkeit ist es eine Aussage über das Gegenüber. Sätze, die mit ... „Ich fühle mich beschwindelt, beherrscht, geringgeschätzt, missachtet ..." beginnen, drücken kein echtes Gefühl aus, sondern eine Interpretation des vom Gegenüber Gehörten. Hinter diesen Formulierungen steckt z. B. der Vorwurf: „Du beschwindelst mich", und das macht den Gesprächspartner zum Täter. Es soll hier aber nur um Sie selbst und Ihre Gefühle gehen. Auch hier gibt es eine klare Regel: Immer wenn die Worte „von dir" oder „durch dich" an eine Aussage gehängt werden können, handelt es sich um eine verschleierte Du-Botschaft. Mit ihnen übernehmen wir keine Verantwortung für die eigenen Gefühle, sondern delegieren sie an die beteiligte Person.

Der Rahmen Ihres täglichen 15-Minuten-Übungsprogramms

Durchleuchten Sie eine schwierige Abgrenzungssituation des Tages, und überprüfen Sie den eigenen Kommunikationsstil anhand Ihrer Ich-/Du-Botschaften. Machen Sie sich Notizen. Dazu gehört auch das Beobachten der Körpersprache. Wie ist Ihre Körperwahrnehmung, wenn Sie sich abgrenzen? Fühlen Sie sich eher stark oder schwach? Wie fühlt sich Ihr Körper an? Wie atmen Sie? Wie klingt Ihre Stimme? Setzen Sie die Körpersprache ein?

Der erste Teil des Lernens besteht also ausschließlich im Beobachten und Notieren des „Wie“. Aber: Bereits jetzt wird sich etwas in Ihnen verändern – zunächst unmerklich – etwas in Ihnen wachsen.

Schritt 2
(Das Üben darf durchaus wieder zwischen vier und sechs Wochen dauern.)

Ich bin ein großer Freund des „zeitverzögerten Übens“. Das bedeutet, ich verlange nicht von mir, dass ich etwas, was ich überhaupt nicht kann, jetzt plötzlich können muss! Durch das Beobachten haben Sie bereits eine Menge über sich gelernt. Vieles geschieht jetzt nicht mehr per Autopilot, sondern Sie spüren Ihr Unbehagen und den Wunsch, hier etwas zu verändern. Das ist sehr gut!

Jetzt beginnen Sie Situationen vor dem Spiegel, im Nachhinein anders zu beantworten. Ihr Gehirn lernt so neue Verhaltensmuster! Beginnen Sie eine belastende Situation des Tages oder Vortages noch einmal zu durchleben und sie in Körperhaltung, Stimme und Wortwahl vorm Spiegel anzuschauen und neu zu lösen.

Körperhaltung: Stellen Sie sich aufrecht vor den Spiegel, halten Sie Ihre rechte Hand (bei Linkshändern die Linke) mit der Handfläche nach innen, in ca. 40 cm Entfernung auf Höhe Ihres Magens. Ihre angespannte Hand wirkt wie ein Schwert, mit dem Sie Ihren eigenen Raum schützen und eine Grenze setzen.

Stimme: Im Augenkontakt mit ihrem Spiegelbild sprechen Sie klare, eindeutige Botschaften laut aus.

Beispiel:
„Fritz, ich möchte dich bitten, mir nicht weiterhin wöchentlich deine neusten Erkenntnisse über Krebs zukommen lassen (Du-Botschaft), es sei denn, ich frage dich nach diesem Teil deiner Kompetenz (Ich-Botschaft). Ich brauche zurzeit meine Energie für mich selbst, für meinen Gesundungsprozess. Diese vielen Informationen von dir überfordern mich und verunsichern mich auf dem von mir eingeschlagenen Weg. Ich würde lieber mit dir spazieren gehen, über einen neuen Film, Buch, Ausstellung etc. sprechen (Ich-Botschaft)."

Spüren Sie jetzt die Kraft und die Klarheit in Ihrer Grenzsetzung. Korrigieren Sie gegebenenfalls Ihre Körperhaltung und Ihre Stimme wie ein Schauspieler, bis Sie das Gefühl von Stimmigkeit haben. Wenn Sie sich so über das Spiegelbild wahrnehmen, nehmen Sie auf, wer Sie sind. Ihr Gehirn freut sich, denn es lernt jetzt, für sich Bilder der Kraft, Stärke und Souveränität zu entwickeln, mit neuen Verhaltensmustern. Atmen Sie dabei bewusst und freuen sich über Ihre neue Stärke und Kraft. Streicheln Sie sich in der Herzgegend oder klopfen Sie sich auf die Schulter, damit ihr Körper merkt, dass er es gut macht. Und ganz nebenher werden sich im Alltag langsam Veränderungen einstellen.

Gehen Sie in dieser Weise täglich ein bis zwei Situationen durch, gerne auch alte, ebenfalls etwa 15 Minuten täglich. Lassen Sie sich Zeit, begrenzen Sie Ihre Ungeduld. Sich die notwendige Zeit einzuräumen, beschleunigt die Umsetzung.

Schritt 3
(Der letzte Schritt darf ebenfalls zwischen vier und sechs Wochen dauern.)

Beginnen Sie das im Nachhinein vorm Spiegel Gelernte bei den betreffenden Personen anzusprechen.

Beispiel:
„Fritz, du versorgst mich regelmäßig mit deinen neusten Erkenntnissen und Informationen über Krebs (Du-Botschaft). Ich habe mich bisher nicht getraut, das anzusprechen, weil ich fürchte, dich zu kränken. Deswegen mache ich das jetzt im Nachhinein (Ich-Botschaft)…“. (Den Rest wie oben beschrieben.)

Beginnen Sie jetzt, so zeitnah wie möglich, die Situationen mit den betroffenen Personen anzusprechen. Sie werden sehen, es geht immer leichter, und Ihr schlechtes Gewissen wird immer kleiner. Im Gegenteil, Sie freuen sich, wenn Sie ein schlechtes Gewissen spüren, denn das zeigt Ihnen, dass Sie etwas Neues tun! Wenn sie es noch nicht schaffen, üben Sie noch etwas weiter mit Schritt 2.

Wenn Sie so vorgehen, werden Sie in relativ kurzer Zeit an einem vollkommen anderen inneren Ort stehen. Ihre Abgrenzungsproblematik wird größtenteils der Vergangenheit angehören, und Sie werden sich ein neues Selbstwertgefühl aufbauen. Und wenn Sie es tatsächlich mal nicht schaffen, können Sie sich das vergeben, denn Sie haben es ja schon öfters geschafft.

Ein letzter Tipp noch: Gestalten Sie sich eine Luxuskasse. Sie darf den Bedürfnissen Ihres kindlichen Selbst entsprechen, also bunt, kitschig sein, was immer Ihrem inneren Kind gefällt. Und jedes Mal, wenn Sie ihre Übungen gemacht haben, geben Sie einen gewissen Betrag hinein. Während Sie das tun, vergegenwärtigen Sie sich: Ich belohne mich dafür, dass ich mich für meine Abgrenzungsfähigkeiten einsetze. Damit stärke ich jede Zelle meines Körpers – also meine physische, emotionale und seelische Gesundheit! Den Inhalt der Kasse benutzen Sie für etwas, was Sie sich sonst nicht ohne Weiteres leisten würden. Eine Belohnung motiviert die emotionalen Zentren Ihres Gehirns stärker zu neuem Verhalten. Das hilft, vom Autopiloten der alten Struktur in ein neues Verhalten zu schalten.

Abgrenzung schafft Selbstsicherheit, es bringt Klarheit und Sicherheit in alle Beziehungen. Es wirkt stressreduzierend und hat deswegen eine starke Auswirkung auf Ihr Immunsystem und damit auf Ihren Gesundungsprozess. Es hilft Ihnen dabei, Ihren ganz persönlichen Weg in die Gesundung zu finden. Grenzen zu setzen ist eine aktive Handlung der Selbstfürsorge.

Entscheiden Sie sich heute für diesen Prozess der radikalen Selbstfürsorge!

Ich wünsche Ihnen den größtmöglichen Erfolg und allen verfügbaren Segen auf Ihrem ganz persönlichen Abgrenzungs- und Gesundungsweg!

Zur Autorin

Jaya Herbst (geb. 1955) lebt in Erpolzheim. Dipl. Sozial-Pädagogin und Heilpraktikerin, seit 1982 in eigener Praxis.

Kontakt und Infos

jaya.herbst@web.de

www.evsr-herbst.de

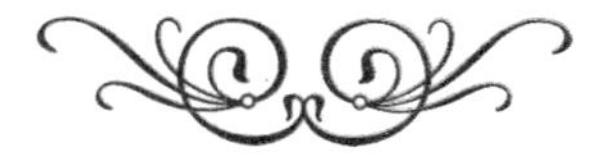

Palliativ-Versorgung

Am Ende Silberglitzer

Erfahrungen einer Lernschwester

Manuela Bößel

1992

Auch heute steht sie, auf ihren Rollator gestützt, am Ende des langen Krankenhausganges, der sich mit großen Fenstern zum Park öffnet. Weiches Frühlingssonnenlicht zaubert Reflexe in das Haar ihrer blonden Langhaar-Perücke. Die Stationsschwester hat mir aufgetragen, die Patientin schleunigst ins Zimmer zu scheuchen, sonst würde ihr Essen kalt. Für solche Botengänge sind wir Schülerinnen zuständig.

„Schau, die Krähe hat einen Schatz gefunden!" Frau Sommer zeigt zum Vogel auf der Riesenkastanie gegenüber. Und tatsächlich, er verstaut gerade etwas Glitzerndes in seinem Nest.

Mit „Ich weiß schon, die Feldwebelin schickt Sie" fällt Frau Sommer zurück ins förmliche „Sie". Gemächlich wendet die Mittvierzigerin ihr Gefährt und macht sich auf den Weg. Ich erlaube mir, voraus Richtung Küche zu eilen, Schwester Frieda zieht mir sonst die Ohren lang.

Der Schöpflöffel ist der Chefin Zepter im Stationskönigreich, die persönliche Nahrungszuteilung ureigener Regierungsauftrag mit höchster Priorität.

Das Tablett für diese Patientin steht schon bereit: Obwohl sie als „Nicht-Private“ allein ein Doppelzimmer belegt, wird das feine Geschirr benutzt. Schwester Frieda kennt selbstverständlich Frau Sommers Vorlieben: eine kleine Portion Spätzle mit viel Sauce (Vollkost), gedünstete gelbe Rüben (Schonkost) und ein Vanillepudding mit Beerenkompott (Wunschkost, hausgemacht). Und Maiglöckle ins Väsle (aus dem Park)! Drauf aufs Tablett! Und jetzt schau, dass weiterkommst (an mich)!

Frau Sommer lacht, als ich ihre Mahlzeit zum Tisch balanciere.
„Können Sie Gedanken lesen? Die Maiglöckchen kann ich von meinem Fenster aus sehen. Hab mir so gewünscht, mal dran riechen zu dürfen!“
„Die hat Schwester Frieda mitgebracht.“ Eines davon steckt sie mir am Namensschild fest. Sie schiebt ihren Stapel Papierkram beiseite, kostet mit halbgeschlossenen Augen den Pudding und leckt sich genüsslich die Lippen.

In unserer Pause frage ich die Stationsdiakonisse, warum Frau Sommer denn überhaupt hier sei. Warum nicht daheim? Sie brauche doch keine „richtige“ Pflege? Ist doch eher wie im Hotel? (Damals verstand ich unter „richtiger“ Pflege Leistungen wie Medikamente Verabreichen, Waschen, Lagern, Verbände Wechseln und solche Dinge. Ein G'scheithaferl halt – mit superguten Noten, dafür gehörig grün hinter den Ohren.

„Final ist sie. Und als ehemalige Krankenschwester weiß sie, dass das nix mehr wird. Hier geht‘s ihr gut.“ Die Patientenkurve verrät mir Krebs im Endstadium. Wie kann es einem da „gut gehen“? Da muss man doch was tun? (Zu meiner Entschuldigung merke ich nochmal an: Jung war ich, so voller Durchblick. So voll von diesem Welt-Rettungs-Elan, den man als knapp Zwanzigjährige halt intus hat.)

„Nix mehr wird g'macht. Falls Schmerzen kommen: Morphium. Jetzt gemma. Arbeit!" Schwester Frieda stapft voran mit einem Stapel Wäsche unterm Arm. Moment, Bettenbeziehen ist doch Schülerarbeit!?

Frau Sommer liegt im Bett. Sie räkelt sich wie eine schnurrende Katze bei unserem Eintreten. „Hab' gerade geträumt, dass ich auf einer Luftmatratze im Meer schwimme. Das Wasser war ganz silbrig vom Vollmond..."
„Bald, gell?"
„Ja."

Die beiden Frauen lächeln einander an – wie erstaunlich, die barsche Schwester Frieda lächelt – und ich steh daneben und versteh' nur Bahnhof. Dann blafft mich die Diakonisse in gewohnter Manier an, ich solle der guten Frau doch endlich aus dem Bett helfen. Sie beendet die Wäsche-Aktion mit einem resoluten Handkantenschlag ins kleine Kopfkissen. „So!"

Am Tag darauf sitzt ein gut zwanzig Jahre älterer Herr im Zimmer der Patientin. Beide beugen sich konzentriert über Papiere, als ich den Nachmittagskaffee samt Kuchen serviere. Ich bin ein wenig überrascht, keine „Neuaufnahme" im Zimmer vorzufinden. Schwester Frieda hat mich doch mit zwei Gedecken losgeschickt? Der Besucher nimmt mir das Tablett ab und bedankt sich höflich. Frau Sommer blinzelt mir über den Rand ihrer Lesebrille zu.

„Ist der Besuch Frau Sommers Vater?", frage ich eine frisch examinierte Jung-Kollegin.

„Nö, das ist ihr Lover. Die heiraten morgen“, flüstert sie mir zu.
„Schmarrn!“, plärrt die Chefdiakonisse von hinten. Wir haben sie nicht kommen hören. Mist!
„Die ordnet ihr Sach'!“
„Aber die heiraten doch echt! So einen alten Kerl, ich weiß ja nicht. Und in ihrem Zustand? Wie kann man da verliebt sein?“
„Liebe, pff! So bringt‘s doch ihr‘ Sach‘ in Ordnung! Und jetzt schaut‘s, dass weiter kommts!“
(Anmerkung: „Sach“ sind hier in Bayern geldige Angelegenheiten und Besitz.)

Von ihrem Standesamts-Ausflug kehrt sie ziemlich erschöpft zurück. Alleine. „‚Sommer‘ ist vorbei, Sie dürfen mich jetzt ‚Winter‘ nennen.“, was ich zunächst für einen morbiden Scherz halte. „Wirklich! Ich habe seinen Namen angenommen. Passt auch irgendwie besser, hm? Meine Füße sind in letzter Zeit so kalt.“

In ihrem Zimmer lässt sich die frische Frau Winter in den Sessel fallen und pflückt die Perücke vom Kopf. „Früher hatte ich auch so lange Haare wie Sie, genau wie bei Ihnen immer zu einem dicken Zopf geflochten.“ Ich nehme ihr das Teil ab und frage, ob ich es bürsten soll. Sie betrachtet mich nachdenklich, während ich ihr Ersatzhaar striegele.

„Haben Sie Ohrlöcher?“
„Ja, schon. Aber auf Station darf ich keinen Schmuck tragen.“
„Haben Sie morgen Dienst?“
„Ja.“
„Das ist gut.“
„Möchten Sie eine Wärmflasche für die Füße?“
Sie möchte.

Dann kann ich wenigstens ein bissel was für sie tun. Ohne „Tun“ fühle ich mich so hilflos.

Der Nachmittag verläuft ruhig. Schwester Frieda kontrolliert Medikamentenbestände, ich darf tausend Handtücher Stoß auf Stoß falten. Plötzlich wendet sie sich um, in meine Richtung, die Fäuste in die Taille gestemmt. Ich erwarte eines ihrer berüchtigten Donnerwetter und überlege geschwind, was ich versemmelt haben könnte. Sie holt tief Luft. „Sterbende träumen oft von Wasser, auf dem sie fortschwimmen!“ Ein Satz, abgesetzt ohne weitere Erklärung. Dann sortiert sie weiter Tablettenschächtelchen, als wenn nichts gewesen wäre.

Waschbecken- und Nachtkastlputzen wie jeden Tag. Schülerinnenjob. Zähneknirschen. Ich will Krankenschwester werden, nicht Putzfrau! Was einem die Patienten währenddessen so alles erzählen: Von ihrem Daheim, ihrem Beruf, ihren Haustieren, ihren Kindern, Plänen und Sorgen. Türkische Urologiepatienten wollen mich manchmal sogar an ihre Söhne zwecks Heirat vermitteln!

Bei Frau Winter dagegen putze ich gerne, immer läuft Musik – richtige, Jazz oder so – und es riecht gut nach ihrem Maiglöckchenparfum. Ordnung hält sie selber. Wir unterhalten uns über Bücher, die wir gerade lesen, oder über Fotografie und Bilder. Außerdem ist es eh so sauber, dass es Putzen gar nicht bräuchte. Trotzdem traue ich mich nur zu trödeln und zu ratschen, wenn Schwester Frieda nicht auf Station weilt.

Frau Winter bittet mich, den Koffer vom Schrank zu holen. Den hat sie gestern von ihrem „Hochzeitsausflug“ – wie sie ihren Termin beim Standesamt nennt – mitgebracht. Sie kramt eine kleine, hellgraue Schachtel heraus und reicht sie mir: „Die stehen Ihnen bestimmt gut.“ Drin liegen Ohrringe, silbern, leicht angelaufen.

„Müssen Sie halt noch ein wenig aufpolieren."
„Frau Sommer, äh Winter, das kann ich nicht annehmen. Die sind zu wertvoll!"
Sie schließt meine Finger um die Schachtel.
„Bitte, tun Sie mir den Gefallen. Ich wünsche mir, dass SIE diesen Schmuck bekommen."
Ich zögere.
„Ich bin bald tot. Sie nicht."
Danke stammelnd fliehe ich aus dem Zimmer. Mein Herz klopft mir bis zum Hals. Das ist kein Zehnerle, das ich bedenkenlos in meiner Schürzentasche versenken kann.

Ich beichte Schwester Frieda.
„Wenn sie's so will, dann nimmst das Geschenk. Basta! Oder willst einer Sterbenden Wünsche abschlagen?"

Nach Feierabend löse ich meinen Zopf, wechsele zu Straßenklamotten und lege Frau Winters Ohrringe an. Die Silberscheiben wirken heller als sie sind vor meinen dunklen Haaren. Die Krähen im Park veranstalten lautes Gezeter auf meinem Weg vom Wohnheim zurück auf Station. Zwischen den Kieseln glitzert ein Stückle Stanniolpapier. Als ich ihre Zimmertüre öffne und hineinluge, klatscht sie in die Hände: „Sehen Sie! Die sind wie für Sie gemacht! Sie sollen sie tragen und niemand sonst."

Sie wirkt so „ganz". So ehrlich-heiter lebendig. So heil.
Dabei ist sie doch unheilbar krank und bald tot?
Wie kann das sein?

Heute

Wann Frau Winter gestorben ist, weiß ich nicht. Die Ohrringe habe ich aber immer noch. Ab und zu hänge ich sie an meine Ohrwatschel und bin froh, dass ich nicht mehr zwanzig bin. Dieser siebengescheite Weltenrettungshabitus schränkt doch gehörig die Sicht ein.

Und ganz langsam beginne ich in Ansätzen zu begreifen, „wie das sein kann“: Heilung bedeutet nicht nur, eine vielleicht tödliche Krankheit loszuwerden. Heilen ist (wieder) ganz werden, das eigene Wesen (wieder-) finden – solange man noch Zeit hat. Das fällt bestimmt leichter in einer menschlichen Umgebung mit bester Nahrung für Leib und Seele sowie einer guten Prise pragmatischer „Schwester Frieda-Weisheit“.

Das haben mich die beiden Frauen gelehrt. Danke von Herzen!

Das Kapieren dieser Lektion ist hinterhergehatscht und kommt nun doch langsam an: Sterben müssen wir alle irgendwann. Da kann man nix machen. Aber da sein, ein heilendes Umfeld bereiten, bis es soweit ist – das geht! Egal, wie fern oder nah der Tod sein mag.

Zur Autorin

Manuela Bößel lebt in der Nähe von Augsburg. Sie arbeitet als Krankenschwester in der ambulanten Intensivpflege sowie als Heilpraktikerin, Illustratorin und Buchautorin. In ihrem Blog veröffentlicht sie Beiträge zu all diesen Themen einschließlich ihrer privaten Leidenschaft für den Tango argentino.

Kontakt und Infos

www.tangofish.de http://im-prinzip-tango.blogspot.com

Zu Hause bleiben können

Vorstellung der spezialisierten ambulanten Palliativ-Versorgung (SAPV) am Beispiel der SAPV Region 10 GmbH

Christian Halbauer

Die SAPV ist ein spezielles, unterstützendes Hilfsangebot, das dazu dient, die Lebensqualität und Selbstbestimmung von schwerstkranken und sterbenden Menschen in deren häuslicher Umgebung zu erhalten, zu fördern und zu verbessern. Dazu gehören auch die Beratung und Unterstützung der Bezugspersonen und die Betreuung der Angehörigen vor Ort.

Wir verstehen uns als „Palliativstation auf Rädern", die Menschen hilft, schwere Stolpersteine, die im Rahmen eines weit fortgeschrittenen, nicht mehr aufzuhaltenden Krankheitsprozesses entstanden sind, beiseite zu räumen, um die eigene Situation ein Stück weit leichter und erträglicher zu machen. Patienten können zu Hause, im Pflegeheim oder im Hospiz durch unsere Mitarbeiter/innen mit betreut werden.

Die SAPV arbeitet ergänzend und nicht ersetzend, das heißt, die bisherigen Leistungserbringer, wie der Hausarzt oder der Pflegedienst, bleiben weiter mit im Boot, und wir können und dürfen nur zusätzlich unterstützend tätig sein.

Um dieses Versorgungsangebot Betroffenen und deren Familien hier vor Ort zur Verfügung zu stellen, ging im Mai 2012 die SAPV Region 10 als gemeinnützige GmbH in Betrieb und betreut seitdem Patienten in Ingolstadt und in den umliegenden Landkreisen Eichstätt, Neuburg, Schrobenhausen und Pfaffenhofen. Dafür steht ein speziell geschultes Team aus Ärzten und Pflegekräften mit Fachweiterbildung Palliative

Care und besonderer Erfahrung den schwerstkranken Palliativpatienten und Angehörigen für deren Fragen und zur medizinischen Symptom-Kontrolle zur Verfügung.

In Bayern gibt es mittlerweile 45 solcher Teams, die sich flächendeckend um die Versorgung von Patienten und um die Betreuung der An- und Zugehörigen kümmern. Nicht jeder Schwerstkranke und Sterbende benötigt SAPV. Die Gründe, die zu einer Aufnahme bei uns führen, sind individuell sehr unterschiedlich. Häufig liegt eine besondere aufwändige Versorgungssituation mit rasch wechselnden und schwer beherrschbaren Beschwerden, ein sogenanntes komplexes Symptom-Geschehen vor, bei begrenzter Lebenserwartung. Zur Lösung der Fragestellungen sind neben spezifischen palliativmedizinischen und -pflegerischen Kenntnissen auch Erfahrungen eines interdisziplinären, multiprofessionellen Teams erforderlich. Da es sich um eine Leistung der Krankenkassen handelt, muss die SAPV über eine spezielle Verordnung von einem Vertrags- oder Krankenhausarzt in die Wege geleitet werden. Je nach Situation kann eine einmalige Beratung, Koordination, unterstützende Teilversorgung oder vollständige Versorgung erforderlich sein.

Wie sieht nun die Arbeit der SAPV ganz praktisch aus?

Um dies zu veranschaulichen, möchte ich meine Tätigkeit als Pflegekraft in der SAPV anhand eines anonymisierten Fallbeispiels in der Teilversorgung näher darstellen.

Herr Müller (Name frei erfunden) wurde uns im Frühjahr von seinem Hausarzt zugewiesen. Er war bis vor kurzem wegen seiner schweren Krebserkrankung im Klinikum Großhadern in Behandlung. Dort wurde ihm mitgeteilt, dass die letzte Chemotherapie nicht den erwarteten Erfolg gebracht habe und man nur noch palliative Maßnahmen durchführen könne. Der Patient wollte daraufhin nach Hause, um möglichst viel Zeit in seiner vertrauten Umgebung im Kreise seiner Familie verbringen zu können. Zur Stabilisierung der Vitalfunktionen ist der Patient dauerhaft auf Infusionen angewiesen, die über einen Homecare-Dienst geliefert und angeschlossen werden. Zudem wird die Ehefrau in der Handhabung der Infusionen angeleitet. Der Patient ist 52 Jahre alt, hat drei Kinder (17, 15 und 13 Jahre alt) und eine Ehefrau, die derzeit beurlaubt ist, an seiner Seite. Die Familie wohnt im ländlichen Raum in einem Einfamilienhaus mit Garten.

Auf Grund der komplexen Situation und der zu erwartenden Krisensituationen bittet uns der Hausarzt, ihn bei der Betreuung des Patienten im Rahmen einer Teilversorgung zu unterstützen. Diese beinhaltet neben regelmäßigen Hausbesuchen vor Ort eine engmaschige Anpassung der medikamentösen Therapie, eine 24 Stunden-Notfallbereitschaft, Kriseninterventionen bei Bedarf und auch die psychosoziale Unterstützung der Familie. Dadurch sollen das häusliche Umfeld weitgehend stabilisiert und auch weitere Krankenhausaufenthalte und Notarzteinsätze vermieden werden.

Nachdem alle notwendigen Unterlagen bei uns im Büro vorliegen und ich wegen der Verordnung beim Hausarzt war, vereinbare ich einen Besuchstermin.

Beim Erstbesuch sind die Ehefrau und der Patient anwesend. Ich stelle unsere Arbeit und das Konzept vor, und wir gehen erst einmal gemeinsam die Medikamente durch. Wir sortieren Überflüssiges aus, und ich erkläre die Wirkweise und Dosierung der angesetzten Medikamente und auch der Bedarfsmedikation, die für evtl. Krisensituationen verordnet wurde. Einen von unserem Palliativarzt erstellten Medikationsplan lasse ich vor Ort. Der Patient ist nach dem Krankenhausaufenthalt noch sehr erschöpft, es muss sich erst noch alles zu Hause einspielen. Später soll heute auch noch der Homecare-Dienst wegen der Infusionstherapie kommen. Bei Krisen und Fragen kann sich die Familie jederzeit über eine Notfallnummer bei uns melden. Alles Weitere klären wir beim nächsten Mal.

Im Verlauf der nächsten Besuche stabilisiert sich die Situation zu Hause. Die Ehefrau kommt mit der Handhabung der Medikamente gut zurecht. Im Rahmen seiner Möglichkeiten kann der Patient noch zeitweise alleine aufstehen und viele Dinge des täglichen Bedarfs selbst regeln. Manchmal braucht er zusätzlich ein Schmerzmittel, ansonsten geht es.

Kleinere, kurze Ausflüge in die Umgebung und auch ein Besuch des Patienten beim Hausarzt in der Praxis zur Laborkontrolle waren möglich. Gestern waren gute Freunde aus der Ausbildungszeit zu Besuch. Darüber hat sich Herr Müller sehr gefreut, und es hat ihm sehr gutgetan. Er versucht zudem, viel Zeit mit seiner Frau und den Kindern zu verbringen. Wir sind alle sehr froh, dass die Situation so stabil ist, und vereinbaren wöchentliche unterstützende Hausbesuche unsererseits.

Beim nächsten Besuch erzählt mir Herr Müller, dass er gerne nochmal mit seiner Frau einen Tagesausflug nach Altötting machen möchte, um dort eine Tante zu besuchen. Dies sei ihm sehr wichtig, und ein Gebet bei der Schwarzen Madonna könne natürlich auch nicht schaden. Da die stabile Phase weiter anhält, bestärke ich den Patienten in seinem Vorhaben, weise aber darauf hin, dass er für Notfälle etwas Bedarfsmedikation mitnehmen und sich nicht überanstrengen soll. Die Ehefrau verspricht, gut auf ihren Mann aufzupassen.

Beim nächsten Besuch erfahre ich, dass der Ausflug gut geklappt und sich die Tante sehr über den Besuch gefreut hat. Allerdings merkt Herr

Müller schon, dass ihn solche Aktionen sehr anstrengen und viel Kraft kosten. „Aber die Sache war es wert“, sagt er. Jetzt soll erst einmal im Kreis der Familie das bevorstehende Osterfest gefeiert werden. Beim Erzählen werden der Patient und seine Frau sehr wehmütig, da er spürt, dass es sicher das letzte Osterfest sein wird, das er feiern darf.

Im Lauf der Zeit kommt es immer wieder zu regelmäßigen Besuchen durch unser Team, pflegerisch oder auch gemeinsam mit unserem Palliativmediziner. Soweit blieb alles, bis auf wenige Situationen, meist stabil. Zur psychologischen Unterstützung hat sich die Ehefrau zusätzlich Hilfe bei einem Freund geholt, der in einem Kriseninterventionsteam mitarbeitet, und bei der psychosozialen Krebsberatung. Zudem gab es einen Besuch einer Sozialarbeiterin des Arbeitgebers von Herrn Müller, bei dem viele sozialrechtliche Fragen besprochen und geklärt werden konnten.

In der achten Betreuungswoche kommt es zu einer Verschlechterung. Der Patient bekommt Fieber, fühlt sich nicht gut, und anhand der vom Hausarzt kontrollierten Laborwerte zeigt sich, dass die Krankheit weiter voranschreitet und nicht mehr viel Zeit bleibt. Auch die Kreislaufsituation verschlechtert sich, die Schwäche nimmt zu. Einen Krankenhausaufenthalt lehnt der Patient ab. Die Betreuung im palliativen Sinne soll möglichst zu Hause fortgesetzt werden. Darin sind sich auch alle Beteiligten vor Ort einig. Die weiteren Besuche erfolgen gemeinsam mit unserem Palliativmediziner und in enger Abstimmung mit dem Hausarzt.

Der Patient will mit mir über die bevorstehende Sterbephase sprechen und wissen, was es noch zu tun und zu erledigen gibt. Für die Kinder hat Herr Müller jeweils Briefe vorbereitet, die zu einem späteren Zeitpunkt durch seine Ehefrau ausgehändigt werden sollen. Die Stimmung während des Gesprächs mit dem Ehepaar wechselt zwischen „Freude und Trauer“. Es ist aber wichtig, dass viele Dinge, die jetzt anstehen, offen an- und ausgesprochen werden können. Nach dem Gespräch spüre ich, wie von dem Patienten eine große Last abfällt. „Wieder etwas geschafft“, sagt er. Damit die Ehefrau mit den Problemen nicht alleine ist, stelle ich auf Wunsch den Kontakt zum Hospizverein her. Ein ehrenamtlicher Hospizbegleiter wird mit der Familie in Kontakt treten und Unterstützung anbieten.

Kurze Zeit später häufen sich die Phasen der Schmerzen, Unruhe und Atemnot. Immer wieder muss die Therapie kurzfristig angepasst werden.

Das Bett kann der Patient jetzt nicht mehr verlassen, und auch das Schlucken ist erschwert. In der Zwischenzeit fahren ich oder unser Palliativmediziner mehrmals die Woche, manchmal sogar zweimal täglich, bei der Familie zum Hausbesuch vorbei. Auch ein Pflegedienst ist in die Unterstützung bei der Pflege vor Ort mit eingebunden. Die Ehefrau trägt die ganze Situation mit viel Geduld und großer Fassung. Die Angehörigen wechseln sich in der Betreuung des Patienten engmaschig ab. Als sich die Situation weiter zuspitzt, entscheiden wir uns für eine Versorgung mit einer Schmerzpumpe zur Symptom-Kontrolle. Es gelingt uns dadurch, die Symptom-Last zu lindern, und der Patient kann zur Ruhe kommen. Er hat immer wieder auch Phasen, in denen er wach ist und seine Umgebung wahrnimmt.

Wir leiten die Angehörigen zur palliativen Mundpflege und in Lagerungstechniken an. Die Ehefrau ist sehr dankbar für die Hilfe durch uns und weiß, dass sie sich jederzeit an uns wenden kann.

In der folgenden Nacht ruft die Ehefrau unseren Bereitschaftsdienst an, da sie glaubt, dass ihr lieber Ehemann gerade in ihrem Beisein verstorben ist und von seiner Krankheit erlöst wurde. Die diensthabende Pflegekraft fährt sofort zur Familie, verständigt den diensthabenden Arzt und hilft mit bei der Versorgung des gerade Verstorbenen. Am Abend davor waren noch die Kinder und nahe Angehörige beim Patienten. Es wurde Gitarre gespielt und gemeinsam gesungen. Der Patient hat dabei zufrieden gelächelt. Insgesamt ist es eine traurige Situation, und dennoch sind alle Beteiligten froh, dass diese sehr schwierige und intensive Zeit der Betreuung gemeinsam zu Hause gut gemeistert werden konnte. Auf viele individuelle Wünsche und Bedürfnisse des Patienten konnte gut eingegangen werden. Das hilft beim Abschied nehmen und auch bei der Trauer, denn immer war es eine Situation mit Würde und großer Fürsorge.

Gerade vor der Ehefrau und den Kindern ziehe ich meinen Hut. Es ist nicht leicht, sich auf diese Situation einzulassen. Sie haben sie angenommen und sind über sich hinausgewachsen. Dadurch war es möglich, dass der Patient zu Hause bleiben und dort auch sterben konnte, so wie es sein Wunsch war. Unsere Aufgabe als Palliativteam war es, neben der palliativmedizinischen und -pflegerischen Versorgung, in dieser Zeit die Familie zu unterstützen, anzuleiten, Brücken zu bauen und ein Stück dieses Weges mitzugehen.

In diesem Sinne hoffe ich immer, dass wir nicht benötigt werden. Wenn es aber sein muss, dann sind wir gerne für Sie da.

Zum Autor

Christian Halbauer (geb. 1967) lebt in Kösching. Er ist Fachkraft Palliative Care und pflegerischer Leiter des SAPV Teams Region 10 GmbH.

Kontakt und Infos

christian.halbauer@sapv-region10.de

www.sapv-region10.de

Das Team der spezialisierten ambulanten Palliativversorgung erreichen Sie unter:

SAPV Region 10 GmbH, Beckerstraße 7, 85049 Ingolstadt, Tel.: 0841/8857680

Veronika beschließt zu leben

Erfahrungen auf einer Palliativstation

Michael Ried

Da liegt es, das große braune Kuvert, am anderen Ende des Tisches. Schon ein paar Tage, immer am selben Platz. Veronika hat es dort hingelegt, nach dem letzten Besuch bei Dr. F., ihrem Hausarzt. Es enthält alles, was man für eine Aufnahme auf die Palliativstation braucht: Kopien der letzten Untersuchungsbefunde, Laborwerte, ein Einweisungsschein. Dr. F. hat gemeint, jetzt sei der richtige Zeitpunkt, auf die Palliativstation zu gehen: Die Schmerzen im Bauch und in den Knochen sind immer schlimmer geworden, jede Bewegung wird zur Last, Veronika traut sich kaum noch aus dem Haus zu gehen, aus Angst, sie könnte wieder so eine mörderische Schmerzspitze bekommen wie letzte Woche, wo es sie mitten im Supermarkt erwischt hat. Das steckt noch tief in ihr drin. Dr. F. kennt ihre Bedenken, weiß, dass sie Angst hat vor der „Sterbestation“, wie sie es von einer Bekannten gehört hat. Er hat ihr erklärt, dass vorrangiges Ziel einer palliativen Behandlung die Symptom-Kontrolle sei, das heißt, die Linderung von belastenden Beschwerden, die das Leben so einschränken und ihm ganz viel von seiner Qualität genommen haben. Ein Aufenthalt wäre zeitlich beschränkt, natürlich solle sie wieder nach Hause gehen, sie brauche diese Auszeit auch dringend, um wieder Abstand zu gewinnen von all den Belastungen zu Hause.

Veronika ist 43 Jahre alt. Vor drei Monaten hat ihr der Onkologe gesagt, dass in der Therapie ihrer Brustkrebserkrankung jetzt „das Ende der Fahnenstange erreicht sei“ und er ihr „nichts mehr anzubieten habe“. Das war der schlimmste Tag in ihrem Leben, noch schlimmer als der Tag, an dem ihr die Diagnose mitgeteilt wurde. Sie hat nichts ausgelassen, was den Krebs bekämpfen und besiegen könnte, alles mitgemacht, die Zähne zusammengebissen. Aber jetzt haben sie der Mut und auch die Kraft verlassen. Die Metastasen sitzen in fast allen Knochen und in der Leber, erst beim letzten Computer-Tomogramm sind es schon wieder mehr geworden. Ihr Mann stürzt sich in seine Arbeit, Leonie, ihre große Tochter mit 14 Jahren, zieht sich immer mehr auf ihr Zimmer zurück, Laura, die Kleine mit neun Jahren, geht viel zu Freundinnen. Sie fühlt sich leer, alleingelassen, am Boden.

Sie zieht das Kuvert zu sich heran, dreht es langsam in ihren Händen. Morgen um elf Uhr soll sie auf der Palliativstation sein, Dr. F. hat den Termin für sie organisiert, ihr Mann wird sie hinbringen. Sie will nicht.

In der Nacht schläft sie kaum. Ihr Mann fährt sie ins Klinikum. Die Patientenaufnahme kennt sie zur Genüge, sie hasst die Stühle vor den Schaltern, sie hasst alles.

Der erste Eindruck auf der Station befremdet sie: Irgendwie scheint gar niemand da zu sein, es ist kein hektisches Wuseln zu sehen. Am Ende des hellen Flurs taucht eine kleine Gestalt in Weiß auf: Schwester M. kommt auf sie zu, schüttelt ihr so die Hand, dass es fast ein wenig in den Schultern zieht, und strahlt sie an: „Frau P., Sie sind aber pünktlich! Gerade ist Ihr Zimmer fertig geworden. Ich bringe Sie gleich hin!“ Ehe sich Veronika versieht, hat Schwester M. eine Tür geöffnet, und schon wieder ist Veronika irritiert: Das Zimmer sieht eher aus wie ein kleines Wohnzimmer, mit einem großen Sessel, einer Stehlampe, frischen Blumen – und natürlich einem Krankenbett. Aber über das ist eine Fleece-Decke gebreitet, so wie sie es auch zu Hause hat. Ein klein wenig weicht die Beklemmung von ihr. Schwester M. zeigt ihr alles, auch die kleine Küche, die Kaffeemaschine, das große Wohnzimmer am Ende der Station. Jetzt muss sich Veronika erst einmal ein bisschen in den Sessel legen, es ist alles zu viel für sie.

Wahrscheinlich war sie für einen Moment eingenickt, als es an der Türe klopft und eine kleine Delegation in Weiß eintritt: Schwester M., eine sehr kleine Krankenpflegeschülerin und Frau Dr. H., die Stationsärztin. Sie erklären ihr, dass sie zusammen mit ihr das Aufnahmegespräch führen möchten, auf das dann die Behandlung aufbauen soll. Alle setzen sich auf Stühle – das kennt Veronika so nicht. Bisher standen die Ärzte immer neben dem Bett, in dem sie lag; sie musste zu ihnen emporsehen. Jetzt begegnen sich alle auf Augenhöhe, eine ganz neue Erfahrung für Veronika. Und dann darf sie einfach erzählen: Von ihrer Krankheit, den schlimmen Beschwerden, ihrer Familie, dem Beruf, den sie so vermisst, ihren großen Sorgen vor der Zukunft. Sie wird nie unterbrochen, die Ärztin fragt nur immer wieder nach und bringt neue Aspekte mit ins Gespräch, die sie bisher noch nie im Zusammenhang mit ihrer Krankheit gesehen hat.

Nach einer ganzen Stunde sind alle ein wenig erschöpft. Aber noch nie in ihrem ganzen Krankheitsverlauf hat sich Veronika so ernst genommen gefühlt, noch nie stand sie als ganzer Mensch so im Zentrum der Betrachtung, nicht nur die Orte im Körper, an denen sich der Krebs ausgebreitet hat. Dr. H. sagt, sie würden jetzt gemeinsam einen Behandlungsplan aufsetzen und sofort mit der Schmerztherapie beginnen, denn das stünde jetzt an erster Stelle, weil es sie so sichtbar plage.

Nach kurzer Zeit kommt schon Schwester M. mit den ersten Medikamenten. „Wie, Tropfen und Tabletten, keine Infusion?“, fragt Veronika, schon wieder irritiert. Schwester M. lacht: „Ja was denken Sie denn, daheim sollen Sie doch auch mit einfachen Medikamenten zurechtkommen, ohne dass ständig jemand in Sie rein stechen muss!“, erklärt sie. Veronika nimmt den kleinen Becher mit den Tropfen und die zwei Tabletten auf einmal. Sie ist von der Onkologie größere Mengen gewohnt. Schon wieder klopft es. „Ein kleines Mittagessen?“, fragt Schwester M. Eigentlich hat Veronika keinen Hunger, aber Schwester M. hat auf einem kleinen Teller eine Mini-Portion Lasagne zurechtgemacht, nur ein kleiner Teil der normalen Krankenhausportion. Das müsste schon gehen.

Am Nachmittag kommt Dr. H. nochmal zurück und fragt, was denn die Schmerzen so machen. Veronika ist für einen Augenblick überrascht, hat sie doch zum ersten Mal seit langer Zeit für einen kurzen Moment nicht an die Schmerzen gedacht. Jetzt spürt sie schon wieder etwas, aber der Schmerz hat irgendwie an Schärfe verloren, der Abstand zwischen ihm und ihr ist größer geworden.

Dr. H. ermuntert sie, sich zu jeder Tages- und Nachtzeit zu melden, falls die Schmerzen wieder stärker werden, sie bekäme dann eine schnell wirkendes „Feuerwehr-Schmerzmittel“, um dem Schmerz die Spitze zu nehmen.

Am Nachmittag lernt Veronika Frau A. kennen. Sie bietet ihr eine halbe Stunde mit „palliativer Atempflege“ an. Veronika kann sich darunter nur wenig vorstellen, lässt sich aber darauf ein und taucht innerhalb kurzer Zeit ganz tief in einen Zustand völliger Entspanntheit ab, in dem sich die Enge, die sich manchmal um ihren Brustkorb legt und ihr das Durchatmen schwer macht, fast völlig lösen lässt.

Täglich erfährt Veronika, dass es auf einer Palliativstation außer Pflegenden und Ärzten viele Menschen gibt, die sich auf so ganz andere Art um sie kümmern: Herr F., der Seelsorger, den sie auf dem Gang getroffen hat und der so schnell erkannt hat, dass ihre innere Leere oft auch ein spirituelles Vakuum ist. Oder Frau W., die Hospizhelferin, die eigentlich nur die Blumen im Zimmer frischmacht, aber dann fast zwei Stunden bei ihr am Bett sitzt und einfach zuhört. Oder Frau D., die Sozialarbeiterin, die endlich einmal das ganze Paket ihrer vielen Fragen zu Versicherungen, Hilfsmitteln und Unterstützung bei der weiteren Versorgung zu Hause in Angriff nimmt.

Veronikas Familie gewöhnt sich erst zögerlich, aber dann immer schneller und vertrauensvoller an die neue Umgebung. Die Mädchen sitzen eines Nachmittags lange mit Frau D., der Psychoonkologin, im Wohnzimmer, malen und schreiben ganze Berge von Papier voll mit Dingen, die alle mit Mamas Krankheit zu tun haben.

Am nächsten Tag dann der Tiefschlag: Vor dem Zimmer gegenüber steht eine Schale mit einer Kerze darin. Ein Patient der Palliativstation ist gestorben. Veronika weiß, dass dies zum Alltag einer Palliativstation gehört, aber sie hat es fast ein wenig verdrängt nach all den Erfahrungen, die sie so aufgebaut haben. Am Nachmittag spricht sie lange mit Herrn F. und möchte keinen Besuch. In der Nacht schläft sie schlecht.

Am nächsten Morgen fragt sie Dr. H. bei der Visite, ob sie sich nach dem Wochenende vielleicht wieder so sicher und in der Lage fühlen würde, über eine Entlassung nach Hause nachzudenken. Dieses Gespräch setzt Veronika wieder zurück auf ihre alte Spur. Warum nicht gleich nach dem Wochenende? Ihre Beschwerden sind deutlich gelindert, sie kann mit der „Feuerwehr-Medikation“ so umgehen, dass sie sich nicht mehr vor Schmerzspitzen fürchtet. Frau D. hat die Entlassung gut vorbereitet, Dr. F., ihr Hausarzt, weiß auch Bescheid. Er wird sich weiter intensiv um sie kümmern. Und vor allem: Dr. H. hat ihr ein „Rückfahr-Ticket“ angeboten: Falls es zu Hause größere Probleme geben sollte, kann sie jederzeit wieder aufgenommen werden. Das nimmt ihr eine große Last von den Schultern. Sie will es einfach versuchen. Es gibt eine neue Perspektive für sie. Das „Ende der Fahnenstange“ ist noch nicht erreicht.

Veronika beschließt zu leben.

Zum Autor

Dr. Michael Ried (geb. 1968) arbeitet als Palliativmediziner und Ärztlicher Leiter der Palliativstation am Klinikum Ingolstadt und des SAPV-Teams Ingolstadt.

Kontakt und Infos

michael.ried@klinikum-ingolstadt.de

Q

Qi Gong

Herzmutmacher Qi Gong

Guolin Qi Gong von Herz zu Herz weitergeben

Ulrike Röth

„Alles ist möglich, auch das Unmögliche", ist der Titel eines Mut-mach-Buches, das mir 2014 aus dem Regal der Beratungsstelle der GfBK (Gesellschaft für Biologische Krebsabwehr e. V.) in Berlin in die Hände fiel. Durch Zufall hatte ich bei einer der Autorinnen schon ein wunderbares Gesundheitstraining absolviert, dabei viele interessante Ansätze und Menschen kennenlernen können. So ermutigt, mir aus der ganzen Vielfalt meine eigene Methode zu suchen, bin ich meinen Weg gegangen, habe einiges ausprobiert, manche Angewohnheit abgelegt und stattdessen Neues in mein Leben integriert. Vor allem habe ich eine Ausbildung bei der Deutschen Qi Gong-Gesellschaft e. V. erfolgreich abgeschlossen.

Jetzt bin ich eingeladen, als Qi Gong-Lehrerin mich selbst mit meinen Erfahrungen an einem weiteren Mut-mach-Buch aus diesem Buchprojekt zu beteiligen. Ich folge dieser Einladung gerne, denn Qi Gong ist ein großes Geschenk.

Qi Gong sollte von Herz zu Herz weitergegeben werden, und das tue ich seit mehr als drei Jahren als Lehrerin. Ich verstehe mich als Wegbegleiterin auch auf verschlungenen Pfaden, denn ich war selbst mit der Diagnose Brustkrebs konfrontiert und weiß, wovon ich spreche. Mein besonderes Interesse gilt dem Guolin Qi Gong, dem sogenannten „Gehen“ bei Krebs. Zusammen mit einigen Menschen, die mir vertrauen, gehe ich regelmäßig im Treptower Park in Berlin und organisiere auch Kompaktseminare in Brandenburg, verreise mit den Lernwilligen in den Bayerischen Wald, nach Brandenburg oder auch nach Schweden und Italien.

Zum ersten Mal habe ich von Qi Gong gelesen in einem Kochbuch von Barbara Temelie „Ernährung nach den Fünf Elementen“. Darin wird die chinesische Herangehensweise an Krankheiten kurz beschrieben, und es gibt auch einen Streifzug zur weiten Welt der Traditionellen Chinesischen Medizin (TCM). Diese tausende Jahre alte, ganzheitliche Methode hat mich sofort begeistert, und ich wollte mehr wissen und erfahren. Wer will denn nicht seinen Körper und seinen Geist gesund und lebendig spüren, Freude am Leben haben, die Kräfte strömen lassen und ein ausgewogenes Leben im Einklang mit der Umgebung, anderen Menschen, der Natur führen?

Die Fünf Säulen der TCM sind Ernährung (Diätetik), Kräuterkunde (Arzneimittel), Akupunktur, Massage (Tuina) und Qi Gong. TCM beruht auf der genauen Betrachtung des Körpers, der Körperreaktionen mit Hilfe von Zungen-, Augen-, Ohren- und/oder Pulsdiagnose und interpretiert diese.

Qi Gong, Selbstmassagen und Umgang mit Ernährung können von jedem leicht erlernt und auch im Sinne der Selbstheilung und Selbsthilfe genutzt werden. Außerdem sind diese Methoden mit schulmedizinischen Behandlungen kombinierbar und vereinbar.

Jeder kann sich damit selbst helfen, sein Leben in die Hand nehmen und selbstbestimmt und aktiv Körper, Geist und Seele pflegen. Gerade diese Freiheit empfinden viele Krebspatienten oder andere chronisch Erkrankte als einen Segen. Herauskommen aus dem Ausgeliefertsein an eine ausweglose Situation. Die Fähigkeit einer verbesserten Selbstwahrnehmung auf den drei Ebenen Körper, Geist und Seele zu entwickeln, auch das hilft, Schmerzen, Ängste, Sorgen besser aushalten zu können. Es fällt leichter, im schulmedizinischen Kontext dem eigenen Arzt, der eigenen Ärztin beschreiben zu können, welche Bedürfnisse sich zeigen und Nebenwirkungen gerade belasten. Egal welches Alter und welcher körperliche Zustand – Qi Gong kann im Stehen, Sitzen, Gehen oder Liegen praktiziert werden, und wenn es einmal im Alltag integriert ist, kann es zu großer Freude und lustvoller Begegnung mit sich selbst führen.

Kurz gefasst wird Qi Gong oft als ein chinesisches Bewegungs-, Konzentrations- und Meditationssystem bezeichnet. Es gibt viele verschiedene Qi Gong-Stile. Sie werden unterschieden in bewegte Übungen (Dong Gong) und stille Übungen (Jing Gong). Bei allen Formen, Stilen und Übungen geht es darum, die Aufmerksamkeit im Hier und Jetzt, im gegenwärtigen Moment zu stärken, den eigenen Qi-Fluss zu fördern, Meridiane, Leitbahnen durchlässiger zu machen, den Körper beweglich zu halten und Freude an Veränderungen direkt zu erleben.

Das chinesische Zeichen für Qi hat viele Bedeutungen: Gas, Luft, Atem, Geruch und vieles mehr. Es ist ein zentraler Begriff der chinesischen Philosophie und bezeichnet eine sehr feinstoffliche Substanz, die neuerdings sogar messbar gemacht wird. Es beschreibt unsere Lebenskraft, die wir in jedem Atemzug erfahren können, der Atem bringt uns ins Leben, und am Atem können wir auch ablesen, wie es uns geht. Atmen wir frei und gelöst mit offener Brust, oder sind wir eingesunken vor Erschöpfung? Schreck lässt den Atem erstarren und uns gleich mit. Das alles sind Qi-Erfahrungen.

Wir alle kennen Qi-Bewegungen im Körper: Gänsehaut, der Körper vor Kälte geschüttelt, Herzklopfen vor Freude, Schweißausbrüche, sexuelle Erregung, Schmerz, vor Scham rot werden – die Liste ist lang. Wir können diese Bewegungen harmonisieren durch Übungen oder beeinflussen lassen durch Akupunktur, beides regt auf unterschiedliche Art den Qi-Fluss an.

Dem Zeichen für Gong sind Arbeit, Pflege, Übung, Beständigkeit zugeordnet. Die Zusammensetzung wird „Tschi Gung“ ausgesprochen und bedeutet mehr oder weniger beständiges Üben mit der Lebensenergie, Pflege der Lebensenergie.

Bei den Qi Gong Übungen steht es uns frei, ob wir kurze, einfache Sequenzen üben oder längere, komplexe Folgen wie die 18-teilige Form der Harmonie, den fliegenden Kranich, die acht Brokate, die fünf Elemente Übung, das Spiel der fünf Tiere oder die Methode Guolin Qi Gong.

Guolin (oder Guo Lin) Qi Gong ist eine medizinisch sehr wirksame Qi Gong-Art des Gehens, wird auch als „Neues Qi Gong“ bezeichnet und trägt den Namen der chinesischen Malerin, Begründerin und Qi Gong-Meisterin Guo Lin. Sie wurde im April 1909 in der chinesischen Guangdong Provinz geboren. Ihr Großvater war ein daoistischer Mönch und hat sie mit verschiedenen Qi Gong Techniken vertraut gemacht. Sie erkrankte im Alter von 32 Jahren an einem metastasierten Uteruskarzinom und gab in dieser hoffnungslosen Situation nicht auf, sondern besann sich auf das alte Wissen. Sie systematisierte, beobachtete und übte bei mehreren Großmeistern in den Bergen und den Weiten Chinas die Wirkungsweisen von unterschiedlichen Qi Gong-Stilen. Sie passte die Übungen ihren Bedürfnissen an und entwickelte so nach und nach ihre eigene spezielle Form, die sie selbst als „Neues Qi Gong“ bezeichnete.

Die Auseinandersetzung mit westlicher und chinesischer Medizin und ihre Einstellung auf beides ergänzten sich in idealer Weise und führten zu ihrem eigenen Heilungserfolg. Ihr Krankheitsverlauf und ihre Behandlungen zogen sich über mehr als zehn Jahre hin mit Chemotherapie, Strahlentherapie, vielen Operationen, einer Gebärmutter-Entfernung und zahlreichen anderen Behandlungen. Ab 1971 hat Guo Lin ihr Wissen in Pekinger Parks an andere weitergegeben, und es wurden auch Krankenhäuser auf ihre Arbeit aufmerksam. Die Klinik in Xia Huliang machte als erste begleitendes Qi Gong zur Standardtherapie in Kombination mit schulmedizinischen Verfahren. Das klingt so einfach, aber man bedenke, welchen Gefahren man ausgesetzt war in Zeiten der Kulturrevolution. Was für ein Wille und welche Kraft steckten in dieser Meisterin!

Guo Lin lehrte nicht nur ihr Qi Gong, sondern pflegte einen ganzheitlichen Ansatz, Sie kümmerte sich um das Leben ihrer Schüler. Selbstannahme, gute stabile Psyche und harmonische Atmosphäre im persönlichen Umfeld, der Familie und der Übungsgruppe waren für sie wichtige Säulen für den Genesungsprozess. Seither werden im asiatischen Raum ihre Übungen für die begleitende Behandlung von Krebs und chronischen Krankheiten eingesetzt. Die Studienlagen zeigen in vielen Untersuchungen die gesundheitlichen Fortschritte und ein weitreichendes Wirkspektrum. 1984 wurde die Methode vom chinesischen Gesundheitsministerium anerkannt. 1998 veröffentlichte Chung Siu Wong beim 4. Weltkongress für den wissenschaftlichen Austausch zu Medizinischem Qi Gong eine über 26 Jahre andauernde Studie, die zeigt, dass sich der Gesundheitszustand bei Krebspatienten bereits nach drei bis sechs Monaten regelmäßiger Guolin Qi Gong-Praxis deutlich verbesserte.

Guolin-Qi Gong wird nachgesagt, nicht nur die Gesundung bei Tumorerkrankungen zu fördern. Es wirkt auch bei vielen anderen Erkrankungen wie Asthma, Allergien, Diabetes, Herz- und Kreislauferkrankungen, Lungenerkrankungen, Parkinson, Multipler Sklerose etc.

Guo Lin starb am 14. Dezember 1984 im Alter von 75 Jahren an einem Schlaganfall. Mir persönlich macht ihre Geschichte Mut, meinen eigenen Weg zu suchen. Die Lehrer, die Schulen, die Ansichten und die Theorien alle in Ehren zu halten, aber aus dieser Fülle heraus das für mich Stimmige zu erspüren, zu vertiefen und anzuwenden. Die kluge, gut erspürte Kombination aus daoistischen Qi Gong-Übungen, Atemtechniken, ergänzenden Gehübungen, Punkt- und Stimmansatzübungen zusammen mit Massagen führten zu ihrem Erfolg und ließen sie 40 Jahre gut leben, gaben ihr die Kraft, andere zu unterrichten.

Dr. Josefine Zöller beschrieb diese Übungen als Erste in ihrem Buch „Das Tao der Selbstheilung". Seither wird es auch in Deutschland immer mehr bekannt.

Guo Lin-Qi Gong ist ein eigenes System, die Geh-Elemente sind Variationen des nierenstärkenden Gehens in Kombination mit Windatem. Der Funktionskreis Nieren wird aktiviert. Nach Ansicht der TCM ist das vorgeburtliche Qi in den Nieren gespeichert und beeinflusst die Lebensdauer, den Gesundheitszustand und die Widerstandsfähigkeit eines jeden Menschen. Die Knochen, das Mark und das Gehirn gehören zu diesem Funktionskreis und spielen für die Blut-, Lymph- und Hormonbildung eine Rolle, beeinflussen somit das Immunsystem. Aus TCM-Sicht sind alle hormonabhängigen Tumore (Mammakarzinome. Prostata-, Uterus-, Knochenkrebs ...) und die lymphatischen Tumore auf eine Schwäche dieses Funktionskreises zurückzuführen. Die Anthroposophen nennen sie auch „kalte Krankheiten“.

Hier setzt das Guolin Gehen an:

Mit den „Basisübungen“ beginnt man in der akuten Phase, man übt parallel zu den schulmedizinischen Behandlungen, oberstes Ziel ist hier, den Tumor zu lösen. Die Übungen für diese Stufe heißen „natürliches Gehen mit mittlerem Wind-Atmen“, „mittelschnelles Gehen mit mittlerem Wind-Atmen“, „schnellstes Gehen mit starkem Wind-Atmen“, die Handstabübung, ergänzt mit Tönen. Heben-Senken-Öffnen-Schließen als Einzelübung.

Bei der „Mittelstufe“ können mehr stärkende Übungen hinzukommen. In dieser Phase ist es wichtig, sich in die Hände eines erfahrenen Qi Gong Lehrers zu begeben, der alle 14 verschiedenen Übungsteile kennt, selbst lange geübt hat und in der Lage ist, mit seinen TCM- und Medizinkenntnissen die gesundheitliche Lage zu erfassen und ein individuelles Übungsprogramm zu erarbeiten. Ziel ist hier die gesundheitliche und psychische Lage zu festigen, Rezidive (= Rückfälle) und Metastasierung zu vermeiden.

In der „Oberstufe“ ist das Hauptaugenmerk auf Stabilisierung, Gesundbleiben und Lebensverlängerung gerichtet. Diese Übungen sind für viele geeignet, und man kann auch Patienten mit unterschiedlichen Erkrankungen in Gruppen zusammenfassen.

Insgesamt gibt es 13 Hauptübungen:

(1) natürliches Gehen mit mittlerem Windatmen

(2) beschleunigtes Gehen mit schwachem Windatmen

(3) mittelschnelles Gehen mit mittlerem Windatmen

(4) schnellstes Gehen mit starkem Windatmen

(5) drei Schritte gehende Übung mit Windatmen

(6) gehende Übung auf der Stelle (normale Form, schnelle Form und Nierenform)

(7) Heben – Senken – Öffnen – Schließen (normale Form, steigende Form, senkende Form und Krebs-Form)

(8) langsames Gehen mit natürlichem Atmen

(9) Handstabübung

(10) Fußmassage (Nierenpunkt 1)

(11) Kopfmassage

(12) Fußstabübung

(13) Stimmeinsatz-Übung mit verschiedenen Tönen

Guolin-Qigong ist keine Wunderwaffe, aber es ermutigt zur Eigenverantwortlichkeit und hilft in Krisenzeiten, selbst etwas zu tun. Durch die individuelle Zusammenstellung der Übungen sind unglaubliche Erfolge erzielt worden, es lässt sich in viele schulmedizinische Behandlungsregimes integrieren. Der Grundgedanke, die Lebensbedingungen für die Krebszellen zu verschlechtern, sie mit Sauerstoff zu überfluten und somit Entgiftung und Immunabwehr im Körper zu stärken, ist ein Funke für eine positivere Wahrnehmung unserer Situation. Wir sind unseren

Emotionen nicht länger ausgesetzt, sondern können Hilfen annehmen und uns besser kennenlernen. Wir können durch die Übungen, durch bessere Lebenspflege und Ernährung mehr in Resonanz mit uns selbst treten.

Spazieren wir los, bleiben wir in Bewegung!

Zur Autorin

Ulrike Röth lebt in Berlin.

Kontakt und Infos

ulrike@urqigong.de

www.urqigong.de

Quellen / weiterführende Literatur

https://www.qigong-gesellschaft.de/qigong/qigong-uebungen

Cohen, Kenneth S.: Qi Gong: Grundlagen, Methoden, Anwendung, OW Barth Verlag 1997

Wenzel, Gerhard, Herwegh, Dr. med. Norbert: Im Fluss des Lebens – Der Entwicklungsweg im Qi Gong, Eagle Book, Wasserburg am Inn 2014

Zöller, Dr. med. Josephine: Das Tao der Selbstheilung – die chinesische Kunst der Meditation in der Bewegung – ein Weg der Selbsthilfe und Heilung. Bacopa Verlag, 2009

Qi Gong ist Pflege des Lebens und des Wesens

Einfache und wirkungsvolle Qi Gong Übungen für den Alltag von Krebsbetroffenen

Heike Herrle

Seit 2004 unterrichte ich als Qi Gong Lehrerin. Mein besonderer Schwerpunkt ist Guo Lin Qi Gong für Krebskranke, das ich als eine der ersten Lehrer*innen in Deutschland bei Prof. Wang Li aus Peking erlernte. Dessen Großmeisterin Guo Lin entwickelte aus eigener Betroffenheit, das nach ihr benannte Qi Gong. Mit dem Prinzip „Rund-Weich-Weit" und der speziellen Windatmung. In China ist das mittlerweile eine staatlich anerkannte Qi Gong Disziplin für Krebserkrankte und chronisch Kranke. Sie wird in Kliniken angewendet und erforscht.

Ich habe selbst zwei unterschiedliche Krebserkrankungen (Non-Hodgkin-Lymphom, Mamma-Karzinom) erlebt. Im Folgenden gebe ich einen kurzen Einblick in meine Arbeit.

Qi Gong ist Pflege des Lebens und des Wesens

Es gibt Bereiche im Körper, auf die man Einfluss nehmen kann. Qi Gong bietet gerade für Erkrankte das gute Gefühl, selbst etwas für sich tun zu können. Das kann einen großen heilenden Einfluss bei fast jeder Krankheit auslösen. Es macht Mut, gibt Hoffnung und stärkt Zuversicht. Es kann dem Menschen helfen, seine eigene Spiritualität zu entwickeln, ihn näher zu Gott führen.

Krankheiten wirken wie Erinnerungsnotizen, mit denen wir uns helfen, wichtige Erledigungen nicht zu versäumen. Unsere Worte auf den Notizzetteln scheinen nur unleserlich geworden zu sein. Eine Krankheit kann uns zu der Quelle führen, wo unsere Geschichte erfunden wurde. Sie kann uns zum Sinn führen. Selbst wenn Qi Gong nicht die Krankheit heilen kann, so ist es eine gute Medizin für die Seele und hilft dem Menschen, sein Schicksal voll und ganz anzunehmen, seinen Frieden zu finden. Über die Kausalität Atem/Bewegung/Umgebung ist es möglich, langfristig auch auf das Umfeld des Erkrankten zu wirken. Medizinische Studien zeigen günstige Ergebnisse bei fast allen Arten und in allen Stadien von Krebserkrankungen aufgrund einer Kombination von Qi Gong mit allopathischen Medikamenten, Operationen, Chemo- und Strahlentherapie, Akupunktur und Heilkräutern.

Qi Gong arbeitet mit inneren Vorstellungen

Beim Einatmen bedeutet dies prinzipiell: Sauerstoff, Qi, frische Energie, etwas, das in diesem Moment wichtig ist, mit der inneren Vorstellung „ruhig“ über die Nase einzuatmen. Dabei legt sich die Zungenspitze wie beim „L“ -Sagen hinter die oberen vorderen Schneidezähne, leicht ans Zahnfleisch an und der Dammbereich im Schritt wird leicht in den Körper hereingesogen. Beim Ausatmen bedeutet es prinzipiell: Verbrauchtes, Schädigendes aller Art fließt aus meinem Körper mit der inneren Vorstellung „locker“ ab. Eventuell den Damm etwas locker lassen. Es kann über den Mund oder die Nase weich und fließend ausgeatmet werden.

Das Atmen kann zu einer eigenständigen Qi Gong Übung erweitert werden. Legen Sie die Hände im Stehen, Sitzen, Liegen locker mit Zeigefinger und Daumen um den Bauchnabel, so dass die Handflächen übereinander aufliegen. Damit sind die Hände mit ihren Laugung-Akupunktur-Punkten (Mitte der inneren Handflächen) mit einem wichtigen Energiezentrum (Dantian) im Bauch verbunden. Über ruhiges Ein- und Ausatmen in einen meditativen Zustand gleiten. Je nach gesundheitlicher Situation kann der Qi Gong Lehrer weitere Variationen erklären.

Als Prophylaxe und Begleitung während und nach der Tumortherapie können geschulte Lehrer für jeden Krebskranken ganz individuell ein Übungsprogramm zusammenstellen. Nebenwirkungen der Tumor-Therapien, Schmerzen und Fatigue könnten gelindert und die Stimmungslage stabilisiert werden. Ein ganzheitliches Körperbild, selbst bei Organverlust, und wieder durchgängige Meridianverläufe, auch durch Narbengewebe, lassen den Menschen sich wieder als Einheit fühlen.

Guo Lin Qi Gong kann den Menschen lebenslang begleiten

Nach Krankenhausaufenthalten animiert besonders das Gehen im Guo Lin-Qi Gong, wieder an die frische Luft zu gehen und damit Sonnenlicht und Sauerstoff zu tanken und das Herz-Kreislauf-System zu stärken. Sonne und Licht in Kombination mit Bewegung und Atmung bringen den verloren gegangenen Lebensmut zurück. Außerdem kann so Kontakt zur Außenwelt aufrecht erhalten und erweitert werden. Selbst wenn man allein geht, fühlt man sich nicht einsam oder gestresst, sondern genießt die Umwelt/Natur mit neuen Augen und erfährt eine verlässliche körperliche und geistige Stärkung. Ich favorisiere deshalb das Gehen in vertrauter Nähe des Wohnortes. Damit kann das Üben auch leichter als ein fester Bestandteil in den Alltag eingebaut werden. Auf Anfrage fahre ich gegebenenfalls zum Unterrichten zu meinen Teilnehmern.

Einführung ins Guo Lin Qi Gong

Einen Kurs oder eine Einzelstunde führe ich gern mit der Frage nach dem augenblicklichen Empfinden und der momentanen gesundheitlichen Verfassung der Teilnehmer*innen ein. So üben diese das Beschreiben ihrer Situation und können Verläufe/Veränderungen besser beobachten lernen. Anschließend gibt es eine Aufwärmphase mit Aktivierung der großen Gelenkketten, der Muskulatur und gegebenenfalls Eigen-Massage einiger Akupunkturpunkte.

Fester Bestandteil ist das Erlernen des „Bummelgangs“, ein lockeres, gelenkschonendes und mit der natürlichen Atmung kombiniertes Gehen. Durch Schmerzen, Einschränkungen und Stress ist der Körper oft sehr verspannt. Durch Polyneuropathie ist vielleicht ein unsicheres Gangbild entstanden, oder wiederkehrender Schwindel ängstigt vor mehr Bewegung. Durch den Bummelgang und die damit einkehrende Ruhe – man spricht möglichst nicht dabei – entspannt sich der Körper, ein sicheres Koordinieren wird möglich, das Bewegungsgedächtnis gefördert, und sogar die Gedanken können aus negativem Gedankenkreiseln herausfinden. Ein innerer Reinigungsprozess kann gestartet werden.

Der Hauptteil einer Unterrichtsstunde beschäftigt sich mit dem Erlernen spezieller Übungen des Guo Lin-Qi Gongs und schließt am Ende möglichst mit einer Ruhephase ab. Im Freien sitzen wir z. B. auf einer Parkbank oder gehen bummelnd zu unserem Ausgangspunkt zurück. In geschlossenen Räumen machen es sich die Teilnehmer*innen im Sitzen oder Liegen bequem und entspannen unter Anleitung, bis sie ihre eigene „innere“ Methode finden und anwenden können.

In Stichworten zusammengefasst berichten meine Kursteilnehmer*innen über die großen Vorzüge ihres Übens in der Gruppe oder privat: ....beim Üben komme ich nicht ins Grübeln; Freude und Zuversicht kommen auf; mehr Ruhe; bessere Beweglichkeit; Angst vor Attacken (z. B. Asthmaanfall, Schmerz) überwinden; Linderung von Stresssituationen (Nachsorgetermine, Untersuchungen); mein sicherer Bestandteil/ Ankerpunkt im Alltag; meine eigenen Strukturen kommen wieder ins Gleichgewicht; fühle mich geordnet; fühle mich aufmerksamer für mich, das beruhigt mich; in der Gruppe üben gibt mir Rückhalt; meine Umgebung erlebt mich zufriedener; meine Schlafqualität verbessert sich...

Oft üben meine Teilnehmer*innen ihre ganz persönlichen Übungen, wenn sie nachts nicht schlafen können. Sie stehen auf, üben ihre Lieblingsübung, von der sie wissen, dass sie dadurch ruhig werden und gehen dann wieder zu Bett. „Mit Qi Gong finde ich die nötige Ruhe, dann fällt mir oft die richtige Lösung für meine Probleme ein", sagen einige Teilnehmer.

Unsere Fragen kommen aus dem kognitiven Wachbewusstsein. Die Antworten liegen meist schon im Unbewussten bereit. Wir müssen das Potential nur erschließen. Wenn wir uns bildlich unser Bewusstsein vorstellen, dann wäre das Unbewusste der untere, im Wasser befindliche Teil eines Eisbergs und das Wachbewusstsein der kleinere, aus dem Wasser ragende Teil. Mit Qi Gong gelingt es offenbar, diese beiden Teile in echte Kommunikation zu bringen. Studien haben gezeigt, dass die Wirkung von Qi Gong-Übungen unabhängig davon ist, ob der Übende ein Anfänger, ein gelegentlich oder sehr oft Übender oder sogar ein dieser Technik gegenüber eher ablehnender Mensch ist. Sobald die Übungen gemacht werden, wirken sie schon, sichtbar zu verfolgen über eine Messung der Gehirnströme.

Qi Gong-Massagen

Es gibt im Qi Gong viele Arten, sich selbst zu massieren. Eine einfache möchte ich vorstellen, die meine Kursteilnehmer*innen gern anwenden und damit auch mal das bewegte Üben ersetzen können. Als liebevolle Massage durch eine vertraute Person kann das gut gemacht werden und tatsächlich Schmerzen lindern.

So geht's:

- Arme und Beine außen von oben nach unten und dann innen von unten nach oben mit einer Hand (oder beiden Händen gleichzeitig) leicht kneten
- danach mit der flachen Seite der locker geschlossenen Faust locker abklopfen
- danach mit zusammengelegten Fingerkuppen „Vogelschnabel" picken
- danach als Abschluss mit der flachen Handinnenfläche weich über alles streichen

Die Hände sind dabei locker im Handgelenk und warm. So können Arme und Beine je nach Situation behandelt werden, wobei man immer gut auf sich achtet. Je nach Handstellung geht die Massage unterschiedlich tief ins Gewebe. Zum tiefen Beruhigen streichen wir mit angenehm warmen Händen weich über den Körper. Ein verbesserter Blut-, Lymph- und Energiefluss sowie ein positiver Einfluss auf die Reizleitung der Nerven können beobachtet werden.

Zum Thema Essen, Appetit und Verdauung

Diese lebenswichtigen Aspekte können für Krebskranke sehr frustrierend sein. Oft leiden sie während der Therapiezeit unter einem zu trockenen Mund und beschädigten Schleimhäuten.

Qi Gong Übungen, die den Speichelfluss im Mund mit der Zunge anregen:

- Mit der Zungenspitze an den Zähnen und dem Zahnfleisch entlang fahren. Das ist eine schöne Übung für die Beweglichkeit der Zunge, zur Lockerung verspannter Kiefermuskeln und damit auch wichtig fürs deutliche Sprechen.
- Die Zungenspitze hinter die oberen vorderen Schneidezähnen ans Zahnfleisch antippen lassen, als würde man „L“ sagen wollen. Der Unterkiefer bleibt entspannt, die Zähne locker aufeinander und das Schlucken macht solange eine Pause, bis dann wirklich geschluckt werden muss. Nur nach Wasser schmeckenden Speichel herunterschlucken, und das gute Qi darin gedanklich in das Energiezentrum im Bauch fließen. Schlecht schmeckenden Speichel (s Qi) bitte ausspucken (am besten in ein Papiertaschentuch und wegwerfen).

Nach diesen Übungen tritt meistens vermehrter Speichelfluss ein und dient so der natürlichen Hygiene im Mundraum. Das kann immer wieder zwischendurch unauffällig im Alltag geübt werden. Der Speichel beinhaltet wichtige Enzyme, die beim Kauen der Nahrung die Kohlenhydratketten aufschließen. Damit wird der Magen bei der Verdauungsarbeit entlastet. Die Gallenblase wird aktiviert und der Appetit angeregt. Durch die Zungenstellung bei der zweiten Übung schließt sich außerdem der „Kleine Innere Energiekreislauf“ aus Lenker– und Dienergefäß, indem diese beiden Meridiane über eine Brücke, hier die Zunge, verbunden werden. Damit kann Qi sicher im Körper zirkulieren und auch behalten werden.

Ein weiterer positiver Nebeneffekt: Mit dieser Zungenstellung kann über lange Muskelketten gleichzeitig der Beckenboden aktiv geschlossen werden. Liegt die Zunge locker im Unterkiefer, dann entspannt sich der Beckenboden. Mein Tipp: Dies hilft vor allem bei allen gynäkologischen, rektalen und sonstigen Untersuchungen in diesen Bereichen.

Um eine müde Darmtätigkeit wieder zu aktivieren, ist das Qi Gong-Gehen hervorragend geeignet, da der Darm die leichten Erschütterungen aus der Bewegung essentiell braucht.

Qi Gong-Übungen für die Augen

In meinen Kursen spreche ich auch die Augen gezielt an. Sie sind in der Traditionellen Chinesischen Medizin die Fenster der Leber, mit all ihren Zusammenhängen im Körper. Die Augen werden vom Wasser genährt. Die Leber als Entgiftungsorgan, Blutspeicher und Vitamin A-Produzent muss während der Krebstherapie viel leisten. Müde, gerötete, brennende oder trockene Augen können über Akupressur (mit den Fingerkuppen) des Leber-3–Akupunktur-Punktes auf der Hauptleitbahn des „Funktionskreises Leber" behandelt werden. Dazu kräftig zwischen großem Zeh und zweitem Zeh in den Vorderfuß massieren.

Oft scheinen besonders die Augen (und Ohren) sehr gestresst bei Arztgesprächen, Diagnose-Eröffnungen und Behandlungsbesprechungen zu sein. Oft berichten mir Kursteilnehmer*innen: „Ich konnte das gar nicht richtig sehen, lesen" oder „Das rauschte an mir vorbei".

Tatsache ist, dass nicht nur die Augen sehen, sondern auch das Gehirn. Sehen ist grundsätzlich eine Lernaufgabe. 80 Prozent des Gehirns verarbeiten Informationen beim Sehvorgang. Im Qi Gong sollen die Augen weich in die Ferne blicken, ohne etwas Bestimmtes zu sehen. Entspannte Augenmuskeln „entstressen" dann sozusagen auch das Gehirn. Durch die wechselseitigen Beeinflussungen im Körper gibt es kein ausschließliches Augen Qi Gong, es gibt aber Übungen, die den Augen besonders guttun. Sie erhalten mehr Sauerstoff, Nährstoffe und Qi durch freie Durchblutung und Entspannung. Herzhaftes und am besten lautes Gähnen lockert neben den Kiefermuskeln auch die Augenmuskeln. Das trockene Auge zeigt sich auch durch Augenbrennen, Fremdkörpergefühl und Bindehautrötung. Es kann durch Chemotherapie und hormonelle Störungen/Umstellungen auftreten. Zwischendurch eine kleine Blinzel-Pause einlegen befeuchtet die Augen. Die Tränendrüsen liegen innerhalb der Augenhöhlen seitlich oben auf dem Auge. Durch weiches Massieren mit der Kuppe des kleinen Fingers und sanftes Klopfen außen auf dem Knochenrand können sie aktiviert werden.

Mein Tipp: Mit einem angefeuchteten Wattestäbchen den untern Lidrand und das innen liegende Gewebe sanft reiben. Die Augen können so wieder ihren schützenden Ölfilm bilden, den die aktivierten Maibom-Drüsen im unteren Lidrand produzieren.

Eine der schnellsten Reinigungshandlungen für die Augen ist übrigens das Weinen. Weinen kann darüber hinaus körperliche und geistige Erschöpfung überwinden helfen. Es entspannt, erfrischt und kann den Gemütszustand zum Positiven verändern.

Als Augentropfen eignen sich u. a. Augentropfen aus der Apotheke oder lauwarmer oder kalter Tee aus Augentrost-Kraut. Den Tee vorsichtig mit der benetzten Fingerkuppe in den Augenwinkel tropfen und durch Blinzeln verteilen.

Besonders angenehm ist ein Augen-Dampfbad. Das kann schon mit der morgendlichen Tasse Kaffee oder Tee (z. B. schwarz, grün, Augentrostkraut) gemacht werden. Dazu zunächst die erste Tasse trinken und in die gewärmte Tasse nachschenken. Nun mit einem offenen Auge so über die Tasse beugen, dass die Hände eine kleine Kammer um Auge und Tasse formen können. Das Auge einige Minuten bedampfen lassen.

Eine Grundübung im Qi Gong ist das „feine Lächeln mit den Augen". Dabei mit entspannt nach unten sinkenden Augenaußenwinkeln, sanft über den Augäpfeln ruhenden Augenlidern (bis auf einen kleinen Lichtschlitz) und leicht nach oben gezogenen Mundwinkeln weit in die Ferne schauen. Damit können sich das gesamte Gesicht, die Augen und über die Augenstränge das Gehirn sowie viele Meridiane des Gesichts lockern und entstauen. Das parasympathische System wird gestärkt, und eine angenehme Stimmung breitet sich aus. Das Lächeln kann in der Vorstellung auf jede gewünschte Stelle im Körper gelenkt werden.

Eine wunderbare Erholungsübung für die Augen ist das Palmieren, also das Abdunkeln der Augen. Die durch Aneinanderreiben gewärmten Hände decken, leicht gewölbt, die Augen so ab, dass über die Nase frei und ruhig weitergeatmet werden kann. Die Ellenbogen stützen sich im Sitzen auf dem Tisch oder Oberschenkel ab. Sind die Augen in dieser warmen Höhle dann geöffnet, ist es ganz dunkel. Sie spüren bald, wie Entspannung eintritt.

Eine stark beruhigende Wirkung hat auch folgende Übung: Licht, am besten Sonnenlicht, durch die geschlossenen Augenlider als orange-rote Farbe sehen. Dann die Augen palmieren und die entstehenden blau-violetten Töne wirken lassen. Stäbchen und Zapfen werden so im Auge aktiviert, der Mensch aber beruhigt sich durch die Wirkung der blauen Lichtanteile.

Bei der „Reisübung" (das chinesische Zeichen für Reis, ähnelt dem hier visualisierten Stern) für die Augen sitzt man bequem aufrecht und lässt die Augen geradeaus blicken. In der Vorstellung hängt ein Blatt Papier in einem bequemen Abstand vor dem Gesicht. Auf dem hellen Blatt ist ein Stern mit acht Strahlen (Linien) mit einem (leeren) Mittelpunkt aufgemalt. Mit der Nase einatmen und „ruhig" denken und über die Nase (oder den Mund) ausatmen und „locker" denken. Die Augen beginnen ohne Anstrengung vom Mittelpunkt aus ganz weich nach schräg links oben, an der ersten imaginären Sternlinie so lange entlang zu schauen, wie das Einatmen dauert. Beim Ausatmen folgen die Augen der gleichen Linie wieder zum Mittelpunkt des Sterns zurück. Dann geradeaus in die Mitte des Sterns blicken und dabei ein- und ausatmen. Dann folgen die Augen beim Einatmen der Linie nach schräg rechts oben und kommen zur Mitte mit dem Ausatmen zurück. Wieder ruhig ein- und ausatmen und ruhig geradeaus blicken. So folgen die Augen auch der Linie waagrecht nach links, waagrecht nach rechts, senkrecht nach oben, senkrecht nach unten, schräg nach links unten und schräg nach rechts unten. Jeweils mit Einatmen zum Endpunkt der Linie und mit Ausatmen zurück zur Mitte, wo jedes Mal die Ein-Aus-Atempause gemacht wird. Abschließend atmet man zum Beispiel je drei Mal mit der Vorstellung „ruhig" ein und mit „locker" aus und palmiert beide Augen für mehrere Minuten. Augenmuskeln können einen Muskelkrampf bei Überanstrengung erleiden, also wirklich sanft und weich üben.

Um einen verspannten Nacken wieder geschmeidig zu machen, kann diese Übung auch mit Nasenspitze und mit Kopfbewegung „gemalt" werden.

Zwei Qi Gong-Übungen zum Schluss

Übungen zum Wachmachen sind das Klopfen mit gekrümmten Fingern auf Hinterkopf, Scheitel und Stirn oder zum Kreislaufanregen das schnelle Fingerspreizen und Faustballen.

Die „Reinigende Dusche“

Stellen Sie sich vor, Sie würden duschen wollen und bereiten dazu alles vor. Sie treten in die Duschkabine, drehen den Hahn auf, benetzen die Haare und Haut mit warmem Wasser, seifen sich ein und spülen alles wieder ab usw. Für die imaginäre „Reinigende Dusche“ stellen Sie sich das alles mit geschlossenen Augen gut vor. Anstelle des fließenden Wassers stellen Sie sich helles, weißes oder angenehmes Licht vor und „duschen“ sozusagen zuerst den Körper äußerlich. Danach spülen Sie Ihren Körper auch innen ganz sauber. Licht kann in der Vorstellung durch den gesamten Organismus leuchten und alles vermeintlich Dunkle/Schmutzige herausspülen. Duschen ist besser als baden, weil dabei alles in den Abfluss abfließen kann. Mit dem guten Gefühl, tief gereinigt und gestärkt zu sein, werden Sie den Duschvorgang und die Übung beenden.

Qi Gong als Pflege des Lebens hat noch viele weitere wunderbare Vorteile anzubieten. Wenn Sie mein kurzer Bericht anspricht, finden Sie bestimmt für sich die passenden Möglichkeiten im näheren Umfeld.

Zur Autorin

Heike Herrle wohnt in Ingolstadt. Sie hat vor ihrer ersten Krebserkrankung einige Jahre als Diplomchemikerin (TUM) gearbeitet. Jetzt ist sie tätig als selbstständige Guo Lin-Neues Qi Gong-Lehrerin, Rückentrainerin, Heilpraktikerin für Psychotherapie, Psychoonkologin (DKG), demnächst mit eigener Praxis

Kontakt und Infos

heike.herrle@gmx.de.

https://www.qigong-gesellschaft.de

S

Salutogenese

Autonomie

„Die Melodie des eigenen Lebens finden“

Theodor Dierk Petzold

In den vier Jahren nach der Diagnosestellung wurde Frau M. L. (44) sieben Mal wegen Rezidiven bzw. unvollständiger Entfernung des Krebses operiert. Sie ist an einem seltenen Scheidenkrebs erkrankt. Nach der siebten Operation suchte sie nach weiteren Möglichkeiten, um den Krankheitsverlauf positiv zu beeinflussen. Regelmäßiger Sport und Entspannung gehörten schon seit langem zu ihrem Tagesablauf. Jetzt kam sie zu einem supervidierten, d. h. von einer professionellen Fachkraft begleiteten Gespräch vor einer Gruppe im Rahmen der Ausbildung in Salutogener Kommunikation. Sie berichtete von ihrem die ganze Gruppe schockierenden Missbrauchstrauma: Als Zehnjährige war sie von ihrem damaligen Lehrer sexuell missbraucht worden, war ein wehrloses Opfer ohne Ausweg.

In der Folge dieses vertrauensvoll öffnenden Gesprächs verarbeitete sie die traumatische Erfahrung auf verschiedene Weisen. Das Wichtigste für sie war zunächst das Brechen des Schweigens um den Missbrauch.

Sie begann, alles von damals aufzuschreiben, auch mit der Absicht, dieses zu veröffentlichen. Dabei hatte ihre Motivation drei Richtungen:

(1) potenzielle Opfer (weitere Kinder) zu warnen und zu schützen

(2) anderen Frauen Mut zu machen, ihr Schweigen zu brechen (Das war noch ein paar Jahre vor der „MeToo“-Kampagne.)

(3) dem Täter zu zeigen, dass seine Taten nicht folgenlos geblieben sind, dass er nicht noch mehr Kinder verletzt

Sie begann auch zu malen und ihre Gefühle gestalterisch auf die Leinwand zu bringen. Außerdem suchte sie eine Rechtsanwältin auf, die herausfand, dass das Vergehen zwar strafrechtlich verjährt sei, aber disziplinarisch in der Schulbehörde nicht. So konnte dort ein Verfahren eingeleitet werden, das inzwischen zu einer Verurteilung des Lehrers geführt hat.

In den letzten vier Jahren gab es kein Rezidiv mehr, Frau M. L. geht es heute recht gut, und sie genießt das Leben mit ihrem Mann und ihren erwachsenen Kindern.

Zur Psychosomatik von Heilungsverläufen

Wenn von Psychosomatik gesprochen wird, denken in der Regel alle daran, dass körperliche Erkrankungen von psychischen Leiden verursacht werden. In diesem Sinn wurde der Begriff auch 1818 von dem Psychiater Johann C. A. Heinroth geprägt. Hier betrachten wir körperliche Heilungsvorgänge als psychosomatische, wenn sie über seelische Erfahrungen wie Beziehungserlebnisse angeregt und gefördert werden. Wir sehen Psyche und Soma, Seele und Körper, als ein Ganzes, als ein System, das in Beziehungen zu anderen steht. Diese werden ganzheitlich psychisch erlebt und auch körperlich verarbeitet.

Ob die körperliche Reaktion, wie die Biochemie, heilsam oder zerstörerisch ist, hängt also stark vom subjektiven Erleben unserer Beziehungen zur Welt ab. Durch angenehm aufbauende bzw. bedrohlich erlebte Situationen werden unterschiedliche biochemische und genetische Reaktionen in der Zelle und im Zwischenzellraum ausgelöst. Die körperliche Reaktion auf Stress besteht in bestimmten entzündlichen Vorgängen bei gleichzeitiger Unterdrückung von Teilen des Immunsystems (1). Das bedeutet „psychosomatisch".

Anhaltende Stressreaktionen können die Entstehung von Krebs begünstigen sowie den Verlauf einer Krebserkrankung negativ beeinflussen. Entspannung und Gelassenheit (wie auch Meditation) können die Stoffwechselvorgänge bis hin zur Genaktivität und Länge der Telomere (= Enden der Chromosomen) heilsam beeinflussen. Die Länge der Telomere bestimmt das biologische Alter. Deshalb erscheint es folgerichtig, dass wir der Auflösung von tiefsitzendem Stress besondere Aufmerksamkeit widmen.

In der immer noch gefühlten Beziehung zu ihrem Lehrer, die damals zu dem bedrohlichsten Punkt in ihrem Leben geführt hat, kann sie sich heute sicher fühlen und Selbstvertrauen entfalten. In diesem Vertrauen ist sie im sogenannten neuro-motivationalen Annäherungsmodus und damit die gesamte Stoffwechselbiochemie, anders als im Abwendungs-/Stressmodus, auch Vermeidungsmodus genannt. Im vertrauensvollen Annäherungsmodus wird Heilung leichter möglich (2).

Der Heidelberger Forscher Ronald Grossarth-Maticek (3) nennt diesen subjektiven Zustand „Autonomie". Der erfolgreiche amerikanische Psychoonkologe Lawrence LeShan (4) umschreibt den Prozess mit der Formulierung „Die Melodie des eigenen Lebens finden."

Eine bedrohliche Beziehung entsteht, wenn ein Mensch eine Gefahr (gefühlt) nicht abwenden oder vermeiden kann und somit zu einem ohnmächtigen, hilflosen Opfer einer (gefühlt) ausweglosen Situation wird. Er gerät in eine Opfer-Täter-Beziehung.

Chronischer Stress kann also dort entstehen, wo ein Mensch in einer Episode, einer Begegnung oder Beziehung seines Lebens Opfer eines Stressors wurde, meist mit einem Gefühl von Ohnmacht, Hilflosigkeit und/oder emotionaler Starre verknüpft. Dieses Gefühl kann durchaus auch aus dem Familiensystem (z. B. nach Kriegstraumata) übernommen werden. Wenn man seinen Gefühlen Raum gibt, werden oft ein tiefer Groll, ein Rachegefühl und ein Wunsch nach Genugtuung empfunden. Ein derartiges Opfererleben kann in Bezug zu dieser Episode des Lebens, mit diesem oft sehr begrenzten Ich-Zustand, zu einem Verlust des (Selbst-)Vertrauens und auch zur Resignation führen, zum Verlust der Hoffnung, dass der Stress in diesem Zustand jemals aufhört. Ebenso sind dies Gefühle, die im Entstehungszusammenhang von Krebs häufig auftreten, auch wenn sie oft erst mit der Erkrankung und Behandlung bewusst und dann auf diese zurückgeführt werden. Dann geht möglicherweise das Vertrauen in den eigenen Körper verloren und dieser wird gar als Bedrohung erlebt: „Der bösartige Krebs macht, was er will ... macht mich kaputt! ... frisst mich auf.“ Der Mensch fühlt sich nun als Opfer des Krebses und vielleicht noch der häufig sehr invasiven Therapie bzw. der Therapeuten oder des ganzen „Systems“.

Ein Opfer sucht und braucht einen Retter. In dieser Suche ist leicht eine Falle eingebaut: Medizinische Rettung kann eine notwendige bzw. hilfreiche Voraussetzung für Heilung schaffen, aber sie bewirkt alleine noch nicht die Autonomie, die zur Heilung führt. Dazu darf und soll dem inneren Streben nach Autonomie nachgegangen werden. Für diesen Prozess war für Frau M. L. das Malen besonders wichtig, wie sie es selbst empfunden hat.

Das Opfer-Integrations-Dreieck

Weiter sucht ein Opfer jemanden, der einen „Täter“ (den Stressor) findet und womöglich unschädlich macht („Rächer“). Ärzte stellen durch detektivische Arbeit die richtige Diagnose betreffs der Ursache des Leidens (erfüllen die Richterrolle) und wollen durch Bekämpfung des Übeltäters (des „bösartigen Tumors“) das Opfer retten. So sind sie oft Retter, Richter und Rächer in einer Person. Wir beobachten hier ein Beziehungsdreieck von Opfer – Täter – Retter/Richter (5).

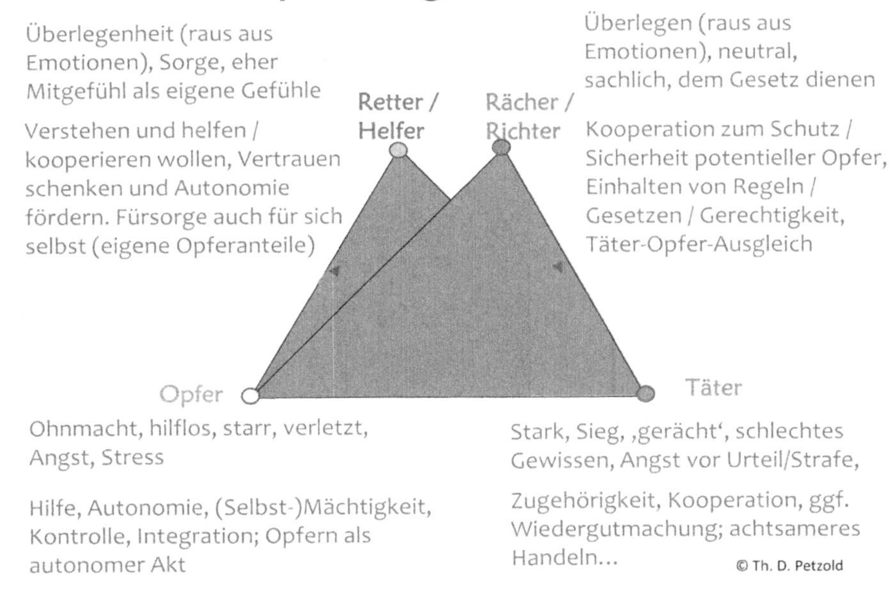

Da jeder von uns jede dieser Rollen als sogenannte Ich-Zustände aus eigenem Erleben (mehr oder weniger existenziell) kennt und damit auch in Kommunikation und Beziehung gehen kann, können wir sehr schnell einen Rollenwechsel in diesem Muster ausführen. Manche von uns Helfern haben innerlich vielleicht geglaubt, dass ein guter Ausweg aus einer früh erlebten Opferrolle die Retterrolle sei, und ist deshalb Arzt, Therapeut oder Pfleger geworden. Diese Berufe sind von der Kultur mit hohem Ansehen und mit Ressourcen versehen. Aber hat er deshalb auch dieses Dreiecks-Beziehungsmuster verlassen? Oder ist er zu einem „hilflosen Helfer" (6) geworden, der bei der nächsten anhaltenden Anforderung ausbrennt? Denn in diesem Beziehungsmuster sind alle Rollen mit Stress verknüpft, solange nicht der Stress durch die Verletztheit in der ursprünglichen Opfersituation gesehen, verarbeitet und gelöst wurde.

Um aus diesem Stressmuster auszusteigen, ist es hilfreich, alle beteiligten Rollen als Ich-Zustände zu beachten und zu integrieren. Das führt zu einer Autonomie in Gelassenheit. Der Beginn dazu ist, die Stimme des Ich-Zustands aus dem Opfererleben zu hören, aus dem tiefsten Punkt des Leidens, des Gefühls von Ohnmacht, der Handlungsunfähigkeit, Angst, Hilflosigkeit und einem nicht fühlen Können. Was brauchst du an diesem tiefsten Punkt deiner Existenz, um dort deine Bedürfnisse und deine Stimmigkeit zu fühlen, mit Hoffnung und Vertrauen handeln zu können und ggf. neue Beziehungsmöglichkeiten und Rollen im Leben lernen zu können? Wo und wie spürst du „die Melodie deines eigenen Lebens"?

Ich atme, also vertraue ich

Bei den hier angesprochenen Gefühlen von Vertrauen und Hoffnung geht es erst in zweiter Linie um Hoffnung und Vertrauen in eine bestimmte Therapieform oder einen Therapeuten. Primär geht es dabei um eine existenzielle Frage der Hoffnung und des Urvertrauens: Kann ich meine Autonomie, meine Selbstmächtigkeit finden? Und meine gesunde Selbstregulation wieder aktivieren, z. B. durch Bewegung, Meditation und Ernährung? Kann ich mich zwischen Wahlmöglichkeiten entscheiden? Und dann kommt die Frage nach der Hilfe, die ich zur Unterstützung meiner Autonomie und Selbstregulation von außen erhalten möchte und kann, durch verschiedenste Therapien – von Operation bis Chemotherapie über Phytotherapeutika bis Psychotherapie – und natürlich durch aufbauende soziale und geistige Beziehungen.

Manche Patienten erlebten es als ihre größte Schwierigkeit, auf dem langen Weg der Gesundung, das Vertrauen in die Entfaltung ihrer eigenen Autonomie (wieder) zu finden – im Urvertrauen in das Leben an sich (7). Nicht genug, dass diese Autonomie meist schon in der Kindheit unterdrückt wurde und keinen Platz in der Not des Familiensystems hatte – durch die Erkrankung wurde sie auch körperlich noch mehr eingeschränkt und durch die Behandlung durch Ärzte bzw. in der Klinik hat sie oft noch einen Hieb bekommen. Aber es gibt auch Menschen, bei denen die autoritäre, die Patientenautonomie missachtende Umgangsweise in manchen Kliniken einen tiefgreifenden Widerstand hervorgerufen hat. Dieser aktivierte Widerstand hat sie paradoxerweise zu ihrem Kern geführt und folgend die Entfaltung ihrer Autonomie und womöglich ihres Immunsystems angeregt. Auch das wurde bei manchen Spontanremissionen beobachtet (2).

Eine einfache Übung, um sein Urvertrauen (wieder) stärker ins Leben zu holen, ist, sich beim Atmen immer wieder bewusst zu machen: Ich atme – also vertraue ich – z. B. dass die Luft um mich herum gut für mich ist. Das ist das Urvertrauen des Lebens ins Leben. Mein Urvertrauen ins Leben ist meine Quelle für Mut zum Leben.

Angst ist gut als Warnlampe, und Vertrauen ist gut als Ratgeber.

Häufig habe ich von Patienten mit Krebs gehört, dass sie Angst vor einer Operation, vor Bestrahlung und besonders der Chemotherapie haben. Natürlich ist die Angst berechtigt. All diese Behandlungen sind keine süßen, homöopathischen Kügelchen, und keiner würde sie ohne Anlass oder gerne über sich ergehen lassen. So ist es sicher gut, genau hinzuschauen, bevor man sich entscheidet: Welche Behandlungsmethoden haben statistisch gesehen gute Chancen und sind einleuchtend, welche ist für mich die richtige und welche TherapeutInnen sind für mich die passenden? Die Wahl der für mich „richtigen" Therapie sollte dann aber nicht mehr von der Angst bestimmt sein (manchmal hilft eine „bittere Arznei" am besten!), sondern von Vertrauen und Hoffnung in eben diese Behandlung und die sie ausführenden Menschen. Das erhöht wahrscheinlich die Heilungsaussichten. Vertrauen ist eine gute Grundlage für Kooperation zur Heilung. Solange wir im Angst-/Vermeidungsmodus sind, haben wir inneren Stress, und unser Blick ist eingeengt auf potenzielle Gefahren.

In diesem Vermeidungs-/Abwendungsmodus kann der Blick für die positiven Möglichkeiten abhandenkommen, weil man z. B. die Schulmedizin pauschal ablehnt bzw. die Möglichkeiten von komplementärmedizinischen und psychotherapeutischen Hilfen pauschal als unwissenschaftlich oder esoterisch disqualifiziert. Dies gilt für Therapeuten noch mehr als für Patienten, denn sie geben es an ihre Patienten weiter. Als Therapeuten sollten wir nicht die eine Methode gegen die andere ausspielen, sondern nach Synergien suchen, damit dem Patienten ein möglichst großer Nutzen zugute kommen kann. Die Basis dazu ist ein Urvertrauen ins Leben. Die konkreten Möglichkeiten für den Erkrankten werden durch kritisches und gründliches Prüfen vieler Möglichkeiten gefunden. Darauf folgt eine von „sehendem Vertrauen“ (Martin Buber) getragene Entscheidung des Betroffenen in die aktuell bestmögliche und erreichbare Therapie – letztlich zur Unterstützung und Entfaltung seiner Autonomie.

Zum Autor

Theodor Dierk Petzold lebt in Bad Gandersheim. Er ist Allgemeinarzt (NHV, Euro. Cert. f. Psychotherapy), leitet das Zentrums für Salutogenese, ist Sprecher des Dachverbandes Salutogenese, Entwickler der Salutogenen Kommunikation SalKom® und Autor zahlreicher Bücher und Beiträge in Fachzeitschriften.

Kontakt und Infos zu seinen Publikationen

theopetzold@gesunde-entwicklung.de

www.gesunde-entwicklung.de

www.salutogenese-zentrum.de

www.salutogenese-dachverband.de

Literaturhinweise und weiterführende Literatur

(1) Schubert C., Was uns krank macht. Was uns heilt. Munderfing: Verlag Fischer & Gann (2016)

(2) Krauss-Kogan W., Linemayr G, Schubert C, Petzold TD u.a. - Die Vorträge vom ASK-Kongress „Salutogenese bei Krebs“ 2017 in Hamburg sind als DVD und CD beim Auditorium Netzwerk zu bekommen. (2017)

(3) Grossarth-Maticek R., Autonomietraining; Verlag de Gruyter. Berlin 2000

(4) LeShan L, Die Melodie des eigenen Lebens finden, Interview Büntig – LeShan; Auditorium Netzwerk (2011)

(5) Petzold TD, Für eine gute Arzt-Patient-Kooperation ist die gemeinsame Intentionalität entscheidend. ZFA Z. Allg.Med.10: 6-10. (2015)

(6) Schmidbauer W., Das Helfersyndrom. Hilfe für Helfer. Reinbek: Rowohlt (2007)

(7) TSF: Im Training der Stressregulationsfähigkeit TSF (einer von den Krankenkassen zertifizierten Maßnahme zum Stressmanagement) geht es um die Anregung der autonomen Selbst-/Stimmigkeitsregulation (www.salutogenese-zentrum.de)

Irmey, G.: 110 wirksame Behandlungsmöglichkeiten bei Krebs, Trias Verlag 2011

Weber, Walter: Hoffnung bei Krebs, Verlag Herbig (2011)

„Was mich ausmacht – mache ich!“

Meine Haltung – Mein Leben

Dorothee König

Die Auswirkungen der individuellen Haltung auf die Entwicklung eines Gesundheitsverständnisses, das sich an gesundheitsfördernden und gesund erhaltenden Kräften orientiert, sind Kernpunkte meiner Individualpsychologischen Einzel- und Gruppensettings.

Gesundheit zu erhalten und Krankheit zu verhindern sind Grundbedürfnisse der Menschen, die sich durch alle Gruppen oder Zugehörigkeiten ziehen – unabhängig von äußeren Faktoren wie Alter, Geschlecht, Kultur, Religion oder anderen Rahmenbedingungen. Besonders in der heutigen Gesellschaft, geprägt durch den demographischen Wandel und modernste Medizin, sind Gesundheit und Krankheit zu einem zentralen Thema geworden. Begriffe wie „Wohlbefinden“, „Wellness“, „Anti-

Aging“ und „Fit durch jede Altersphase“ spiegeln nur einen kleinen Teil dessen wider, was der Gesundheitsmarkt auf der einen Seite verspricht, was auf der anderen Seite aber auch von den Menschen erwartet wird.

Dass Gesundheit und Krankheit demnach nicht getrennt voneinander zu betrachten sind, sondern den individuellen Vorstellungen von persönlichem Wohlbefinden entsprechen, stellte schon Aaron Antonovsky in seinem Modell der „Salutogenese“ deutlich dar. Antonovsky widmete seine Forschungen der Entstehung einer positiven, subjektiven Empfindung von Gesundheit und erklärte, wie trotz widriger und negativer Umstände dieses Gesundheitsgefühl erhalten bleiben kann. Sein Modell hat als Zielsetzung die Förderung von Gesundheit erhaltenden Ressourcen. Menschen befinden sich danach in einem Gesundheits-Krankheits-Kontinuum und benötigen positive Ressourcen, um die Bewegung in Richtung Gesundheit zu ermöglichen (1). Das Ziel dieses Konzeptes ist die Förderung von Gesundheit und Wohlbefinden und deren Erhaltung. „Salutogenese“ setzt sich aus dem lateinischen Wort „Salus“, das für Unverletztheit, Heil und Glück steht, und dem griechischen Wort „Genese“, das Entstehung bedeutet, zusammen. Antonovsky setzte mit seiner Theorie nicht an den krankmachenden Faktoren an, sondern an denen, die gesundheitserhaltend oder gesundheitsförderlich sind. Seiner Meinung nach sind Menschen ständig belastenden Aufgaben und Situationen ausgesetzt, und seine Kernfrage ist, wie Menschen trotz dieser Faktoren gesund bleiben und ein sogenanntes Kohärenzgefühl (positiv besetzte Bewältigungsstrategien) entwickeln.

Zudem beschreibt Antonovsky „generalisierte Widerstandsressourcen“. Diese können als die Ressourcen verstanden werden, die ein Mensch durch Erfahrungen, deren Bewertungen und Wahrnehmungen sowie den dadurch entstandenen Blick auf die Welt entwickelt hat. Mit diesen Ressourcen kann den Widerständen und Aufgaben des Lebens sowohl positiv als auch negativ begegnet werden. Darüber entscheiden der persönliche Lebensstil und das individuelle Lebensziel eines Menschen.

Um ein genaueres Verständnis von der Lebensziel- und Lebensstilgestaltung eines Menschen zu bekommen, lohnt es sich, neben dem Modell „Salutogenese“ die Individualpsychologie nach Alfred Adler genauer zu betrachten. Sein Ansatz, dass die Lebensplangestaltung eines Menschen schon in der frühen Kindheit eine Zielorientierung für das persönliche Macht- und Sicherheitsstreben entwickelt, ist entscheidend, um den Lebensstil eines Menschen zu verstehen. Dieses Streben entscheidet über den positiven oder negativen Verlauf einer Lebensgeschichte. Ein negativer Verlauf führt durch eine Überkompensation von Minderwertigkeitsgefühlen zu einem ungesunden Machtstreben. Alfred Adlers Individualpsychologie gilt als angewandte Ethik, die das Bestreben hat, die Menschen in Richtung Gemeinschaftsgefühl zu bewegen (2). „Wir sind nicht in der Lage zu denken, zu fühlen, zu wollen, zu handeln, ohne dass uns ein Ziel vorschwebt.“ (3). Für die Individualpsychologie ist nicht die Reaktion der Menschen entscheidend, sondern ihre Stellungnahme. „Die Stellungnahme hängt von der Vorstellung ab, die der Mensch schon frühzeitig im Leben erworben hat.“ (4). Diese Haltung spiegelt sich dann in jeglichem Denken, Fühlen und Handeln wider. Bezogen auf das eigene Gesundheitsverhalten und die Entwicklung von Widerstandsressourcen, wie Antonovsky sie benennt, entsteht so ein Verhalten, das sich, je nach Lebenszielplanung, negativ oder entsprechend positiv darstellt.

Ein junger Mann kam zu mir in die Individualpsychologische Beratung. Er war schon seit Jahren wegen schwerer Depressionen ohne Arbeit und soziale Kontakte. Er sagte, dass er gerne wieder aktiver werden würde, es aber ohne Hilfe nicht schaffe. Da er gehört hatte, dass ich sehr handlungsorientiert mit meinen Klienten arbeite, wollte er diesen Ansatz gerne kennenlernen.

Theo Schoenaker, ehemaliger Schüler von Rudolf Dreikurs, prägte den Satz: „Wenn du wissen willst, was du willst, musst du schauen, was du tust." (5)

Mein Klient erzählte über sein Studium, den Beginn der depressiven Schübe und weitere Erlebnisse, die ihn immer wieder beschäftigten. Schon nach wenigen Sitzungen erarbeiteten wir die Erkenntnis, dass er gerne auf Rückzug geht, sich wohler zu zweit fühlt und sich in großen Gemeinschaften oft nicht zugehörig fühlt. Er beschrieb seine Gefühle als „anders sein", „kompliziert" und „kontrolliert", während er die Menschen um ihn herum als flexibel, offen und spontan wahrnahm. Seine daraus resultierenden Selbstgespräche hätten ihn so zunehmend zum Rückzug bewegt, und sein inneres Korrektiv wurde im Laufe der Jahre immer strenger und anstrengender bis hin zum völligen Rückzug.

Dass „anders sein" ebenso „individuell" bedeuten kann und „kompliziert" auch „interessiert" und „kontrolliert" „zuverlässig", war ihm bis zu unseren Gesprächen so nicht bewusst. Seine negative Haltung spiegelte sich letztendlich auch in seiner Stellungnahme zu seiner Krankheit wider. Eine zum gesunden Pol ausgerichtete Sichtweise fand so keinen Nährboden.

Somit entwickelten wir zunächst ein positiv ausgerichtetes Ziel in verlässlichen Umfeldern. Begleitend durch stetige, intensive Ermutigung fühlte er sich zunehmend wohl und verstanden und konnte seine Interessen und Fähigkeiten neu aktivieren. So entstand langsam eine Haltung, die ihn zum Gestalter seines Lebens werden ließ, mit klaren Grenzen und Rahmenbedingungen, die zu ihm passten. „Mit einem klaren, erstrebenswerten Ziel vor Augen begegnest Du oft den richtigen Leuten, Dir fällt das richtige Buch in die Hand, und Du bekommst die passenden Informationen und tust das Richtige. Weil Du Dein Ziel nicht aus den Augen verlierst, erreichst Du es früher oder später." (6). Durch seine veränderte Haltung hat er gelernt, Situationen, Rahmenbedingungen und Herausforderungen so wahrzunehmen, dass eine positive Reflexion möglich wurde; Lebensfreude neu wachsen und soziale Kontakte gelebt werden konnten.

Dieses Beispiel zeigt, wie wichtig die Erkenntnis des eigenen Lebensstils- oder Lebensziels ist, um Überkompensationen negativ empfundener Minderwertigkeiten auflösen zu können. So werden sich die Menschen über die Einheit von Körper, Geist und Seele bewusst und können dann zum Gesunden hin regulierend tätig werden. So schließt sich wieder der Kreis zum nach Antonovsky definierten Kohärenzgefühl. Ressourcen werden aktiviert, und ein gesundheitsförderliches Verhalten kann beginnen. Selbststeuerung, die ohne Reflexion über das eigene Gesundheitsverhalten aktiviert wird, birgt somit immer Ambivalenzen bezüglich des subjektiven Empfindens und dessen, was objektiv schädlich ist. Erst das Verständnis für subjektives Empfinden und Denken sowie das entsprechende Handeln kann Widersprüchlichkeiten auflösen. Schon zu Beginn einer Krankheitsdiagnose greifen unsere frühen Denkmuster von Unangreifbarkeit, Ausgeliefertsein, „Ich bekomme maximale Hilfe vom Außen", „Angst, die Kontrolle abgeben zu müssen", „Angst vor Verlust von Beziehungen oder Alleinsein in Hilflosigkeit". Diese Muster haben Menschen unabhängig von Gesundheit oder Krankheit.

Die Behandlungsmuster derjenigen, die in Heilberufen arbeiten, werden dementsprechend auch durch ihren Lebensstil geprägt. Somit ist es wichtig, dass Patienten und Therapeuten schon früh in ihrer Entwicklung dazu angeleitet werden, ihren Lebensstil und ihr Lebensziel zu erkennen; so können gemeinsam Ressourcen aktiviert und umgesetzt werden, die dann, den individuellen Haltungen entsprechend, gesundheitsförderlich wirken können.

Ein weiterer Klient berichtete mir, dass ihm, nachdem er eine Krebsdiagnose in einer Fachklinik erhalten hatte und die Therapiephase anlief, klar wurde, dass dort ausschließlich die Erkrankung in ihrer pathologischen Form berücksichtigt wurde, er als Individuum aber nicht. Es herrschte eine Atmosphäre von ‚müssen', kein ‚dürfen', keine individuellen Ansätze, eben einfach kein Wohlgefühl für ihn. Er war verunsichert und hatte im Gegensatz zu den dortigen Behandlern nicht das Gefühl, ausreichend therapiert worden zu sein. Da wir durch die Individualpsychologische Beratung erarbeitet hatten, wie wichtig Harmonie und Sicherheit für ihn sind, und zu erkennen war, dass der behandelnde Arzt diese Ansätze nicht zulassen wollte, suchten wir einen Therapeuten mit einem anderen Ansatz. Als er dann diesen Spezialisten für eine Zweitmeinung aufsuchte, kam er in eine onkologische Fachpraxis mit einer Wartezeit von vielen Stunden. Es habe dort trotzdem eine Stimmung geherrscht, die ihm das Gefühl gab, dort richtig zu sein. Als er in das Sprechzimmer kam, bemerkte er die besondere Sensibilität des Arztes. Er fühlte sich sofort aufgehoben, weil er individueller wahrgenommen wurde. Der Arzt nahm sich Zeit, analysierte neu, kontrollierte erneut die Befunde und hörte zu. Bei der anschließenden Operation wurden weitere bösartige Tumorzellen gefunden und entfernt. Der Patient ist nun zuversichtlich, gemeinsam mit den Therapeuten, die seinem Lebensstil und Lebensziel entsprechen, gesund zu werden und zu bleiben.

Anhand dieser Beispiele möchte ich den Zusammenhang salutogenetischer Konzepte in Verbindung mit individualpsychologischen Techniken deutlich machen. Für mich wertvolle Bausteine, um Menschen auf ihrem sehr individuellen Weg zu gesundheitsförderlichem Verhalten zu begleiten und zu helfen.

Zur Autorin

Dorothee König (geb. 1970) lebt in Rhede (Westfalen). Sie ist Diplompädagogin, Diplom-Yogalehrerin (AYA), Psychotherapie (HPG), Dipl.-Individualpsychologische Beraterin und Trainerin (Schoenaker Akademie).

Kontakt und Infos

dorotheekoenig@web.de

Weiterführende Literatur

(1) Antonovsky, Aaron: Salutogenese. Zur Entmystifizierung der Gesundheit. Deutsche erweiterte Herausgabe von Alexa Franke. Deutsche Gesellschaft für Verhaltenstherapie. Tübingen 1997

(2) Kornbichler, Thomas: Die Individualpsychologie nach Alfred Adler. Eine praktische Orientierungshilfe! Verlag Kreuz GmbH, Stuttgart 2007

(3) Adler, Alfred: Praxis und Theorie der Individualpsychologie. Vorträge zur Einführung in die Psychotherapie für Ärzte, Psychologen und Lehrer. Lizenzausgabe nach der vierten Auflage von 1930. Metzger, Wolfgang (Hrsg.). Fischer Taschenbuch Verlag, Frankfurt am Main 1974. 47. – 48. Tausend, Dezember 1997

(4) Dreikurs, Rudolf: Grundbegriffe der Individualpsychologie. Konzepte der Humanwissenschaften. 6. Auflage, 1990. Klett-Cotta, Stuttgart 1990

(5) Schoenaker, Theo (a): Mut tut gut. Das Encouraging-Training. 9. überarbeitete und erweiterte Auflage

(6) Schoenaker, Theo (b): Mut tut gut. Das Encouraging-Training. Sinntal-Züntersbach 15. Auflage. RDI Verlag Bocholt 2007

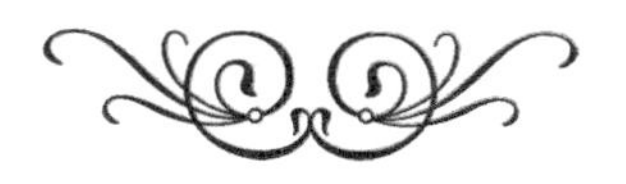

Shiatsu

Begleitung von Menschen in Krisen und Veränderungszeiten

Ursula Eva Pellio

Shiatsu – ist eine japanische Berührungs- und Behandlungskunst. Sie bezieht sich auf das System der Meridiane (Energiebahnen). Wir im Shiatsu gehen davon aus, dass unsere Lebensenergie über diese Energiebahnen besonders gut ansprechbar ist. Im Shiatsu arbeitet die Shiatsu-Praktiker*in mit Fingerdruck, Rotationen, Dehnung und Halten von bestimmten Punkten.

Eine „klassische" Shiatsu-Behandlung dauert ca. eine Stunde und wird am bekleideten Menschen ausgeführt. Sie kann auf einer Matte am Boden und ebenso auch auf einer Liege oder einem Stuhl erfolgen.

Shiatsu – betrachtet den Menschen in seiner Ganzheit und erreicht über die körperliche Berührung auch tiefe seelische und geistige Schichten. Das Besondere an der Shiatsu-Berührung ist, dass sie in der achtsamen und gleichzeitig raumgebenden Haltung der Shiatsu-Praktiker*in gründet. Was wirklich in und durch die Berührung geschieht, ist im wahrsten Sinn des Wortes kaum beschreibbar. Behandelte Menschen sprechen davon, dass sie eine innere Weite erfahren haben, dass sie in einer „Zwischenwelt" waren, dass sich etwas in ihnen geordnet hat, dass sie Zuversicht gespürt haben, dass der Körper mit Wärme oder Kribbeln durchströmt wurde, dass sie weniger Schmerzen hatten oder besser geschlafen haben.

Shiatsu – ist eine Erfahrung, die von unserem „Alltagsbewusstsein“ ins „Spürbewusstsein“ führt. Die Gedanken, die Menschen zuweilen fast rund um die Uhr beschäftigen, manchmal quälen, können zur Ruhe kommen. Eine Shiatsu-Behandlung lädt dazu ein, dem zu folgen, was „jetzt“ in diesem Moment ist. Dieses Jetzt liegt jenseits von Worten und Erklärungen, Momente der Stille können entstehen.

Shiatsu – wirkt wunderbar als Lebensbegleitung auch als Begleitung von Menschen, die von Krebs betroffen sind. Die Diagnose, Erkrankung und Therapie stellen das ganze Leben der Betroffenen und ihrer Angehörigen auf den Kopf und sind eine große Herausforderung.

Menschen mit schweren Erkrankungen nehmen ihren Körper oft als Schmerz wahr. Die Shiatsu-Berührung lässt diesen für eine Weile in den Hintergrund treten, gibt einem Wohlgefühl Raum. Mit Shiatsu können sich Körper-Geist-Seele wieder an ihre Einheit erinnern. Es entstehen Bewegung, Empfindung und Entspannung jenseits von Schmerz. Manchmal werden Gefühle und Erinnerungen wach, können sich zeigen, manches kann nochmal nach-empfunden, ausgesprochen, kann versöhnt werden. Vielleicht ist die Erkenntnis, dass friedliche Prozesse auch in den Turbulenzen einer Krankheit möglich sind, eine gute Basis für Gesundung. Die Shiatsu-Nehmenden kommen zu Ruhe. Neben dieser eher inneren Ruhe wird von den Pflegenden berichtet, dass weniger Schmerz- und Schlafmittel benötigt werden.

Ich praktiziere seit 30 Jahren Shiatsu und durfte schon viel Erfahrung sammeln in der Shiatsu-Begleitung von Menschen, die von Krebs betroffen sind. Allein die Diagnose wirbelt in der Regel das Energiesystem völlig durcheinander. Ängste steigen auf, der Boden unter den Füßen schwankt, Erkrankte und Angehörige fühlen sich im höchsten Maße bedroht. Es folgen weitere Untersuchungen, Therapieentscheidungen,

Maßnahmen, die manchmal den Körper bis zur Grenze fordern. Ärzt*innen und Pflegende geben ihr Bestes, doch viele Patient*innen sehnen sich auch nach Pausen, nach Durchschnaufen, nach Innehalten und auch nach Berührung jenseits des medizinisch Notwendigen. Hier ist die Stelle, an der Shiatsu mit dem speziellen Angebot hilfreich und unterstützend wirken kann: Berührung absichtslos, achtsam, haltend, raumgebend, das Energiesystem bewegend, ausgleichend.

Ich habe lange auf einer onkologischen Station gearbeitet. Mitten im Krankenhausbetrieb mit viel „Gewusel" rundherum. Dennoch haben die Klient*innen gesagt, dass die halbe Stunde Shiatsu-Behandlung ihnen wie eine Oase vorkam. Als Shiatsu-Praktiker*in habe ich das Privileg, Zeit zu haben, mich ganz einer Person widmen zu können. Es geht darum, den Menschen in seiner Ganz- und Eigenheit wahrzunehmen, sein ganzes Sein, sein Wesen zu berühren – in aller Einfachheit.

Die Klient*in und ich können uns aufeinander einschwingen, in Resonanz gehen, spüren, was heute unterstützen könnte. Ich kann mein Shiatsu geben, kann still mit der Klient*in sitzen, kann sprechen, kann ihr unterstützende Punkte zur Selbstbehandlung zeigen, falls sie z. B. vor Sorgen oder Angst nicht schlafen kann. Ich kann auch die Angehörigen dabei einbeziehen. Die Klient*in und ich können einen Raum betreten, der jenseits von Worten und Erklärungen ist, einen Raum zum Schwingen. Die Lebensenergie bewegt sich, und wir können dieser Bewegung staunend zuschauen, staunend darüber, wie das Leben sich selbst wieder reguliert und in Bewegung bringt. Manche Menschen erinnern sich an das Bild, wie sie als Kind umsorgt wurden und wie selbstverständlich der Körper heilen konnte. Das heißt nicht, dass alle Symptome und Krankheiten verschwinden. Wir haben aber die Möglichkeit, heilsames Ganzsein zu erfahren, auch wenn der Körper nicht völlig gesund ist.

Shiatsu – wird sehr individuell auf den besonderen Menschen in seiner besonderen Lebenssituation abgestimmt. Es bedarf als Shiatsu-Praktiker*in einer gewissen Lebenserfahrung, sich darauf einzustellen.

Neben der Begleitung der kranken oder alten Menschen ist es auch sinnvoll und wunderbar, die pflegenden Angehörigen zu behandeln, ihnen Hilfestellungen und Tipps zu geben, sie an ihre eigene Gesundheit zu erinnern. So können sie leicht Energieübungen, kleine Selbstbehandlungen und Punkte lernen, die ihnen selbst in aufregenden Situationen oder bei Erschöpfung hilfreich sind, ebenso solche, mit denen sie ihre Angehörigen „behandeln" können. Das lässt neben der Pflege einen ruhigen und entspannten Kontakt, eine neue Art der Begegnung möglich werden.

Shiatsu – ist eine wertvolle Unterstützung zur konventionellen Therapie. Eine vertrauensvolle Zusammenarbeit mit den behandelnden Ärzt*innen und den Pflegenden ist selbstverständlich und unerlässlich.

Für mich als Shiatsu-Gebende ist die Arbeit mit Menschen, die eine schwere Lebensphase durchschreiten, eine Einladung, mich mit dem eigenen Leben und der eigenen Gesundheit zu beschäftigen und mich an die Kostbarkeit des Augenblicks zu erinnern.

Zur Autorin

Ursula Eva Pellio (geb. 1954) lebt in Koblenz. Sie ist Dipl. Betriebswirtin und Shiatsu-Lehrerin GSD mit eigener Praxis. Schwerpunkte: Shiatsu-Ausbildungen, betriebliche Gesundheitsförderung; jahrelange Erfahrung mit Shiatsu auf einer onkologischen Station und im Hospiz. Sie ist Vorsitzende der Gesellschaft für Shiatsu in Deutschland (GSD).

Kontakt und Infos

www.qi-atsu.de

Spiritualität

Das Gebet als Quelle der Kraft

Ökumenische Andacht zur Auftaktveranstaltung der Woche „Leben mit Krebs“ in Neuburg/D, Bürgerhaus Ostend, November 2018

Jürgen Bogenreuther

Einleitung: Lesung - Markus 14,32-42

„Jesus und die Jünger kamen zu einem Garten, der Getsemani heißt, und er sagte zu ihnen: Setzt euch hier, während ich bete!

Und er nahm Petrus, Jakobus und Johannes mit sich. Da ergriffen ihn Furcht und Angst, und er sagte zu ihnen: Meine Seele ist zu Tode betrübt. Bleibt hier und wacht!

Und er ging ein Stück weiter, warf sich auf die Erde nieder und betete, dass die Stunde, wenn möglich, an ihm vorübergehe. Er sprach: Abba, Vater, alles ist dir möglich. Nimm diesen Kelch von mir! Aber nicht, was ich will, sondern was du willst.

Und er ging zurück und fand sie schlafend. Da sagte er zu Petrus: Simon, du schläfst? Konntest du nicht einmal eine Stunde wach bleiben? Wacht und betet, damit ihr nicht in Versuchung geratet! Der Geist ist willig, aber das Fleisch ist schwach. Und er ging wieder weg und betete mit den gleichen Worten. Als er zurückkam, fand er sie wieder schlafend, denn die Augen waren ihnen zugefallen; und sie wussten nicht, was sie ihm antworten sollten. Und er kam zum dritten Mal und sagte zu ihnen: Schlaft ihr immer noch und ruht euch aus? Es ist genug. Die Stunde ist gekommen; siehe, jetzt wird der Menschensohn in die Hände der Sünder ausgeliefert.

Steht auf, wir wollen gehen! Siehe, der mich ausliefert, ist da."

Sehr geehrte Damen und Herren,

ich weiß, diese Szene passt so gar nicht in die Jahreszeit. Diese Erzählung wird meist in der Karwoche vor Ostern gelesen. Und doch passt sie zu dem Anlass, zu dem wir uns heute versammelt haben. Lassen Sie mich das genauer erläutern.

Da ist ein Mensch, dem das Ende seines Lebens droht. Noch sieht es gar nicht danach aus. Noch ist er, wie gewohnt, im Kreis seiner Freunde. Noch tut er Dinge, die er auch sonst immer tut. Doch bald schon kann sich alles völlig verändern. Er ahnt es.

Gibt es da nicht Parallelen zu Menschen mit einer Krebsdiagnose? Sie ist der erste Hinweis auf ein mögliches Ende. Sie löst Angst und Unsicherheit aus. Was wird nun auf mich zukommen? Wie soll ich die Behandlung überstehen? Wird die ganze schmerzhafte Prozedur überhaupt etwas nützen?

Das ist die eine Seite. Die andere ist der Alltag, in dem man weiterhin lebt, als wäre nichts geschehen. Da sind Menschen, die nichts von dieser Diagnose wissen und denen man auch nichts sagen will. Gar nicht so einfach! Ich kann mir vorstellen, dass man dabei unter einer gewaltigen Spannung steht.

Irgendwann vertraut man sich lieben Menschen an. Sagt ihnen, wie es einem geht. Auch Jesus tut das. Drei seiner Freunde, die ihm am nächsten stehen, Petrus, Jakobus und Johannes, nimmt er beiseite. Noch bevor er etwas sagt, spüren sie die Furcht, die ihn gepackt hat. Er hat eine Bitte an sie: Bleibt hier und wacht!

Es ist gut, wenn krebskranke Menschen sich anderen Menschen anvertrauen können. Wenn sie, das, was ihnen widerfahren ist, nicht für sich behalten, sondern offen damit umgehen. Sie müssen diese bittere Wahrheit nicht in sich hineinfressen, sondern können sie aussprechen, vielleicht auch ausspucken. Doch diese Wahrheit macht auch etwas mit den nahestehenden Menschen, dem Partner, der Tochter, der Mutter. Es ist eine Wahrheit, die auch Auswirkungen auf deren Leben hat und haben wird.

Die Wahrheit, mit der Jesus konfrontiert ist, wird auch Auswirkungen auf seine Jünger haben. Aber wenn man die Gethsemane-Erzählung liest oder hört, wird man nicht so recht schlau daraus, wie diese die Nachricht vom drohenden Ende ihres Herrn aufgenommen haben. Sie wirken passiv und unbeholfen. Können sie sich nicht in Jesus hineinversetzen?

Letztlich lässt Jesus sie zurück und wirft sich auf die Erde nieder. Er ist im wahrsten Sinne des Wortes völlig niedergeschlagen. Und betet. In der Stunde der größten inneren Bedrängnis will er allein sein. Aber zugleich möchte er, dass seine Freunde wach bleiben und auch für ihn beten.

Geht es nicht manchen krebskranken Menschen genauso? Sie wollen allein sein. Sie brauchen Zeit, das Ganze zu verarbeiten. Und doch wünschen sie sich Menschen, die hinter ihnen stehen.

Jesus ist zwar alleine, aber er ist sich sicher, dass sein Vater im Himmel da ist. Und deshalb sagt er: Abba – das ist Hebräisch und bedeutet übersetzt „Papa“ – alles ist dir möglich. Nimm diesen Kelch von mir! Aber nicht, was ich will, sondern was du willst. – Anders ausgedrückt: „Mein Papa, du hast Lösungen für alles. Auch für die unlösbaren Dinge.

Lass mich nicht leiden und sterben! – Aber du weißt letztlich, was besser für mich ist. Deshalb sollen dir mein Wunsch und Wille nicht im Wege stehen.“

In dem Buch „Krebs: Wege aus der lauten Stille des Schweigens“ von Christel Schoen schreibt ein Krebskranker: „Meine Erfahrung ist: Das Leid hilft zur Innenschau, Selbstbesinnung und neuer Erkenntnis. So ging es mir in meinem Leben oft, und ich versuche immer, eine Niederlage in einen Sieg zu verwandeln. Dazu musste ich natürlich meine Einstellung immer wieder ändern. Selbst wenn der Mensch stirbt, konnte aber vorher die ‚richtige Erkenntnis‘ erlangen, hat der Tod keinen Stachel mehr.“

Jesus geht zurück zu seinen drei Jüngern. Sie sind eingeschlafen. – Zu spüren, dass Menschen, die man besonders braucht, versagen, tut weh. Sehr weh. Dieses Versagen scheint Jesus dem engsten Vertrauten, Simon Petrus, vorzuwerfen: Simon, du schläfst? Konntest du nicht einmal eine Stunde wach bleiben?

Vielleicht liegt das daran, dass er und die anderen mit Jesu Schicksal überfordert sind. Ich kenne eine Frau, die mir nach ihrer überstandenen Krebserkrankung tief enttäuscht sagte: „Mein Mann hat mich in dieser Zeit nie in den Arm genommen.“ – Warum der Ehemann sich so verhalten hat, sie weiß es nicht. Doch diese Enttäuschung hat tiefe Spuren in ihrer Beziehung zu ihm hinterlassen.

Doch nach dem ersten Ärger Jesu über seine Jünger geht es ihm um sie und nicht um sich selbst. Er sagt: Wacht und betet, damit ihr nicht in Versuchung geratet! Der Geist ist willig, aber das Fleisch ist schwach. – Welche Versuchung könnte er meinen? Ich vermute, es ging ihm darum, dass sie ihren Glauben an den Vater im Himmel nicht verlieren, d. h. die Zuversicht aufgeben, dass Gott letztlich ein guter Gott ist, ein Vater eben.

Diese Zuversicht verlieren nicht unbedingt immer nur die Betroffenen, die Krebskranken, sondern auch ihre Angehörigen. Wie oft höre ich Menschen sagen: Wenn Gott ein guter Gott sein soll, warum ist dann dieser mir nahe Mensch gestorben?

Jesus wollte seine Jünger in den Prozess mit hineinnehmen, den er durchlebte. Auch sie sollten sich der Situation stellen und anfangen, nach innen zu schauen. Er forderte sie dreimal dazu auf. Doch es gelang nicht. Vielleicht wäre ihnen mancher Schock erspart geblieben, den die Ereignisse auslösten, die dann kamen.

Es ist ein Segen, wenn Kranke und Angehörige miteinander den schweren Weg gehen können. Und zwar sowohl für die einen als auch für die anderen. Leider gelingt das nicht immer. Doch wie wohltuend und stärkend ist das gerade auch für Angehörige!

Nach dem dritten erfolglosen Versuch kommt Jesus unerwartet positiv von seinem Gebet zurück. Er selbst ist nun von der Niedergeschlagenheit zum Sieg hindurch gedrungen.

Mich hat schon immer diese Zuversicht und Entschlossenheit beeindruckt, die Jesus nach dieser Begebenheit an den Tag legt: Steht auf, wir wollen gehen! Siehe, der mich ausliefert, ist da. Er hat den Grund gefunden, auf dem er stehen kann. Menschen mögen versagen, aber Gott trägt hindurch. Nun ist Jesus gewiss: Er ist dem Schicksal nicht ausgeliefert. Gott hat alles unter Kontrolle. Und so kann er dem, was bevorsteht, souverän entgegengehen.

Das Gebet war für Jesus die Quelle der Kraft, mit der sein Leiden bestehen konnte. Es hilft zur Innenschau, Selbstbesinnung und neuer Erkenntnis. Einer Erkenntnis, die dem Schrecklichen den Stachel nehmen kann. Und wie gut täte es da, wenn man nicht alleine beten muss.

Amen.

Zum Autor

Jürgen Bogenreuther (geb. 1965), Dipl.-Ing. (FH), Pfarrer an der evang.-luth. Christuskirche, Neuburg/Donau

„... sie sollen Gebete über ihn sprechen und ihn im Namen des Herrn mit Öl salben ...“

Das Sakrament der Krankensalbung als Zeichen der Hoffnung

Bernd Hein

„Ist einer von euch krank? Dann rufe er die Ältesten der Gemeinde zu sich; sie sollen Gebete über ihn sprechen und ihn im Namen des Herrn mit Öl salben. Das gläubige Gebet wird den Kranken retten und der Herr wird ihn aufrichten; wenn er Sünden begangen hat, werden sie ihm vergeben.“ So steht es im Neuen Testament, im Brief des heiligen Apostels Jakobus (15,13-14). Er mahnte die christlichen Gemeinden, dem Beispiel Jesu zu folgen, der sich der Kranken angenommen und manche an Leib und Seele geheilt hat. Auch heute ist die Sorge und Unterstützung der Kranken eine der vornehmsten Aufgaben der christlichen Kirchen.

Handauflegung, Gebet und Salbung

Die Krankensalbung ist eines der sieben katholischen Sakramente. Sakrament heißt: Die Katholische Kirche versteht den Ritus als ein „sichtbares Zeichen für die unsichtbare Wirklichkeit“, für das Dasein, das Dabeisein Gottes. In schwerer Krankheit, vor schweren Operationen und ärztlichen Behandlungen, in Lebensangst und Todesnähe will die Krankensalbung Kraft und Trost vermitteln. Sie sagt dem Kranken Gottes liebende und heilende Nähe zu. Die Krankensalbung kann in der Kirche in Gemeinschaft anderer Gläubiger innerhalb eines Gottesdienstes oder auch einzeln zu Hause am Krankenbett gespendet werden. Weil mit ihr auch die priesterliche Vollmacht, im Namen Gottes Sünden zu vergeben, verbunden ist, darf sie nur ein Priester vollziehen.

Da jeder „sein Päckchen“ mit sich trägt und darunter leidet, gehört zur Krankensalbung die Möglichkeit zur individuellen Beichte, oder alle Anwesenden sprechen ein allgemeines Schuldbekenntnis. Der Priester spricht danach ein Gebet und Fürbitten für den Kranken. Dann legt er ihm schweigend die Hände auf den Kopf und ruft in stillem Gebet den Beistand Gottes auf ihn herab. Nun salbt er die Innenseiten der Hände und die Stirn mit geweihtem Olivenöl. Mit Öl deshalb, weil es seit Alters ein Symbol für eine andere Wirklichkeit ist, einer Wirklichkeit, die über die aktuelle bedrohliche Situation, ja über das irdische Leben hinausweist. Außerdem schreibt man Öl heilende Kräfte zu. Mit der Berührung des Kopfes und der Hände spürt der Kranke leibhaftig körperliche menschliche Nähe, die für den Gläubigen die Nähe Gottes symbolisiert. Bei der Salbung betet der Priester: „Durch diese heilige Salbung helfe dir der Herr in seinem reichen Erbarmen, er stehe dir bei mit der Kraft des Heiligen Geistes. Amen. Der Herr, der dich von Sünden befreit, rette dich, in seiner Gnade richte er dich auf. Amen.“ Im Anschluss kann der Kranke die Kommunion empfangen, wenn er dies möchte.

Die Krankensalbung antwortet mit ihrem Ritus der Salbung und den Segensworten auf die Sehnsucht des Kranken nach Geborgenheit, nach Vergebung und nach Heilung an Leib und Seele. Wer diese Zeremonie an sich geschehen lässt, der lässt sich Gottes Nähe und seine Zusicherung, immer bei ihm zu sein, zusagen. Die Gegenwart von Angehörigen am Krankenbett in der Wohnung oder anderer Menschen im Krankengottesdienst in der Kirche zeigt ihm, dass er nicht allein ist, sondern dass Menschen um ihn sind, die um seine Not wissen und bereit sind, ihm beizustehen.

Weder „Letzte Ölung“ noch magische Gesundbeterei

Die Krankensalbung ist kein Sterbesakrament, keine „Letzte Ölung“ (wie sie lange genannt wurde, weil sie oft erst in der zeitlichen Nähe des Todes gespendet wurde). Der Ort der Krankensalbung ist nicht nur die äußerste Lebensgefahr, sondern auch die schwere akute Erkrankung und die fortschreitende Schwächung, etwa mit zunehmendem Alter. Sie ist kein einmaliger Akt, sondern kann bei fortdauernder Krankheit oder neuer Erkrankung wiederholt werden.

Die Krankensalbung ist auch kein Versuch einer magischen Gesundbeterei. Sie ist keine Garantie, nun wieder gesund zu werden. Die Gesundung kann man auch durch noch so viele Gebete nicht erzwingen. Christen wissen und akzeptieren, dass dies allein in Gottes Hand liegt. Aber oft genug geschehen Dinge zwischen Himmel und Erde, die unerwartet und medizinisch nicht erklärbar sind. Niemand kann auch die „Wirkungen“ der Krankensalbung „messen“. Seelsorger berichten immer wieder, dass nach dem Ritus und den Gebeten die Patienten ruhiger, entspannter, gefasster und erleichtert wirken. Als wären sie nun mit sich und Gott ins Reine gekommen. Als wäre ihnen eine Last, eine Bedrängnis vom Herzen und von der Seele genommen. Ein Psalm im Alten Testament formuliert drastisch: „Als ich es verschweigen wollte, verschmachteten meine Gebeine durch mein täglich Heulen.“ (Ps 32, 3) Wohl wahr! Erst nachdem das oft ein halbes Leben lang Zurückgehaltene ausgesprochen wird, kann sich ein seelischer Stau lösen. Erst dann kann sich eine neue Sicht auf die Krankheit, auf das Leben, auf die Zukunft einstellen. Ein Krankenhausseelsorger berichtet von einer todkranken Frau. Sie verlangte nach einem Seelsorger. Sie berichtete ihm schluchzend, als junge Frau habe sie in einer ausweglos erscheinenden Situation abgetrieben. Damit sei sie ihr Leben lang nicht fertig geworden. Nun, den Tod vor Augen, möchte sie mit ihrer Schuld nicht vor Gott treten. Der Seelsorger nahm ihr die Beichte ab und spendete ihr die Krankensalbung. Kurz darauf konnte sie in tiefem inneren Frieden sterben.

Die Krankensalbung will dem Kranken die Gewissheit vermitteln, dass Gott und die Menschen, die das Krankenbett umstehen, bei ihm sind. Diese Gewissheit, auch in ganz schweren Stunden nicht allein zu sein, nicht von Gott und der Welt verlassen zu sein, gibt den Kranken Trost und Hoffnung. Und sie kann heilen, weil dieser Glaube innere Kräfte freizusetzen vermag, die auch der leiblichen Genesung dienen. Bei anderen Menschen kann die Krankensalbung eine Hilfe dazu sein, im Bewusstsein des Angenommenseins von Gott und den Nächsten ihre Krankheit anzunehmen und auszuhalten, ohne in Bitterkeit und Verzweiflung zu fallen. Und in dieser Gewissheit ihren letzten Weg zu gehen.

Nicht nur für Katholiken

Für gläubige katholische Christen ist die Krankensalbung heute noch selbstverständlich. Viele chronisch Kranke und Ältere besuchen die Krankensalbungsgottesdienste, die in fast jeder Pfarrei jährlich angeboten werden. Manche verlangen nach einem Seelsorger, wenn sie im Krankenhaus liegen oder krank zu Hause sind. Hier ist auch die Sensibilität der Angehörigen gefordert, die Kranken zu fragen, ob sie den Besuch eines Seelsorgers wünschen. Wenn kein Priester erreicht werden kann, der die sakramentale Krankensalbung spendet, können nicht geweihte Seelsorger am Krankenbett Segensgebete sprechen und den Kranken anbieten, mit ihnen über alles, was sie bedrückt, zu reden. In den katholischen Pfarreien ist es zudem üblich, dass Kranken die Kommunion nach Hause gebracht wird.

Die Katholiken sehen die Krankensalbung als eines von sieben Sakramenten, sie geben ihr also eine besondere Bedeutung. Aber auch als Nichtkatholik darf man die Wohltaten der Krankensalbung erfahren. Die reformatorischen Kirchen sehen in ihr zwar kein Sakrament. Aber auch die evangelische Pfarrerin oder der Pfarrer kommen gern ans Krankenbett, wenn man sie ruft. Sie sprechen ein Krankengebet, legen die Hände auf den Kopf des Kranken und verbinden den Ritus mit einer Salbung, wenn es gewünscht wird. Krankenhausseelsorger berichten, sie würden oft von Menschen ans Krankenbett gerufen, die von sich sagen, sie seien nicht „gläubig", aber sie bräuchten „jemand" zum Reden. Worüber man dann redet, ist sicher unterschiedlich, und es ist die Entscheidung der Kranken, die der Seelsorger zu respektieren hat. Die meisten Seelsorger sind sensibel genug, gerade am Krankenbett zu beherzigen, was Papst Benedikt XVI. in seiner Enzyklika „Deus Caritas est" so ausgedrückt hat:

„Der Christ weiß, wann es Zeit ist, von Gott zu reden, und wann es recht ist, von ihm zu schweigen und nur einfach die Liebe reden zu lassen. Er weiß, dass Gott Liebe ist und gerade dann gegenwärtig wird, wenn nichts als Liebe getan wird."

Zum Autor

Dr. Bernd Hein (geb. 1949), Diplom-Theologe und Diplom-Soziologe, promovierter katholischer Theologe, über 30 Jahre Berufstätigkeit bei der Caritas. Er lebt in Fürstenfeldbruck.

Literatur

Grün, Anselm: Die Sakramente. Taufe, Eucharistie, Firmung, Trauung, Weihe, Beichte und Krankensalbung, Vier-Türme-Verlag, Münsterschwarzach 2018

Sprache

Die heilsame Kraft der Sprache erkennen und achtsam nutzen

Das LINGVA ETERNA-Sprach- und Kommunikationskonzept in der Therapiebegleitung

Mechthild R. von Scheurl-Defersdorf

In der Sprache liegt eine ordnende Kraft. Wir können sie erkennen und achtsam einsetzen. Eine geordnete Sprache bringt auch im Leben etwas in Ordnung und fördert Heilung. Dabei denken die meisten vermutlich als Erstes an die Heilung von einer körperlichen oder seelischen Erkrankung.

Heilung kann auch in einem weit größeren Rahmen erfolgen. Nicht nur Körper und Seele können heilen. Auch eine Partnerschaft kann wieder heilen und eine Familie wieder zusammenfinden. Ebenso können ein Betrieb, eine ganze Gesellschaft und ein Staatengefüge heilen.

Wenn Dinge und Menschen aus der Ordnung gefallen sind und dieser heillose Zustand anhält, entsteht Unheil. Dann ist es wichtig, diesen

Zustand entschlossen zu beenden und wieder Ordnung einkehren zu lassen.

Heilung ist etwas Großes. Die Sprache hilft, zur Heilung beizutragen. Dabei hat sie eine fundamentale Bedeutung. Denn die Art, wie jemand spricht, wirkt sich auf sein eigenes Leben aus und auch auf das seines Umfeldes. Jeder Mensch hat es in der Hand, durch den bewussten Umgang mit seiner eigenen Sprache einen aktiven Beitrag zu einem größeren Heilwerden zu leisten.

Das Wort „Heilung“ hat eine wohltuende Wirkung

Es gibt eine Wechselwirkung zwischen der Sprache, die ein Mensch oder auch eine Gesellschaft gebraucht, und dem, was sie erleben wird. Dort, wo das Wort „Heilung“ oder die zugrunde liegenden Wörter „heil“ und „heilen“ einen festen Platz im alltäglichen Denken und Sprechen erhalten, wirkt sich dies segensreich aus.

Das Wort „Heilung“ ist wie auch alle anderen Wörter nur dann kraftvoll, wenn für uns auch die zugrundeliegenden Wörter lebendig sind und in uns klare innere Bilder entstehen lassen. „Heilung“ leitet sich ab von dem alt- und mittelhochdeutschen Adjektiv „heil“ mit der Bedeutung von „heil, gesund, unversehrt“.

Für viele Menschen ist es auf erstaunliche Weise neu, die Wörter „heil“ und „heilen“ zu gebrauchen. Ich nenne Ihnen als Anregung eine Auswahl an möglichen Anwendungsbeispielen: Ein Schnitt am Finger heilt; eine seelische Verletzung heilt; eine Tasse, bei der ein Stück herausgebrochen war, ist wieder heil; die Zeit heilt Wunden. Das Wort „heil“ finden wir übrigens auch wieder im englischen „whole“ im Sinn von „ganz, völlig“.

Das Wort „Heilung“ bezeichnet sowohl den Vorgang des Heilens und Heilwerdens als auch sein Ergebnis. Dann ist etwas schon heil geworden. Entsprechend ist der Gebrauch dieses Wortes in seiner Bedeutung unterschiedlich. Der Arzt kann zu seinem Patienten sagen: „Wir können die Heilung der Wunde durch Kamillenbäder fördern.“ Der Patient hofft auf die vollständige Heilung von seiner Krankheit.

Es ist empfehlenswert, diese Wörter in den aktiven Sprachgebrauch aufzunehmen, denn das, was wir in unserer Sprache haben, gehört auch zu unserem Leben.

Das Wort „heil“ wurde in der Zeit des Nationalsozialismus durch den abertausendfachen Gebrauch der Schutzformel „Heil Hitler“ missbräuchlich verwendet. Es ist wichtig, dieses kostbare Wort bewusst und achtsam neu zu beleben. Es wird uns allen guttun.

Vollständige Sätze sind heilsam

Wenn im Leben etwas erheblich in Unordnung geraten ist, dann empfehle ich als erste Maßnahme kurze, vollständige Sätze. Sie haben eine spürbare Wirkung und sind leicht anzuwenden. Das Gegenteil davon sind abgebrochene oder ganz allgemein unvollständige Sätze. Dazu gehören auch die vielen ich-losen Sätze wie „Komme gleich!“, „Bin gleich wieder da!“, „Muss nachschauen!“.

Die alltägliche Kommunikation ist durchdrungen von unvollständigen Sätzen. Es lohnt sich, sie zu erkennen und an ihrer Stelle bewusst vollständige Sätze zu bilden. Damit verschwindet eine häufige Quelle von Missverständnissen von alleine.

Ebenso bedeutsam ist die Wirkung auf denjenigen, der die vollständigen Sätze bildet. Sie haben eine starke Wirkung auf das eigene Denken, Sprechen und Handeln.

Vollständige Sätze enthalten alle wesentlichen Elemente eines Satzes. Ihnen fehlt nichts. So wie der Arzt den Patienten fragt: „Was fehlt Ihnen?“, so fragen wir bei LINGVA ETERNA unsere Teilnehmer bei Seminaren und im Coaching: Sind Ihre Sätze vollständig? Oder fehlt ihnen etwas – und was genau? Ist es das Subjekt oder das Objekt oder ein Teil eines ganzen Satzes? Die Antworten sind aufschlussreich. Wenn jemand beispielsweise in seinen Sätzen das „ich“ weglässt, dann streicht er sich auf der sprachlichen Ebene aus dem Geschehen und macht sich damit klein.

Vollständige Sätze sind heile Sätze. Sie haben eine heilsame Wirkung. Ich will freilich vor einem Trugschluss warnen: Wenn jemand konsequent heile Sätze bildet, ist das allein kein Garant für die Heilung von einer ernsten Erkrankung. Jedoch fördern vollständige Sätze die Heilung. Und sie erleichtern einen wichtigen Prozess: Sie bringen innere Ruhe und Frieden. Dann kann die Seele heil werden. Und das wiederum fördert die Heilung auf der körperlichen Ebene.

Wohltuende Wörter sind wahre Medizin

Es gibt noch weitere wohltuende, nährende Wörter. Zu ihnen gehören alle Wörter für Tugenden. Wenn sie fehlen, dann sagt das viel aus. Das bewusste Einpflegen dieser Wörter ist segensreich und einfach. Es genügt, jede Woche oder auch jede zweite Woche eines dieser Wörter hinzuzunehmen und dann weiterhin zu gebrauchen.

Zu diesen wohltuenden Wörtern gehören die Bezeichnungen für die Tugenden wie „Güte", „Ehrlichkeit", „Weisheit", „Geduld", „Bescheidenheit", „Wohlwollen". Es gibt viel mehr Tugenden als nur die klassischen. Das bewusste und achtsame Aufbauen eines heilsamen Wortschatzes ist eine sanfte Korrektur der eigenen Grundhaltung dem Leben gegenüber und in der Folge eine Korrektur der Lebensweise.

Hier werden Wörter zu Medizin. Dieses Heilmittel ist frei von jeglichen nachteiligen Nebenwirkungen und in hohem Maße wirksam. Es ist im wahrsten Sinn des Wortes radikal – es setzt an der Wurzel (lat. „radix") an, an der Grundhaltung eines Menschen.

Der sinnkonforme Wortschatz birgt ein Geheimnis.

Er ist ein weiterer wesentlicher Aspekt des LINGVA ETERNA-Sprach- und Kommunikationskonzepts.

Dabei geht es darum, Inhalt und Form zusammen zu bringen. Dann stimmt das, was wir mit einem Wort benennen, vollständig mit der gedachten Aussage überein. Die Wortbilder sind eindeutig. Im Gegensatz dazu gibt es auch sinnverletzende Aussagen, zum Beispiel: „Ich gehe beim Bäcker vorbei." soll in Wahrheit heißen: „Ich gehe zum Bäcker und kaufe dort ein." Jeder weiß, dass der Sprecher mit einer solchen Aussage genau das meint, obwohl er etwas anderes sagt. Es gibt viele solcher Ausdrucksweisen. Bei genauem Besehen sind sie oft komisch. Im Krankenhaus kann der erstaunte Besucher beispielsweise erfahren, dass die Ärzte ihren Angehörigen verlegt haben – hoffentlich finden sie ihn wieder ...

Das bewusste Entwickeln und Pflegen eines sinnkonformen Wortschatzes ist für eine klare, wertschätzende Kommunikation hilfreich. Die überragende Wirkung dabei geschieht in der Persönlichkeit des Sprechers: Er entwickelt zunehmend eine geistig-seelische Klarheit. Sie zeigt sich in der Ganzheit seines Denkens und Sprechens.

Sinnwidrige Formulierungen lassen sich leicht durch sprachliche Alternativen ersetzen. Auf diese Weise kann jeder Mensch mit seiner Sprache Elemente zusammenbringen, die zusammengehören und vorher getrennt waren. Dies ist ein Wieder-heil-Machen. Da in unserem Denken und Handeln alles miteinander verwoben ist, wirkt dies tief und sanft auf unser Inneres und auf das, was wir in unserem Leben erfahren. Der sinnkonforme Wortschatz hat eine heilsame Wirkung.

Heilung kann überall geschehen

Sie ist Gnade und auch Wirkung unseres eigenen Denkens und Sprechens. Die Sprache spielt dabei eine essenzielle Rolle. Sie war schon ganz im Anbeginn da: Das Johannesevangelium beginnt mit dem Satz: „Im Anfang war das Wort."

Ballast abwerfen – wie die Sprache dabei hilft

Wer sein Leben neu ordnet, tut gut daran, sich auf das Wesentliche zu konzentrieren und Ballast abzuwerfen. Auch hier gibt es eine Wechselwirkung zwischen der Sprache, die ein Mensch spricht, und dem, was er in seinem Leben erfährt.

Gönnen Sie sich die wohltuende Wirkung von kurzen Sätzen.

Der Alltag fordert uns alle heraus. Vielerlei Aufgaben beanspruchen unsere Zeit und Aufmerksamkeit, und die Umstände lassen sich oft nicht so einfach ändern. Jedoch können wir an der Sprache ansetzen. Sie hilft uns dabei, uns wirksam Entlastung zu schaffen. Ich empfehle Ihnen kurze, vollständige Sätze. Es ist einfach, kurze Sätze zu bilden. Die meisten Menschen sind es gewohnt, an jeden Satz ein oder zwei Nebensätze zu hängen. Dementsprechend sind sie es auch gewöhnt, in ihrem Alltag eine Aufgabe an die andere zu hängen und dazwischen kaum zur Ruhe zu kommen. Dann klingen Sätze beispielsweise so: „Ich muss noch meine Tochter anrufen, weil ich ihr sagen will, dass sie mich morgen zum Arzt bringt, weil ich kurzfristig einen Termin bekommen habe.“ Entwirren Sie Ihre Sätze, und Sie werden spürbar Kräfte zurückgewinnen. Mit den kurzen Sätzen ordnet sich die Reihenfolge. Dann heißen die Sätze in diesem Beispiel so: „Ich habe kurzfristig für morgen einen Arzttermin bekommen. Ich rufe meine Tochter an und frage sie, ob sie mich morgen dorthin bringen kann.“

Erlauben Sie sich Sätze ohne Nebensätze. So verteilen Sie Ihre Informationen in kleinere Portionen. Ihre Gesprächspartner können Ihnen dann leichter folgen und machen lieber mit. Und Sie lernen, weniger in einen einzigen Satz zu packen – und letztlich auch weniger in einen einzelnen Tag.

Machen Sie nach jedem Satz eine minimale Pause. Diese entspricht dem Punkt beim Lesen und Schreiben. So kommen Sie auf den Punkt! Pausen sind Wirkzeiten – sie sind keine Löcher! Durch sie kommt das zur Wirkung, was Sie vorher gesagt haben. So sparen Sie Zeit und Kraft. Es genügt, wenn Sie zweimal am Tag für eine halbe Stunde auf Sätze und die minimalen Pausen zwischen den Sätzen achten. Erleben Sie auch hier die Wirkung.

Mit den Füllwörtern Ballast hinter sich lassen

Auch Füllwörter sind ein interessantes Thema in Hinblick auf Be- und Entlastung. Deren gewohnheitsmäßiger Gebrauch entspricht dem Ballast, den Menschen mit sich herumtragen. Das sind Dinge und auch Verhaltensweisen, die ihnen früher einmal gedient haben und die sie jetzt getrost hinter sich lassen dürfen. Dann wird ihr Leben spürbar leichter.

Zu den Füllwörtern gehören „eigentlich“, „vielleicht“, „irgendwie“, „halt“, „quasi“ und andere. Ich greife eines davon heraus, das „eigentlich“. Viele Menschen gebrauchen es gewohnheitsmäßig. Sie sagen: „Eigentlich geht es mir gut.“, „Unsere Wohngegend ist eigentlich recht ruhig.“, „Hast du eigentlich schon eingekauft?“. Viel klarer sind die Sätze ohne das „eigentlich“: „Es geht mir gut.“, „Unsere Wohngegend ist recht ruhig.“, „Hast du schon eingekauft?“

Auf diese Weise gewinnen Sätze an Klarheit – und ebenso der Sprecher. Wer die Füllwörter in seiner Sprache erheblich reduziert, der bereinigt damit noch mehr: Der Ballast in seinem Leben wird wie von alleine weniger. So wird es leicht, sich auf das Wesentliche zu konzentrieren.

Sobald Sie beginnen, auf den Gebrauch der Füllwörter zu achten, werden Sie erkennen, wie häufig sie vorkommen. Damit haben sie bereits den ersten wichtigen Schritt getan. Als Nächstes geht es darum, dass Sie bei sich auf ein erstes Füllwort achten und sprachliche Alternativen ausprobieren. Sobald Sie Lust haben, können Sie auf ein zweites Füllwort achten und auch hierfür Alternativen ausprobieren. Das Zusammenspiel von kurzen Sätzen und einer Sprache mit möglichst wenigen Füllwörtern wird Ihnen im Leben spürbar Entlastung bringen.

Den Augenblick genießen und die Zukunft gestalten

Sprache ist etwas Großartiges! Dabei sind die Wörter gleichsam die Bausteine in unserem Leben, und die Grammatik entspricht dem Bauplan unseres Lebens. Mit einer gezielten Weiterentwicklung der gewohnten Ausdrucksweise können wir jederzeit Korrekturen vornehmen oder auch etwas bestärken und aufrechterhalten. Dieses Wissen befreit und macht Mut.

Der Augenblick ist jetzt

Jeder Augenblick ist kostbar. Es lohnt sich, ihn wahrzunehmen und auszukosten. Das Leben ist immer gerade jetzt, jetzt in diesem Augenblick. Es liegt an uns, wo wir hinblicken und mit welcher inneren Haltung wir etwas oder jemanden ansehen.

Ich empfehle Ihnen einen achtsamen Umgang mit dem Wort „Augenblick“. Menschen gebrauchen es oft achtlos und sagen einfach „Augenblick, bitte!“ Dabei schenken sie dem anderen eben keinen Augen-Blick, sondern sie meinen damit: „Ich habe jetzt keine Zeit für dich. Warte bitte!“ Der achtsame Umgang mit dem Wort „Augenblick“ trägt zu einem achtsamen Umgang mit den Augenblicken des Lebens bei.

Die Gegenwart erleben – das Präsens hilft dabei

Wir häufen oft zu viele Tätigkeiten in eine kurze Zeitspanne. Damit machen wir uns und anderen Druck. Wer in der Gegenwart lebt, ist innerlich frei. Er kann sich ganz dem widmen, was der Augenblick ihm gerade bietet oder auch von ihm fordert. Die Grammatik hilft dabei. Die meisten Menschen gebrauchen das Präsens nicht nur für alles Gegenwärtige, sondern auch für alles Zukünftige. Sie sagen: „Heute mache ich einen Ausflug. Morgen muss ich dann wieder arbeiten und am Nachmittag gehe ich noch zur Krankengymnastik."

Es geht auch anders. Wir können die Gegenwart freiräumen von allem, was in die Zukunft gehört. Dann klingen die gleichen Sätze so: „Heute mache ich einen Ausflug. Morgen werde ich dann wieder arbeiten, und am Nachmittag werde ich noch zur Krankengymnastik gehen." Mit dem bewussten Gebrauch des Präsens an der richtigen Stelle haben wir den Sinn frei für den Ausflug und können ihn umso mehr genießen.

Im Englischen heißt die Gegenwartsform „present tense" und „present" heißt auch „Geschenk". Darin ist viel Weisheit enthalten: Wir sind für den anderen nur dann ein Geschenk, wenn wir mit unserer Aufmerksamkeit ganz im Augenblick sind.

Der Zukunft Zeit geben

So wie das Präsens uns hilft, die Gegenwart zu erleben, so hilft uns das Futur, der Zukunft Zeit zu geben und sie zu strukturieren. Es hilft uns auch, kraftvoll nach vorne zu denken und so unsere Zukunft zu gestalten.

Es ist leicht, das Futur in die Sprache aufzunehmen: Sie können sich beispielsweise abends Gedanken machen, was Sie am nächsten Tag, in den kommenden Wochen oder Monaten alles tun werden. Das Futur erleichtert es, die Zeiten für unsere Vorhaben und Aufgaben gut zu planen und zu strukturieren. Gleichzeitig beruhigt es, denn das damit Benannte liegt in der Zukunft. So gewinnen Sie gefühlte und auch reale

Zeit und können sich, ganz und gar der Gegenwart zu widmen. Das Leben ist immer jetzt.

Mit einer achtsamen Sprache das Leben gestalten

Jedes Wort wirkt und schafft Wirklichkeit. Das, wo wir hindenken und wo wir unseren Gefühlen freien Lauf lassen, wird unsere Zukunft prägen. Unsere individuelle Ausdrucksweise offenbart unser Denken und Fühlen.

Wir können ganz bewusst solche Wörter in unserer Sprache pflegen, die das benennen, was uns angenehm ist und was wir mehr erleben wollen. Das kann ganz vieles sein: lachen, singen, wandern, einladen, Gemeinschaft, Freude, genießen, ausruhen, Mußestunden, Dankbarkeit, Wertschätzung, Wohlwollen usw. Gönnen Sie sich Wörter, die Ihnen guttun. Mit ihnen gestalten Sie Ihr Leben.

Zur Autorin

Mechthild R. von Scheurl-Defersdorf (geb. 1952) ist Sprachwissenschaftlerin und lebt in Erlangen. Sie entwickelte Mitte der neunziger Jahre das LINGVA ETERNA® Sprach- und Kommunikationskonzept und leitet das gleichnamige Institut für bewusste Sprache. Seit 2004 arbeitet sie mit dem Arzt und Neurowissenschaftler Dr. Theodor R. von Stockert zusammen. Sie bietet Ausbildungen sowie Seminare an, führt Inhouse-Schulungen durch, hält Vorträge und schreibt Bücher.

Kontakt und Infos

info@lingva-eterna.de

www.lingva-eterna.de

Weiterführende Literatur der Autorin Mechthild R. von Scheurl-Defersdorf:

„In der Sprache liegt die Kraft. Klar reden, besser leben“; Herder, 2016

„Ich verstehe, was du meinst! Die Kraft der Sprache für ein harmonisches Miteinander“; Herder 2018

„Die Kraft der Sprache, 80 Karten für den alltäglichen Sprachgebrauch“; Lingva Eterna, 11. überarbeitete Auflage 2018

Sterbebegleitung

Natürlich sterben

Im künstlichen Koma durch terminale Sedierung?

Dorothea Mihm

Nachdem ich 1998 die herzchirurgische Intensivstation verlassen hatte, arbeitete ich zehn Jahre in dem damals neu eröffneten Palliative Care Hospital. Seitdem hat sich viel in der Begleitung von sterbenden Menschen verändert.

Vielleicht denken Sie jetzt, dass sich diese doch sehr positiv gewandelt hat? Sicherlich, einerseits! Immerhin wurde der Hospizgedanke immer mehr von der Gesellschaft angenommen. Aber, wo Licht ist, ist auch immer Schatten.

Im Palliative Care Hospital hatten wir im Durchschnitt täglich 15 Patienten zu versorgen. Neben einem hohen Pflegeschlüssel examinierter Palliativ-Care-Pflegekräfte begleiteten zusätzlich zahlreiche ehrenamtliche Hospizbegleiter und Medizinstudenten unsere sterbenden Menschen.

Das Pflege- und Begleitkonzept beruhte auf der Vision der „Mutter der modernen Hospizbewegung und Palliativmedizin“ Cicely Saunders.

Saunders Arbeit auf dem Gebiet der Palliativmedizin ließ die Bedürfnisse sterbenskranker Menschen neu überdenken. Nach ihr galt es, ihnen besonders im sozialen und spirituellen Bereich beizustehen, ihre Lebensqualität zu verbessern, egal, wie lang oder kurz das Leben noch sein würde. Sterben, so Saunders, soll als eine Zeit gesehen werden, die dem Menschen sehr viele Möglichkeiten der Entwicklung bieten kann für seelisches Wachstum und Heilung, bis zum letzten Atemzug. Als Christin lehnte sie Lebensverkürzungen strikt ab.

1998 war es überhaupt nicht geläufig, dass man sterbenden Menschen auf ihrer letzten Lebensstrecke hochdosierte Schlaf- und Beruhigungsmittel verabreichte. Im damals neu eröffneten Palliative Care Hospital begleiteten wir unsere sterbenden Menschen nach diesem Leitgedanken ebenfalls bis zum Schluss. Sie erhielten keine Dauermedikation mit Schlafmitteln, wenn sie sich in der präfinalen Phase befanden, damit sie „ruhiger wurden“. Sie erhielten keine Aufklärung darüber, dass wir in Deutschland passive Sterbehilfe durchführen dürfen im Sinne der terminalen Sedierung. Dies war in dieser Zeit überhaupt noch nicht in den Köpfen der Palliativärzte. Es bedeutete für uns im gesamten Team, dass wir dem Sterbenden, wenn die aktive Sterbephase mit der körperlichen Unruhe begann, einen Menschen zur Seite setzen konnten. So wurde er tatsächlich in dieser schwierigen Phase adäquat begleitet. Unsere Palliativärzte konnten mit entsprechenden Medikamenten, ganz an den Bedürfnissen der von Schmerzen geplagten sterbenden Menschen orientiert, deren Symptome erträglich, bestenfalls schmerzfrei bekommen. Das bedeutete, dass die Patienten teilweise sogar hochdosierte Mengen an Morphin erhielten, aber trotzdem in ihrem Bewusstsein klar und orientiert bleiben konnten. Selbstbestimmt, individuell und vor allem ihrer Würde nicht beraubt, konnten sie ihr Sterben bewusst erleben, bis zum letzten Atemzug.

Was hat sich bis heute verändert? Einerseits gibt es doch viel mehr palliative Angebote, wie Palliativstationen, stationäre Hospize und die SAPVs, (spezialisierte ambulante Palliativ- Versorgungsteams) als noch vor zwanzig Jahren. Andererseits schreitet laut Demographie die Zahl der älteren und alten Menschen weiter voran, und die Pflegekräfte werden rarer. Gleichzeitig steigt die Tendenz in der Pflege, sterbende Menschen vor ihrem Tod künstlich zu narkotisieren, indem sie die terminale Sedierung erhalten.

Seit über zwanzig Jahren arbeite ich in verschiedenen palliativen Dienststellen, stationär im Hospiz und ambulant im SAPV, mit Menschen, die sterben. Deutschlandweit gebe ich Kurse in der spirituellen Sterbebegleitung für Pflegekräfte, Hospizbegleiter, Psychologen, Angehörige und andere am Thema interessierte Menschen. Unendlich viele Gespräche führe ich mit meinen PflegekollegInnen und erfahre von ihnen, dass auch in deren Teams die palliative Sedierung mehr und mehr durchgeführt wird.

Ich konnte vielen Gespräche beiwohnen, wenn der Patient dem Arzt gegenüber seine Angst vor dem Sterben und Ungewissen äußerte und dann als Antwort zu hören bekam, die jeden Sterbenden beruhigt: „Sie brauchen keine Angst zu haben, wir haben da was für Sie. Wir können Ihnen eine kleine Nadel in den Bauch legen, und darüber erhalten Sie dauerhaft Medikamente, die Sie in den Schlaf versetzen, so dass Sie gar nichts mitbekommen müssen.“ Dass eine solche Aussage aus dem Mund eines Arztes, dem man vertraut, seine Wirkung hat, versteht sich von selbst.

Das Ergebnis war und ist sehr einfach: Der sterbende Mensch erhält seine Dauersedierung. Das bedeutet, er bekommt hochdosiert Schlafmittel über eine kleine Nadel zugeführt, die sich im Unterhautfettgewebe befindet; durch eine Dauerpumpe werden die Medikamente zugeführt. Oder er bekommt alle vier bis fünf Stunden die entsprechenden Medikamente, meistens Midazolam (Dormicum) injiziert oder Tavor-Blättchen unter die Zunge gelegt.

Diese Medikamente bewirken, dass die Merkfähigkeit für neue Bewusstseinsinhalte massiv reduziert ist. So können neue Dinge nur noch für ein bis zwei Minuten im Gedächtnis gehalten werden. Das bedeutet, dass dem Sterbenden seine Bewusstseinshelligkeit genommen wird und seine Koordination massiv beeinträchtigt ist. Dies wiederum hat zur Folge, dass der Patient sturzgefährdet ist, somit im Bett fixiert werden muss. Durch diese Bettlägerigkeit atmet er flacher – als Folge davon drohen Lungenentzündungen, die schnell zum Tode führen können. Es können sich schmerzhafte Druckgeschwüre, besonders an den aufliegenden Hautstellen, bilden. Druckgeschwüre verursachen vermehrte Schmerzen, was wiederum zu höherer Morphingabe führt. Es können sich gefährliche Sepsen bilden, die wiederum zu einem schnelleren Tod führen. Eine Spirale, die sich immer weiter nach unten dreht – bis zum Tod im Dauertiefschlaf.

Meines Erachtens wird in diesem Teufelskreis von „Das eine bedingt das andere" – vor allem nach Sicely Saunders Konzept der ganzheitlichen Sterbebegleitung – die psychische und spirituelle Dimension des Sterbens völlig außer Acht gelassen. Liegt ein sterbender Mensch durch die palliative Sedierung wie „betrunken" im Bett, kann er keine bewusste Beziehung mehr zu seinen Angehörigen aufrechthalten. Diese können ihn nicht mehr so begleiten, als wenn er bei klarem Verstand wäre. „Man will den Menschen in seinem Prozess nicht stören" ist oft das vordergründige Argument, warum dann Sterbende in ihrer letzten Lebensphase allein gelassen werden. In dieser besonderen Übergangsphase erfahren sie somit anstelle von Liebe, Mitgefühl, Verbundenheit, Dankbarkeit, Erinnerung an gemeinsame Lebenstage und gemeinsames Gebet im Kreise ihrer Lieben – soziale Isolation und Einsamkeit. Kann man das tatsächlich ein ruhiges, friedliches Sterben nennen?

Im Laufe meiner nunmehr 22 Berufsjahre als Palliative Care-Krankenschwester fällt mir immer wieder auf, dass der sterbende Mensch in der palliativen Sedierung viel früher verstirbt. Man könnte diese Situation vergleichen mit der einer gebärenden Frau, die man, wenn die Wehen beginnen, einfach in den Schlaf versetzen würde. Sie bekäme dann auch nichts mehr von der Geburt ihres Kindes mit. Und das für mich Bedenklichste ist, dass mit der terminalen Sedierung der sterbende Mensch vollkommen unbewusst bei seinem wichtigsten Lebensübergang seiner letzten individuellen Entwicklungsmöglichkeit beraubt wird. Er kann nicht mehr die liebevolle Nähe der geliebten und vertrauten Menschen um sich wahrnehmen. Er kann sich nicht mehr bewusst von seinen Lieben verabschieden oder sich versöhnen. Er hat nicht mehr die Möglichkeit, sich noch intensiver mit seinem Glauben zu verbinden und seine Zuflucht darin zu finden. Seinem Wunsch nach Individualität und Würde wird nicht mehr entsprochen. Ein auf diese Art und Weise sterbender Mensch wird nicht nur von seinen Liebsten seelisch verlassen, auch die Pflege, vor allem die Mundpflege, gestaltet sich dann als eine schnelle und oberflächige Abhandlung. Da vergeht einem Angehörigen schnell das Bedürfnis seinem liebsten Menschen nahe zu sein oder ihn gar küssen zu wollen.

Wesentliche Grundlagen in meiner Ausbildung zur Kursleiterin in basaler Stimulation in der Pflege beruhten auf den allgemein gültigen neurowissenschaftlichen Gesetzmäßigkeiten nach Prof. Dr. med. Lothar

Pickenhain (1). Nach ihm sind diese in jedem Menschen angelegt. Er zeigt auf, dass die für die basale Stimulation so wichtige emotionale Komponente, die menschliche Begegnung, tatsächlich fundamental ist und ihre neurowissenschaftliche Entsprechung hat. Der Trennungsschmerz oder die soziale Isolation ist das Schmerzhafteste, was ein Mensch überhaupt erfahren kann, so Pickenhain. Aber genau das widerfährt einem jeden Menschen, der in einer palliativen Sedierung dahindämmert. Isoliert und vereinsamt, von sich selbst, von seinem Körper als Selbst-Ich und von seiner Umwelt und somit von seinen Liebsten. Selbst die professionellen Begleiter wissen nicht, wie sie einen in tiefe Bewusstlosigkeit versetzten Menschen überhaupt noch erreichen können, mit dem Ergebnis, dass unsere sterbenden Menschen in einer seelisch schmerzhaften Sterbenssituation alleine gelassen werden. Das wird dann gerne von den Palliativmedizinern als ein friedvolles Sterben angeboten. Ein Sterben in völliger Einsamkeit. Ist das tatsächlich ein friedliches Sterben?

Buddhistische Sterbebegleitung

Heute soll ich zum ersten Mal Herrn A., einen jungen, krebskranken Mann versorgen. Das ist alles nicht so einfach, weil die Metastasen mittlerweile in sein Rückenmark gekrochen sind und langsam schleichende Lähmungen an allen Extremitäten verursachen. Er kann weder Arme noch Beine bewegen, hat keine Kontrolle mehr über seinen Rumpf. Aber eines an ihm ist vollkommen intakt: sein Geist. Da er zusätzlich starke Schluckbeschwerden hat, wird er über eine Magensonde ernährt.

Ich kenne den jungen Mann nur von den Dokumentationen der Übergaben her. Über sein Schicksal lese ich in den Akten: Herr A., geboren 1974, Vater Alkoholiker, Mutter Prostituierte und später tablettenabhängig – überwiegend durch die Großmutter großgezogen, Einzelkind, unerwünscht. Schon in frühen Jahren nahm er Drogen, hat weder Schul- noch Berufsausbildung – von Beruf Stricher. Er verdiente sich sein Geld für Drogen, indem er sich sexuell verkaufte. Einige Male kam er wegen Drogenbesitz in Untersuchungshaft, wurde aber wegen guter Führung auf Bewährung freigelassen. Vor anderthalb Jahren sammelte ihn ein Krankenwagen von der Straße auf. Er wurde in Unterwäsche vorgefunden, seiner Kleider beraubt.

Mit einer schweren Lungenentzündung wurde Herr A. ins Krankenhaus eingewiesen. Bei der Routineuntersuchung wurde herausgefunden, dass er an AIDS erkrankt ist und sich inoperable bösartige Tumore in seinem Lungengewebe eingenistet hatten. Metastasierung in die Nachbarorgane hatte stattgefunden. Keine Chance auf Heilung.

Herr A. lehnte außer palliativer Behandlung jede medizinische Therapie ab. Er wusste, dass es nun so weit war und der letzte Lebensabschnitt angefangen hatte. Er hatte einen sehr wachen Geist, war sehr intelligent und er verfügte über eine enorme Menschenkenntnis.

Als ich ihn an jenem Morgen auffand, lag er in seinen eigenen Exkrementen. Freundlich und locker betrat ich sein Zimmer und machte ihn dieses Mal nur frisch. Einige Zeit später war es dann soweit, dass ich Herrn A. voll versorgte. Ich nahm mir für ihn sehr viel Zeit. Die brauchten wir auch. Um ihn verstehen zu können, musste ich ihm von den Lippen ablesen können. Alle Erklärungen, ihn zur Mobilisation zu überzeugen, um damit seine noch vorhandenen Ressourcen auszuschöpfen, das alles brauchte viel Geduld. Irgendwann fragte er mich, warum ich mich so sehr bemühe, ihn zur Mobilisation zu überreden, er sterbe doch ohnehin. Auf der anderen Seite war mir aufgefallen, dass er sehr genau darauf achtete, genügend flüssige Nahrung zu erhalten, damit er wieder zu Kräften kommen konnte.

In so einem Zwiespalt habe ich schon viele Patienten begleitet und komme mittlerweile zu der Überzeugung, dass es für jeden Menschen einfach eine Zeit dauert, den schmerzvollen „Bardo des Sterbens“ (Zwischenzustand, aus dem tibetischen Buddhismus) anzuerkennen, egal wie es auch immer um die Krankheit steht. Der Tibetische Buddhismus meint mit „Bardo“ allgemein die Phase zwischen einem Leben und dem nächsten Leben – die Zeitspanne zwischen Tod und Wiedergeburt. Dazu gehört auch der Zwischenzustand des Sterbens.

Mit viel Intuition und Feingefühl begann ich ihn zu versorgen. Beim Trocknen des Gesichtes bekamen wir ein erstes Mal einen intensiven Blickkontakt. Seine strahlend blauen Augen, so klar und offen. Ein Augenblick ohne Grenzen, sich im Nichts begegnen.

Nun bot ich ihm eine sanfte Massage mit duftendem Körperöl an. Dankend nahm er an. Er fühlte seinen Körper und nahm die Berührungen wahr. Ich begann mit einer somatischen Einreibung, wortlos stimmte ich mich auf seinen Atemrhythmus ein, wie in einem Fluss cremte ich seine dünnen Beine und Hände ein. Herr A. lehnte sich vertrauensvoll in seine Kissen zurück und genoss sichtlich die Behandlung. Nachdem die Pflege geschehen war, verabschiedete ich mich von ihm.

Einige Zeit später, es war an einem Samstagvormittag. Ich saß in meiner täglichen Meditationspraxis zu Hause, und auf einmal kam mir Herr A. in den Sinn und mit ihm eine Idee: Ich werde ihn heute einfach fragen, ob er interessiert ist, dass ich ihm von dem tibetischen Wissen über die Kunst des Sterbens erzähle. Mit diesem Vorsatz betrat ich sein Zimmer und fragte ihn, ob ich ihn etwas fragen dürfe. Er schaute mich an und nickte. Nachdem ich meine Frage gestellt hatte, bat er mich, so schnell wie möglich damit zu beginnen. Also traf ich Vorbereitungen, dass niemand das Krankenzimmer betrat, wir also ungestört sein konnten. Ich begann zu erzählen. Er hörte mir mit offenen Ohren und offenem Herzen gespannt zu, stellte oft Fragen, wenn er etwas nicht verstand. Hin und wieder rannen ihm Tränen übers Gesicht. Ich ließ alles geschehen, ohne irgendwie einzugreifen oder nachzufragen.

Ich schaute einem sterbenden, jungen Menschen in das Antlitz und sprach mit ihm über seine Reise durch sein Sterben, über die Auflösung der Elemente und wie es sich anfühlt. Ich erklärte ihm die inneren Erfahrungen, die ein Sterbender wahrnehmen kann, und vor allem, was man tun kann, damit man von dieser gänzlich neuen Lebenssituation nicht hinweggeschwemmt wird. Alles ist vollkommen natürlich. Es erscheine nur immer so bedrohlich, weil man es nicht kennt, was in diesen Augenblicken geschieht.

Flüssig sprudelten die Worte über meine Lippen, während ich ihm die Hand hielt. Und er hörte gespannt und aufmerksam zu. Viele Zwischenfragen stellte er, und zuletzt kam die Frage, ob ich während seines Sterbens anwesend sein könne. Er wünschte sich, dass ich ihn genauso begleiten möge.

Nach diesem Wochenende hatte ich eine Woche frei und ging anschließend in die Nachtwache. Ich dachte eigentlich, dass Herr A. schon längst verstorben sei. Bei der Übergabe erfuhr ich, dass er noch lebte: noch schwächer, im Wachkoma, sterbend. Er konnte keine Nahrung mehr bei sich halten. Ein Schleier von Totenstille umgab den noch atmenden Körper. Eine Duftlampe mit einer brennenden Kerze war aufgestellt. Das Aromaöl für Sterbende überdeckte die üblen Gerüche im Raum. So fand ich Herrn A. vor. Ich stellte mich wie immer vor, auch wenn er es scheinbar nicht mitbekam. Und ich nahm mir, nachdem ich den Rest der Station im Griff hatte, Zeit für ihn. Wie vereinbart, erinnerte ich ihn an seine Reise durch die Elemente, an seine Auflösung. Deutlich konnte ich erkennen, welches Element sich gerade auflöste. Mit sanfter Stimme erinnerte ich ihn daran. Wie von ihm gewünscht, spritzte ich ihm kein Betäubungsmittel. Er wollte den Prozess so bewusst wie möglich erfahren können.

Nachdem ich seinen Körper auf die rechte Seite gelegt hatte, ließ ich keine körperliche Berührung mehr entstehen. Ich wollte ihn nicht mehr durch Körperkontakt im Sterbeprozess stören. Und sein Bewusstsein konnte sich voll und ungestört dem Sterben hingeben.

Und dann ging alles rasend schnell. Ich saß an seinem Bett und rezitiere immer wieder bestimmte buddhistische Heil-Mantren – bis Herr A. das letzte Mal ausatmete. Noch einige Stunden ließ ich den Körper so liegen, wie er verlassen wurde, erst dann versorgte ich den leblosen Körper. Wobei ich die berührende Konfrontation so schnell wie möglich vonstatten gehen ließ, damit das austretende Bewusstsein so ungestört wie nur möglich sein konnte.

Anschließend las ich ihm aus dem tibetischen Totenbuch laut vor, so wie er es sich gewünscht hatte.

Zur Autorin

Dorothea Mihm (geb. 1958) lebt in Frankfurt a. Main. Sie ist u. a. Krankenschwester, Palliative Care Krankenschwester, Dozentin, Praxisanleiterin, Kursleiterin „Basale Stimulation in der Pflege und Sterbebegleitung", Spirituell Care Mitarbeiterin im SAPV Hochtaunus und Heilpraktikerin mit eigener Praxis. Sie verfügt über langjährige praktische Erfahrung in der Begleitung Sterbender auf Intensivstationen, Palliativstationen, im Hospiz und zu Hause, sowie im Umgang mit deren Angehörigen. Langjährige Studien, Einweisungen, Erklärungen und Ermächtigungen im Tibetischen Totenbuch, der Kunst des Lebens, Sterbens, Todes und Nachtodes erhielt sie durch ihre spirituellen Meister: Yodzin Lopön Tenzin Namdak Rinpoche und Khenpo Tenpa Yungdrung Rinpoche.

Kontakt und Infos

www.praxis-adarsha.de www.basale-stimulation-lernen.de

Weiterführende Literatur

(1) Pickenhain Lothar: Basale Stimulation: Neurowissenschaftliche Grundlagen, 2. Aufl. 2000

Bücher der Autorin

Mihm, Dorothee: „Mit dem Sterben leben“; „Die sieben Geheimnisse guten Sterbens“; „Anleitung zum guten Sterben“

CDs der Autorin

Mihm, Dorothee: „Reise ins klare Licht“; „Wege aus dem Schmerz“; „Die drei Herzmantren aus dem Bön Buddhismus“

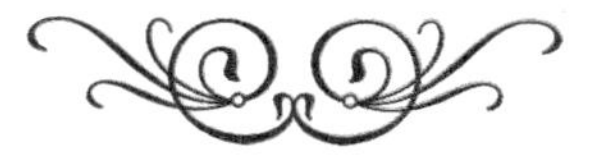

Leben mit dem Tod

Naturheilkundliche Pflege und Sterbebegleitung

Kristin Peters

Wild- und Heilpflanzen stehen im Zentrum meiner Arbeit. Dabei fühle ich mich sowohl in der modernen Pflanzenheilkunde als auch in der Klostermedizin der Hildegard von Bingen zuhause. Von Anfang an faszinierte es mich, dass es für jede Lebenslage Unterstützung aus der Natur gibt. Ganzheitliche Anwendungen bedürfen einer zuwendenden

Aufmerksamkeit und sind dadurch oftmals ein wenig aufwändiger. Meiner Erfahrung nach ist es genau diese achtsame Unterstützung, nach der sich der bedürftige Mensch sehnt.

Damit ich meine Kenntnisse tatsächlich für jede Situation zur Verfügung stellen kann, wollte ich mehr über das Kranksein, das Lebensende und das Sterben erfahren. So absolvierte ich eine Ausbildung zur Sterbe- und Trauerbegleiterin und war für einige Jahre in diesem Bereich ehrenamtlich tätig. Noch immer bin ich zutiefst dankbar für die Begegnungen und Begleitungen in dieser Zeit. Ich bleibe der Hospizarbeit weiterhin hilfreich verbunden. In der eigenen Familie war und bin ich ebenfalls mit dem Thema auf das Engste konfrontiert. Auch meine Ausbildung und andauernde Tätigkeit im Bereich der Pflege Hochbetagter schenkt mir eindrückliche Einsichten und vertieft mein Wissen auf dem Gebiet der naturheilkundlichen Pflege und Sterbebegleitung. Dazu habe ich über die Jahre viel Material und Erfahrung gesammelt, die ich in Weiterbildungen für pflegende Angehörige, Einrichtungen der Altenpflege, Hospize und Hospizdienste usw. praxisnah weitergeben darf und in einem Buch zur naturheilkundlichen Sterbebegleitung zusammenfassen konnte.

Zuwendung für Kranke und Sterbende

Aus der Arbeit für das Hospiz, im Trauercafé, für Pflegeeinrichtungen und in persönlichen Beratungen entwickelte sich bei mir das drängende Anliegen, das Kranksein und Sterben zu erleichtern und Lücken in der Versorgung zu schließen. Wenn es sich dabei um zuwendende und ganzheitliche Methoden handelt, kann das Wohlbefinden der betroffenen Menschen mit einfachen und praktischen Anwendungen nachhaltig unterstützt und verbessert werden. Befindlichkeitsstörungen können gelindert oder behoben werden. Dafür stehen großartige Heilpflanzen und ganzheitliche Heilmittel zur Verfügung.

Beispielsweise ist Frieren ein häufiges Symptom schwerkranker und sterbender Menschen, das sehr zermürbend sein kann. Durch die Schwächung des gesamten Organismus, die verminderte Durchblutung, der Wegfall von Unterhautfettgewebe oder die Übermüdung ist der Wärmehaushalt gestört, und Energiereserven fehlen. Verspannungen, Krämpfe und zusätzliche Schmerzen können als Folgeerscheinungen auftreten. Dafür ist Beifuß eine hilfreiche Heilpflanze. Sie kann für durchwärmende, entkrampfende und schlaffördernde Tees oder Fuß- und Vollbäder genutzt werden.

Das Beifußöl eignet sich für wohlig wärmende und entspannende Einreibungen und Massagen. Als Gewürz in Suppen und Eintöpfen fördert der Beifuß nicht nur die Verdauung, sondern unterstützt ein anhaltendes Wärmegefühl.

Sich einem Menschen zuzuwenden, der unheilbar krank ist, erfordert Mut und die Fähigkeit, sich selbst zurückzunehmen. Es macht durchaus Angst, der Verzweiflung, dem Schmerz, der Wut und der Trauer zu begegnen. Wenn es einem gelingt, sich seiner Angst bewusst zu sein und sich dennoch des Kranken anzunehmen, dann ist das unterstützende Fürsorge. Das größte Geschenk, das ich geben kann, ist das Aushalten – einfach nur da zu sein mit offenem Herzen. Den Menschen mit seiner Krankheit, seinen Emotionen und seinem Sterben anzuerkennen. Hildegard von Bingen forderte schon vor über 800 Jahren eindringlich Barmherzigkeit in der Begegnung mit Bedürftigen. Nur ist das ganz und gar nicht einfach. Erst recht nicht, wenn es sich um einen geliebten Menschen handelt. Relativ schnell zeigt sich bei den begleitenden Personen die eigene Hilflosigkeit, die es zu fühlen und auszuhalten gilt.

Wenn das Sterben ins Leben tritt

Der Tod kann neben der schmerzlichen auch eine schöne Seite haben. Wenn ein Mensch diese Welt verlässt, verbinden wir damit zunächst Krankheit, Leid, Verzweiflung, Qual und Trauer. Das zu Recht. Es ist bitterlich, einen Menschen sterben zu sehen. Es ist traurig, das geliebte Leben hinter sich zu lassen und Freunde oder Angehörige zu verabschieden.

Tritt das Sterben ins Leben, ist es meistens ein Schock. Jedoch gelingt es Familien und Freunden, näher zusammenzurücken, füreinander da zu sein und gemeinsam diese Herausforderung anzugehen. Die Sterbenden können sich auf ihre vertrauten Menschen verlassen. Sie werden der Liebe gewahr, manchmal das erste Mal in ihrem Leben. Etliche sind aus tiefstem Herzen dankbar für Trost und Geborgenheit, die ihnen entgegengebracht werden. Ab und an können sie es kaum fassen. Der Tod ist in der Lage, Menschlichkeit wachsen zu lassen und überwältigende Gefühle hervorzubringen.

Es ist einer der intimsten Momente, wenn ein Mensch sein Dasein hinter sich lässt und seinen letzten Atemzug macht. Große Verbundenheit empfinde ich, wenn ich den Augenblick des Sterbens erleben darf. Ich habe begriffen, dass der Tod nicht zwingend grausam ist. Natürlich fließen die Tränen, und das Herz ist wund. Jedoch zu sehen, wie der Sterbende langsam Vertrauen fasst, ruhiger wird und sich hingeben kann, ist beeindruckend. Die Erinnerung an das friedliche Hinübergleiten und die besondere Atmosphäre trösten mich. Ich weiß, dass nicht alle Menschen auf diese versöhnliche Weise heimgehen. Doch scheint es möglich. Ich wünsche mir, mit meinem Tun dazu beitragen zu dürfen.

Gegen das Alleinsein

Beginnt das Leben auf der Erde, ist es für uns selbstverständlich, in der vorgeburtlichen Zeit, während der Geburt und in den ersten Jahren mit Liebe und Zuwendung zur Seite zu stehen. Es wäre ein großer Schritt, wenn es uns gelingen würde, das Dahinscheiden aus dem Leben mit der gleichen Gewissheit begleiten zu können. Denn das ist zurzeit die größte Sorge von Kranken und Sterbenden: allein zu sein.

Durch meine Tätigkeit in der Sterbe- und Trauerbegleitung konnte ich wundervollen Menschen begegnen. Sie sind bereit, sich um diejenigen zu kümmern, von denen sich die anderen abwenden. Die Erkrankten werden „austherapiert" entlassen. Sie hören: „Wir können nichts mehr für Sie tun." Plötzlich sind sie mehr oder weniger mit ihrer unermesslichen Not allein. Genau in dieser Lage möchte und sollte kein Mensch verlassen sein. Deshalb ist es so bedeutend, Geborgenheit zu schaffen und mit Ruhe und Zeit Begegnungen zu ermöglichen.

Jeder Mensch ist anders und auch jedes Sterben. Aus diesem Grund sind das ehrliche und aufmerksame In-Kontakt-Treten und das Erfragen der individuellen Bedürfnisse grundlegend. Krankheit und Sterben bringen eine der schönsten Fähigkeiten des Menschen zum Ausdruck: seine Hinwendung zum Bedürftigen. Eine der größten Volksbewegungen ist die Hospizbewegung. Menschlichem Engagement haben wir es zu verdanken, dass die Kranken und Sterbenden nicht mehr allein sein müssen. Das gesellschaftliche Tabu wurde aufgebrochen, und die Lage von bedürftigen Menschen verbessert sich Schritt für Schritt. Eine moderne Gesellschaft muss sich daran messen lassen, wie sie sich um die Menschen sorgt, die auf Hilfe angewiesen sind.

Vorbereitungen treffen

Mit meinem Schreiben und meiner Arbeit möchte ich auch darauf aufmerksam machen, wie wichtig es ist, sich frühzeitig und verantwortungsvoll mit Krankheit, Sterben und dem Einfluss über den eigenen Tod hinaus auseinanderzusetzen. Die angenehmen und verbindenden Seiten von Bedürftigkeit und Abschied kommen sicher eher zum Tragen, wenn es uns gelingt, rechtzeitig und bewusst Einfluss zu nehmen. Es sollte wieder eine Selbstverständlichkeit sein, dass Alt- und Krankwerden sowie Sterben unabdingbar zum Leben gehören. Schließen wir den Tod in das Leben ein, können wir Entscheidungen treffen, Regelungen einleiten und finanzielle Vorsorge veranlassen. Gespräche in der Familie und im Freundeskreis können selbstverständlicher geführt werden.

Wir sollten unseren Angehörigen nicht schwerste Entscheidungen aufbürden, denen wir bisher aus dem Weg gegangen sind – nicht zu vergessen, dass einige Menschen keine Angehörigen haben. Wenn sie sich nicht rechtzeitig wichtigen Belangen widmen, werden es fremde Menschen für sie anordnen. Zudem gibt es einen fast unüberschaubaren Wust an Bürokratie, Aufgaben, Recherchen, Entscheidungen usw., die Angehörige und begleitende Personen zu meistern haben. Wir sollten ihnen abnehmen, was wir im Vorfeld von Krankheit und Alter bewegen können. Umso mehr Zeit bleibt zum Leben und zum Abschiednehmen.

Ich wünsche mir, dass wir dem Tod ins Auge blicken, wenn er noch ganz weit von uns entfernt scheint, als einzelner Mensch und auch als Gesellschaft. Es freut mich, wenn das Stigma von Krankheit und Sterben einer herzlichen Aufnahme in unserer Mitte weichen wird. Mein Ratgeber möchte mit Hilfe der Pflanzenheilkunde ganzheitliche Unterstützung auf diesem Weg sein.

Der Wunsch nach einer naturheilkundlichen Begleitung im Leben ist enorm gestiegen. Immer mehr Menschen wenden sich bei Krankheit und Befindlichkeitsstörung der Naturheilkunde zu oder suchen nach gesundheitsfördernden Hilfestellungen, um den alltäglichen Anforderungen unseres heutigen Lebens gewachsen zu sein. So ist es nur konsequent, dass naturheilkundliches Geleit auch im Sterben und in der Trauer nachgefragt wird.

In meinem Ratgeber „Naturheilkundliche Sterbebegleitung“ habe ich pflanzenheilkundliche Anwendungen zusammengefasst, die für häufig vorkommende Herausforderungen Möglichkeiten der Pflege und des Beistandes parat halten. Vorrangig richtet sich der Ratgeber an Angehörige, begleitende Personen und medizinisches Personal, die Menschen in der letzten Phase des Lebens zu Hause umsorgen. Darüber hinaus kann er von Pflegenden in Hospizen, Palliativstationen, Krankenhäusern, ambulanten Pflegediensten und Pflegeeinrichtungen genutzt werden. Natürlich finden Angehörige auch dann noch wertvolle Hinweise, wenn der geliebte Mensch nicht zu Hause sterben kann. Und der Betroffene selbst kann sich Ideen zur Förderung des Wohlbefindens holen.

Wird dem Schwerstkranken bzw. seinen Angehörigen verdeutlicht, dass keine medizinische Heilung mehr zu erwarten ist, dann beginnt die Sterbephase, die unterschiedlich lang sein kann, von Tagen bis Monaten. Dieses Buch widmet sich diesem Prozess von Beginn an bis zum

Tod. Ein Mensch, der derartig erkrankt ist, dass er sterben wird, hat besondere Bedürfnisse in jeglicher Beziehung.

Um die wertvolle und letzte Zeit des Lebens so angenehm wie möglich gestalten zu können, werden zunächst Wege aufgezeigt, die häusliche Umgebung an die Erfordernisse des sterbenden Menschen anzupassen. Durch die Krankheit, Medikamente oder das Sterben selbst werden körperliche Symptome ausgelöst wie erschwerte Atmung, Verdauungsbeschwerden, Schmerzen, auftretende Schwäche und Müdigkeit. Dazu sind in den einzelnen Kapiteln therapeutische Maßnahmen zusammengetragen, die sanft unterstützen und lindern.

So kann z. B. ein morgendliches Fußbad eine angenehme Art sein, wach zu werden, den Verdauungstrakt in Schwung zu bringen und den Tag zu beginnen. Der Zusatz von ätherischem Salbei- oder Zitronenöl regt die Ausscheidung an. Oder die atemstimulierende Einreibung hat eine mehrfach nachgewiesene therapeutische und das Wohlbefinden steigernde Wirkung. Sie ist leicht erlern- und durchführbar, fördert die Atmung, verbessert die Vertiefung der Atmung, die Entspannung und das Einschlafen, wirkt beruhigend und orientierend. Die atemstimulierende Einreibung ist eine wohltuende Anwendung zur Vorbeugung von Lungenentzündung und anderen Erkrankungen der Atemwege, die häufig bei geschwächten Personen auftreten.

Eine einfache schmerzlindernde Maßnahme ist die Verwendung von Dinkel- und Heublumenkissen. Im Ofen oder Wasserbad erhitzt, wirken sie entspannend, deutlich schmerzlindernd und entkrampfend. Sie erwärmen und durchbluten das Gewebe. Zudem sind sie einfach in der Anwendung und auch durch den Geruch wohltuend.

Ein ebenso nicht zu unterschätzendes Stärkungsmittel bei Schwäche ist die selbst gekochte Hühnersuppe aus einem frischen Suppenhuhn. Über viele Jahrhunderte, wenn nicht gar Jahrtausende, ist dieses Essen ein bewährtes und beliebtes Heilmittel und vielen Menschen als kräftigende Mahlzeit bekannt. Sie hält Leib und Seele zusammen, stärkt den gesamten Organismus und schenkt Energie.

Des Weiteren bezieht das Buch Anregungen ein, den Kontakt zu halten, auch wenn die Sprachen versagt, sich dem schwierigen Thema des Abschiednehmens zu stellen und der Berührung in der Begleitung Raum zu geben. Überhaupt ist die geistig-seelische Pflege unabdingbar in einer ganzheitlichen Betreuung.

Schließlich wurden auch Anregungen aufgenommen, wie Angehörige in dieser Zeit für sich selbst sorgen können. Abgerundet wird dieser Ratgeber mit den notwendigen bürokratischen Regelungen, der medizinischen Versorgung, hilfreichen Adressen und weiterführender Literatur.

Zur Autorin

Dr. Kristin Peters ist Diplom-Agraringenieurin und promovierte Agrarwissenschaftlerin. Nach einigen Jahren Arbeitserfahrung in der Entwicklungshilfe und als Wissenschaftlerin sowie Dozentin an der Hochschule spezialisierte sie sich auf Pflanzenheilkunde und ist als Autorin tätig.

Kontakt und Infos

post@kristin-peters.de www.kristin-peters.de

Weiterführende Literatur der Autorin

Peters, Kristin: Naturheilkundliche Sterbebegleitung, KVC- Verlag, 2018

Peters, Kristin: Heilpflanzen in Berlin, emons Verlag, 2018

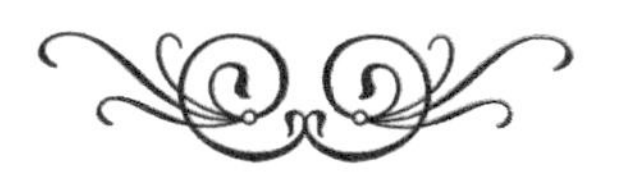

Strahlentherapie

Heilung durch Licht

Was Sie über Strahlentherapie wissen sollten

Andreas Schuck

Seit vielen Jahren bin ich als Strahlentherapeut tätig, ein Beruf, der mit der Begegnung von vielen kranken Menschen und deren Schicksal verbunden ist. Vor Jahren kam eine jüngere Patientin zu mir, bei der eine Bestrahlung der Brust unumgänglich war. Nach einigen Therapietagen kam sie glücklich auf mich zu und meinte: „Wissen Sie, ich habe gelesen, dass die Strahlentherapie, die Sie machen, eine Therapie mit Licht ist. Seitdem ich das weiß, kann ich viel besser damit umgehen." Die Patientin konnte die Behandlung motiviert und ohne Pausen komplettieren – sie hat sie gut vertragen.

Und tatsächlich, es ist richtig: Bei dieser Therapie werden Lichtwellen mit einer hohen Energie eingesetzt, um die Tumorerkrankung zu besiegen. Dass Licht sich günstig auf den Körper auswirkt, kann man sich ja auch gut vorstellen.

Aber wie funktioniert das eigentlich, warum sollten die Tumorzellen auf Lichtwellen reagieren?

Nun: Lichtwellen sind pure Energie, und die Kunst in der Strahlentherapie ist es, diese Energie gebündelt an den Tumor zu bringen, damit sie dort wirken kann. Gelangt diese Energie in die Tumorzellen, dann wirkt sie direkt an der Erbinformation einer Tumorzelle, an der sogenannten DNA. Man kann sich das so vorstellen wie die Festplatte eines Computers. Genau wie diese alle Funktionen des Rechners steuert, so steuert die Erbinformation alle Funktionen in einer Zelle, die ja ein komplexer Organismus ist. In der DNA ist zum Beispiel kodiert, wie in der Zelle Energie produziert wird, wie lebenswichtige Eiweiße gebildet werden, wie Stoffe aus der Zelle aus- und eingeschleust werden können. Die DNA selbst ist aufgebaut wie eine lange verknäulte Strickleiter. Die Lichtenergie führt dazu, dass diese Strickleiter an vielen Stellen bricht. Wenn viele solche Bruchstellen auftreten, ist das wie ein Crash auf der Festplatte des Computers: Die Zelle kann den Code für ihre lebenswichtigen Funktionen nicht mehr ablesen, sie versinkt im Chaos und stirbt ab. Die tote Tumorzelle wird vom Immunsystem des Körpers erkannt, von Enzymen in Einzelteile zerlegt und über das Blut abtransportiert.

Es gibt viele Situationen, in denen ein Tumor so umschrieben ist, dass man bei einer Strahlenbehandlung fast ausschließlich Tumorzellen im Behandlungsgebiet hat, weil der Tumor das gesunde Gewebe weitgehend verdrängt. Die Lichtenergie trifft fast nur Tumorzellen, und diese sterben ab. Das ist ja nach dem oben Gesagten klar.

Was passiert hingegen, wenn eine Geschwulst in gesundes Gewebe einwächst und damit gar nicht so eindeutig abgrenzbar ist? Oder aber, wenn der Tumor bereits herausoperiert wurde und nur vorbeugend bestrahlt wird in einem Gebiet, wo ja kaum noch Krebszellen sind, sondern vor allem gesundes Gewebe? Funktioniert die Behandlung auch dann?

Das tut sie. Und das hat etwas damit zu tun, dass Tumorzellen zwar oft rasch und aggressiv wachsen, aber im Grunde defekte Zellen sind. Durch das rasche Wachstum entstehen in solchen Zellen durch die Strahlung zum einen viel mehr Bruchstellen in der DNA als in gesunden Zellen, denn diese Brüche treten ganz besonders in den Wachstumsphasen auf. Zum anderen aber haben die defekten Tumorzellen, im

Gegensatz zu gesunden Zellen, kaum eine Möglichkeit, eine solche Bruchstelle zu reparieren. In unseren gesunden Zellen gibt es eine Art Polizei, die ständig überprüft, ob solche Bruchstellen entstehen. Wenn das der Fall ist, werden sie repariert. Das passiert innerhalb von sechs Stunden nach der Bestrahlung. Diese Fähigkeit hat die Tumorzelle nicht oder nur in geringem Maße. Sie kann sich damit von einer Strahlenwirkung nicht erholen.

Und das ist auch der Grund, warum in den meisten Fällen die Therapie nicht auf einen Schlag, sondern in kleinen Portionen erfolgt, also zum Beispiel fünf Mal pro Woche über vier Wochen. Ist eine gesunde Zelle im Behandlungsbereich, bekommt sie am ersten Behandlungstag durch die Lichtenergie eine geringe Veränderung an der DNA, diese wird von der „Zellpolizei" erkannt und repariert. Am nächsten Tag, wenn die nächste Behandlung durchgeführt wird, ist die gesunde Zelle wieder weitestgehend regeneriert. Die Tumorzelle hingegen bekommt am ersten Tag stärkere Schäden an der DNA (weil sie ja schnell wächst, s. o.), sie kann sich bis zum nächsten Bestrahlungstag nicht oder nur sehr gering regenerieren, bekommt dann den nächsten Schlag ab usw. Es ist nur eine Frage der Zeit, bis die Tumorzelle im Gegensatz zu gesunden Zellen nicht mehr funktionsfähig ist und abstirbt. Ziel erreicht!

Eine Sache ist bei der Strahlenbehandlung klar: Es ist eine lokale Behandlung, ähnlich wie bei der Operation, und sie wirkt nur dort, wo sie hinkommt. An diesem Ort wirkt sie sehr gut und intensiv. Das bietet Chancen, zeigt aber auch Grenzen für die Therapie auf:

Wenn ein Tumor auf eine Stelle oder eine Region begrenzt ist, trägt die Strahlentherapie oft maßgeblich zur Heilung bei. Ist der Tumor nicht entfernt, zerstört die Bestrahlung die Tumorzellen vor Ort und ermöglicht die vollständige Eliminierung der Erkrankung. Ein typisches Beispiel dafür ist das Prostatakarzinom, bei dem die Bestrahlung so effektiv ist wie die Operation.

Ist der Tumor bereits entfernt worden, kann durch eine Bestrahlung des Tumorbetts eine Zerstörung verbliebener Tumorzellen erfolgen. Das Risiko eines lokalen Wiederauftretens der Erkrankung wird dadurch wesentlich gesenkt. Ein typisches Beispiel dafür ist der Brustkrebs, wo nach einer brusterhaltenden Operation fast immer eine Nachbestrahlung der betroffenen Brust durchgeführt wird. Die Bestrahlung hat damit einen großen Anteil an der Chance auf eine komplette Ausheilung der Erkrankung.

Sollte eine Streuung an wenigen Stellen aufgetreten sein, wird zunehmend eine Bestrahlung (oder auch Operation) dieser Stellen durchgeführt. Durch die Kontrolle der Tumorerkrankung nicht nur an seiner Ursprungsstelle, sondern auch an den wenigen Absiedlungen kann der Gesamtverlauf der Erkrankung oft positiv beeinflusst und evtl. eine vollständige Ausheilung der Erkrankung erzielt werden.

Liegt eine ausgedehntere Streuung vor, kann die Bestrahlung aber auch sehr hilfreich sein. Die ganze Erkrankung muss normalerweise durch eine Immun- oder Chemotherapie kontrolliert werden. Beschwerden aber, die von einzelnen Metastasen ausgehen, zum Beispiel Schmerzen an Knochen, können durch eine relativ milde Behandlung maßgeblich gelindert werden. Und tatsächlich ist es eine eindrucksvolle Erfahrung, wenn Patienten schmerzgeplagt zu uns kommen und nach der Therapie sich wieder schmerzbefreit ohne Einschränkungen bewegen können.

Es gibt also ein ganzes Spektrum von Situationen, in denen die Therapie mit Lichtwellen wirksam und sehr hilfreich ist. Aber nun haben Betroffene ja normalerweise keine Angst vor der Wirksamkeit der Bestrahlung, sondern vor allem vor den Nebenwirkungen. Wie verhält es sich damit?

Nebenwirkungen bei der Bestrahlung können in der Region auftreten, an der die Therapie eingesetzt wird. Wird zum Beispiel eine Behandlung an der Lunge durchgeführt, können Nebenwirkungen von Organen im Brustkorb auftreten. Typisch ist dabei beispielsweise das Auftreten von vorübergehenden Schluckbeschwerden, weil sich die angrenzende Speiseröhre entzünden kann. Ob diese Nebenwirkungen eine Belastung für die Betroffenen darstellen oder nicht, ist immer von der individuellen Therapiesituation abhängig und muss im Gespräch mit dem behandelnden Arzt geklärt werden. Tatsache ist jedoch, dass viele Patienten berichten, wie überrascht sie waren, die Strahlentherapie so gut vertragen zu haben.

Das liegt vor allem daran, dass es in den letzten zehn bis fünfzehn Jahren erhebliche Verbesserungen in der Strahlentherapie gegeben hat, die sowohl zu einer größeren Wirksamkeit wie auch zu einer verstärkten Reduktion der Nebenwirkungen führen. Ich selbst bin seit 1994 in der Strahlentherapie tätig, und die Weiterentwicklung seitdem ist atemberaubend. Man kann die Therapien damals und heute nicht mehr miteinander vergleichen, der Fachbereich und damit die Betroffenen profitieren enorm von dieser technischen Entwicklung, die eine wesentlich gezieltere und damit verträglichere Behandlung möglich macht.

Die Diagnose einer Tumorerkrankung ist immer ein enormer Einschnitt, und jede Therapie, die notwendig wird, wirft neue Fragen und Befürchtungen auf. Die Strahlentherapie spielt bei der onkologischen Behandlung eine große Rolle, und sie ist zum Glück meist besser als ihr Ruf, unter anderem, weil sich die Therapie so stark weiterentwickelt hat. Die

Strahlenbehandlung sollte deshalb keine Bedrohung sein, sondern, um im Sinne der eingangs erwähnten Patientin zu sprechen: ein Licht am Horizont.

Zum Autor

Prof. Dr. med. Andreas Schuck (geb. 1965) wohnt in Ingolstadt. Er ist Direktor des Instituts für Strahlentherapie und Radiologische Onkologie am Klinikum Ingolstadt.

Kontakt und Infos

schuck@strahlentherapie-ingolstadt.de

www.strahlentherapie-sued.de

T

Tanztherapie

Gemeinsam bewegt

Sich in einer Gemeinschaft Gleichbetroffener tanzend erleben schafft neue Lebenskraft

Elana G. Mannheim

Tanzen in einer Gemeinschaft von Menschen, die alle an Krebs erkrankt sind oder waren – ist das sinnvoll? Ja, denn die Tanztherapie nutzt das kreative Potenzial psychotherapeutisch, um seelischen Konflikten Ausdruck zu verleihen, Gefühle über den Körper zu verarbeiten und zu verstehen und darüber hinaus neue Wege im individuellen Tanz erproben zu lassen – für ein Leben mit oder nach Krebs.

„Tanzen bedeutet für mich, einen Raum zu haben, wo ich so sein darf, wie ich bin, mit allem meinem Sein und meinen Ängsten vor einer Neuerkrankung mit Krebs. Hier kann ich immer wieder neu mit mir in Kontakt treten, den Alltag ganz abschütteln, im Tanz innerlich ganz leise werden, in der Stille meiner inneren Stimme lauschen und Kraft auftanken. Somit war diese Krankheit der Schlüssel zu mir." (Brigitte H.)

Insbesondere Frauen, die an der Tanztherapie teilnehmen, bestätigen: Sich in einer Gemeinschaft Gleichbetroffener zu bewegen und tanzend zu erleben, entlastet nicht nur, sondern fördert die Lebenskraft und Lebensfreude.

„Häufig werden mir durch den Tanz erst meine aktuellen Gefühle klar, und ich kann sie anschließend noch viel besser tänzerisch ausdrücken und verarbeiten. Dabei helfen mir die gemeinsamen Gespräche mit den anderen Teilnehmerinnen und der Tanztherapeutin sehr. Bilder, die in mir aufsteigen, begleiten mich häufig sehr lange, und manche bleiben. So erinnere ich mich immer wieder gerne an den wunderschönen, sanften Tanz mit ‚meinem Tiger'. Wenn mich der ‚Tiger' in meinem Alltag mal wieder im Genick packt und durchschüttelt, hole ich ihn aus meiner Erinnerung. Das gibt mir wieder Mut und Kraft zum Weitermachen." (Susanne B.)

Viele onkologische Reha-Kliniken haben inzwischen die Tanztherapie als eine künstlerische Therapieform in ihr Programm der Anschlussheilbehandlung aufgenommen – in Form von Gruppen- oder Einzelbehandlungen. Krebsbetroffene leiden jedoch auch Jahre nach der Diagnose noch an den Folgen der krankheitsbedingten emotionalen Belastungen wie Rezidivängsten, Erschöpfung, Schlafstörungen, Schmerzen oder depressiven Verstimmungen. Sie können von den Tanztherapie-Angeboten z. B. in ambulanten Krebsberatungsstellen während nahezu aller Krankheitsphasen profitieren und lernen, eine aktive Rolle in der Krankheitsverarbeitung einzunehmen. In speziellen Seminarangeboten können sie mit ihren nahen Angehörigen (z. B. jugendlichen Töchtern, Partnern) Alternativen für ein konstruktives Miteinander im überschatteten Alltag erproben. Der gemeinsame Tanz ermutigt sie, neue Wege zu wagen.

Mit der Diagnose stellt sich bei vielen Betroffenen ein Gefühl von Ohnmacht, innerer Starre oder Hilflosigkeit ein. Das freie Tanzen zu vorgegeben Themen hilft ihnen, aus der Erstarrung in Bewegung zu kommen, sich in der Gemeinschaft einer Gruppe aufgehoben zu fühlen und sich zu trauen, das (verbal oder nonverbal) auszudrücken, was sie emotional bewegt. In der Onkologie hat die Tanztherapie zum Ziel, den Prozess der Krankheitsverarbeitung zu unterstützen und die Lebensqualität zu verbessern.

Inhaltlich arbeitet die Tanztherapie u. a. mit Materialien oder Selbstberührungen, um den Bezug zum eigenen Körper zu aktivieren und verlorengegangenes Vertrauen zu sich selbst zurückzugewinnen. Das Bewegungs- und Ausdrucksrepertoire wird erweitert, und über die Selbstwahrnehmung werden die Zusammenhänge von Körper, Geist und Unbewusstem erfahrbar. Statt mit krebsbedingten Einschränkungen über Leistungsgrenzen hinaus zu funktionieren, lernen Betroffene in der Tanztherapie, rechtzeitig die Signale des Körpers zu beachten. Sie können sich tanzend an körperliche Weite und Aufrichtung erinnern, Leichtigkeit erfahren. Sie lernen wertzuschätzen, was trotz Nebenwirkungen, Müdigkeit oder Schmerzen durch sinnliches Bewegen möglich wird und wie viel Vitalität das Tanzen ihnen schenkt.

„Noch mit spärlichem Haarwuchs habe ich die Tanztherapie kennengelernt. Ich kam mit Nackenschmerzen in meinen ersten Tanzworkshop. Zuerst verschwanden meine körperlichen Symptome – dann kam eine große Wut, die ich weggetanzt habe, und dann kam die Traurigkeit – mit der habe ich mich auch weiterbewegt – und dann – ganz unten – da war ein leuchtendes JA. Ein JA zu mir – ein JA zum Leben. Und mit diesem JA tanze ich weiter und weiter." (Sabine G.)

Krebs verursacht wie kaum eine andere Erkrankung etwa bei Frauen eine derart nachhaltige Kränkung des Körpergefühls und des Selbstbildes. „Ich fühle mich in meinem Körper nicht mehr zu Hause", berichten viele Patientinnen. In der Tanztherapie können sie sich den tumorbedingten Veränderungen des Körpers mit Unterstützung der Tanztherapeut/in behutsam annähern und allmählich ihr Körperbild aktualisieren.

Mit dem im Tanzen zurückgewonnenen „Boden unter den Füßen" scheinen Ängste ihre alles lähmende Macht zu verlieren. Ein Wahrnehmungswechsel von einer defizitären oder schmerzenden Körperstelle weg zu beispielsweise gesunden Händen hin kann bewirken, dass die Bewegungen angstfreier werden und kreisende Gedanken zur Ruhe kommen. Begleitende Gespräche durch qualifizierte und für die Onkologie spezialisierte TanztherapeutInnen helfen den TeilnehmerInnen, die im Tanzen gewonnenen Erfahrungen in den Alltag zu transferieren.

„Der Austausch mit anderen in der Gruppe vertieft dieses Erleben. Wir teilen unsere Ängste, Hoffnungen, Freude und Schmerz. Mein Körper war mir zwischendurch so fremd und fern. Durch die Tanztherapie ist er mir zur Freundin und Lehrmeisterin geworden." (Christine D.)

Erste wissenschaftliche Studien zeigen u. a., dass die Tanztherapie in der Onkologie einen individuellen Ausdruck der psychischen und körperlichen Befindlichkeit ermöglicht, die Lebensqualität, Somatisierung und Kraft verbessert, und dass die soziale Begegnung in der Gruppe ein wichtiges Element darstellt.

„Hier muss ich mich nicht erklären, ich kann und darf einfach sein und kann und darf bewegen, was bewegt werden will, innerlich wie äußerlich. Die einfühlsame Begleitung durch die Therapeutin und die Gemeinschaft der Frauen geben mir den Mut, die Kraft und die Unterstützung, hinzusehen, zuzulassen und vor allem im Tanz auszudrücken, was gerade ist. Der Austausch in der Gruppe und in den Einzelgesprächen geben mir wichtige Impulse, um meinen Weg in einer Gesellschaft gut für mich auszurichten, in der das Leben so sehr von dem Motto ‚gesund, schnell, schön, erfolgreich' geprägt ist, und in der es weder Raum für Achtsamkeit noch für Menschlichkeit gibt – zu der auch so etwas wie Krankheit, Sorgen, Ängste, Trauer und Schwierigkeiten gehören."
(Andrea A.)

Zur Autorin

Elana G. Mannheim (geb. 1956) lebt in Freiburg i. B. Sie arbeitet in eigener Praxis als Tanztherapeutin/Psychoonkologin/Heilpraktikerin für Psychotherapie und ehrenamtlich als Vorsitzende des Vereins „Tanztherapie nach Krebs e. V."

Kontakt und Infos

mail@onkodanza.de

www.onkodanza.de

www.tanztherapie-nach-krebs.de

Tiergestützte Therapie

Auf den Hund gekommen

Ein Co-Therapeut auf vier Pfoten

Susanne Bihlmaier

Von der Chemotherapie erschöpft, von der Diagnose niedergedrückt, der Alltag zäh und dann auch noch Krebssport machen und in der Reha gute Miene aufsetzen? Das ist zeitweise einfach zu viel. Am liebsten würden manche Krebsbetroffene phasenweise einfach die Decke über den Kopf ziehen und auch jegliche Therapie schleifen lassen. Was passiert, wenn in diesem Augenblick eine Hundeschnauze sanft anstupst und zwei treuherzige Hunde-Augen erwartungsvoll mitten ins Herz blicken? Ein Einblick in den „Arbeitstag“ von Pudel Bonnie, tiertherapeutische „Assistentin“ in der Naturarztpraxis.

„Co-Therapeut“ auf vier Pfoten

Wie können Hunde bei der Krebstherapie helfen? Professor Eva Bitzer von der pädagogischen Hochschule Freiburg und Dr. Rainer Wohlfahrt, Präsident der Europäischen Gesellschaft für tiergestützte Therapie ESAAT, forschten über therapeutisch eingesetzte Hunde.

Hunde kommunizieren mit Menschen wie kaum ein anderes Tier, sie können sogar im Gesicht der Menschen „lesen“, können menschliche Gemütszustände erfassen. Hunde wirken dabei oft wie ein Türöffner für ein konstruktives therapeutisches Miteinander. Ein positiver Hund-Mensch-Kontakt führt zu einer nachweislich erhöhten Ausschüttung des „Kuschelhormons“ Oxytocin. Dabei wird auch ein von Anspannung und Stress erhöhter Herzschlag beruhigt, und es werden Ängste gelindert. Bonnie öffnet „Herz & Mund“, ebnet den Weg für Gespräche, die herausführen sollen aus einer diagnose-bedingten Resignation. Das wiederum hilft nicht nur den Patienten, sondern auch der Familie und sogar der klinischen Therapie, d.h. es ergibt sich eine klassisch komplementäre, ergänzend-unterstützende Wirkung.

Hauptsache „süß“ und „knuddelig“?

Stellen Sie sich vor, Sie betreten eine Arztpraxis und 30 Kilo Lebendgewicht springen Sie mit schmutzigen Pfoten freudig an, eine 20 Zentimeter lange Zunge schlabbert ins Gesicht. Mit einem sorgfältig geplanten und professionell angeleiteten, therapeutischen Tier-Mensch-Kontakt hat das nichts gemein. Bonnie darf nur dann zum Patienten, wenn ich es erlaube, und dann auch nur unter Anleitung, vorsichtig und sanft. Zudem ist ein Hund, egal in welcher Größe und mit wie stark auch angezüchteten, süßen Kulleraugen, immer noch ein Hund. Verhält sich z.B. ein Demenzkranker (oder ein Kind) nicht tiergerecht mit abruptem Wegziehen eines zuvor angebotenen Leckerlis oder Spielzeuges, so ist es ein natürliches hündisches Verhaltensmuster, nach dieser „Beute“ zu schnappen. Auch müssen therapeutisch eingesetzte Hunde ein gewisses Maß an Wesens- und Nervenstärke zeigen, d.h. nicht bei der ersten klappernd umfallenden Gehhilfe in Panik geraten und kläffen. Und ein angebotenes Leckerli darf erst nach Erlaubnis des Hundeführers angenommen werden.

Bonnie hat deswegen eine profunde Ausbildung mit ausführlicher Prüfung von Mensch und Tier durchlaufen, in Zusammenarbeit mit dem Freiburger Institut zur tiergestützten Therapie F.I.T.T.

Angst vor Hunden?

Hat ein Patient unüberwindbare Angst vor Hunden, so geht Bonnie auf ein Nickerchen in ihre große, geräumige Box hinter dem Schreibtisch, und der Reißverschluss wird zugezogen. 99 Pozent aller Patienten bisher freuten sich aber über Bonnies Anwesenheit und fragten sogar enttäuscht nach, wenn Bonnie mal nicht mit dabei war. Menschen genießen die sanfte Kontaktaufnahme, das vorurteilsfreie Akzeptiert-Werden durch den Hund. Der Kontakt geschieht immer unter Aufsicht und auch nur, wenn ein Patient nach erfolgter Aufklärung zugestimmt hat.

Hygiene selbstverständlich

Das Robert Koch Institut bestätigt nach eingehender Prüfung: Die Vorteile eines Mensch-Tier-Kontaktes überwiegen gegenüber möglichen gesundheitlichen Risiken. Bonnie durchläuft regelmäßig einen tierärztlichen Check, bei dem sie auch geimpft wird. Für den Patientenkontakt gelten die gleichen Hygiene- und Vorsichtsmaßnahmen wie sonst auch. Wäre das Immunsystem eines Krebsbetroffenen chemotherapeutisch geschwächt, würde kein Patienten-Hund Kontakt stattfinden, weswegen das Blutbild geprüft wird. Pudel als therapeutisch eingesetzte Hunde sind zudem doppelt geeignet für ein therapeutisches Mitwirken, denn sie haaren nicht. Statt des normalen Hundefells haben sie menschenähnlich stetig lang-wachsendes Haar, welches regelmäßig gebürstet, gebadet und geschnitten werden muss – andernfalls bilden sich

„Rasta-Locken“ bis auf den Boden. Zusätzlich erweisen sich Pudel deswegen auch als verträglich für Allergiker.

Hund in der Klinik – ein No-Go?

Gleich drei Krebszentren in New York berichten von wissenschaftlichen Forschungsergebnissen. Hier kamen Hunde auf Station(!) zu Besuch während(!) der Chemotherapie. Obwohl sich das körperliche Allgemeinbefinden unter Chemotherapie erwartungsgemäß deutlich verschlechterte, konnte mit einem täglichen Hundebesuch das soziale Wohlbefinden nachweisbar verbessert werden, so Dr. Fleishman und Team. Von Hunden besuchte Chemotherapie-Patienten hatten weniger Angst, waren entspannter und sogar zufriedener mit der Chemotherapie. Hunde wirken demnach klassisch komplementär, d. h. sie ergänzen und unterstützen die klinische Therapie und erhöhen die Zusammenarbeit.

Heilungsweg begleiten

„Der beste Weg zur Gesundheit ist der Weg zu Fuß“, so der als „Wasserpfarrer“ und Naturheiler bekannt gewordene Sebastian Kneipp. Die Äbtissin und Naturheilkundige Hildegard von Bingen sprach von der Viriditas, der „Grünkraft der Natur“.

Psychologisch erläutert: „Beim Gehen, in der Bewegung, fällt es unserem Gehirn leichter, sich für Informationen zu öffnen, diese aufzunehmen und konstruktiv zu verarbeiten“, erläutert die Hundefreundin und Psychologin Dr. Dörthe Beurer. Überrascht und neugierig nehmen Patienten den Vorschlag an, über Diagnose und den weiteren ganzheitsmedizinischen Therapieverlauf während eines „therapeutischen Waldganges“ zu sprechen. Erstaunt beobachte ich als Ärztin, wie viel leichter es manchen Menschen fällt, sich mitzuteilen, wenn wir uns nicht im Sprechzimmer gegenüber sitzen, sondern nebeneinander her gehen.

Tierisch gut für alle Beteiligten

Pausen sind wichtig für alle Beteiligten, auch für Therapiehunde. Bonnie darf selbst entscheiden, ob und wie lange sie sich streicheln lässt und wann sie sich in ihre „Höhle" zurückzieht, ihre Box aus Stoff. Bevor wir in die Praxis gehen, wird ausgiebig getobt und gespielt und hinterher wieder.

Auch ich als Ärztin lerne von Bonnie, wie wichtig die Balance aus Arbeit und Ruhepausen für die Gesundheit ist – was gerade bei vielen Ärzten ein großes Manko darstellt. Nur wenn ich selbst regelmäßig auftanke, kann ich wieder ganz für meine Patienten da sein, zuhören, mitdenken, ganzheitlich behandeln. Auch für die Patienten selbst und deren mitleidende Angehörige wird aus der Theorie einer „Work-Life-Balance" dann nachvollziehbare, gelebte Achtsamkeit.

Ein Hund ist nur ein Mosaikteil einer ganzheitlichen Therapie, doch jede noch so kleine Verbesserung der Lebensqualität ist ein großes Plus für Betroffene, für die ganze Familie und sogar für die klinische Therapie.

Zur Autorin

Dr. med. Susanne Bihlmaier (geb. 1963) hat ihre Praxis in Tübingen. Sie ist spezialisiert auf Naturheilverfahren, Chinesische Medizin und Komplementär-Onkologie.

Sie ist Autorin des Koch- und Gesundheitsbuches „Tomatenrot+Drachengrün" und Mitautorin der „Notfall Apotheke Natur", beides Hädecke Verlag.

Kontakt und Infos

www.bihlmaier-tcm.de

Traumarbeit

Träume und Krebs

Geschichte einer Heilung

Sonja Hübner

Im Oktober 2007 erkrankte ich an Lymphdrüsenkrebs, genauer gesagt an einem hochmalignen Non-Hodgkin-Lymphom.

Heute, sieben Jahre später, gelte ich als geheilt, fühle mich gesund, laufe dem Leben entgegen und danke meinen Träumen, die mich durch diese Zeit getragen haben und mir große Kraft und Stärke gaben. Diese Möglichkeit des Umgangs mit Träumen möchte ich heute an einem Beispiel vorstellen. Nicht nur in Zeiten von Krankheit, überhaupt sind Träume ein idealer Ratgeber der Seele. Das Begreifen der Bilder ermöglicht eine Umsetzung in bewusstes Leben.

Mein Traum am 09.09.2007

„Ich bin von der Feuerwehr zum Einsatz in Griechenland angefordert. Nach den schweren Bränden müssen die verkohlten Stämme entsorgt und die Wälder neu aufgeforstet werden. Von einem Hügel aus sehe ich zu, wie bei totaler Finsternis knallbunte LKWs, die wie große Tanklastzüge aussehen, unter mir heranfahren. Es herrscht ein Durcheinander, und dennoch ist alles total organisiert. Ich bin für Schulen und öffentliche Gebäude zuständig. Beeindruckend waren in diesem Traum die totale Schwärze und das Gewusel der LKWs."

Als Ergänzung dazu schrieb ich in mein Traumtagebuch: „Ich bin gespannt, was da auf mich zukommt. Manchmal denke ich, dass ich doch hoffentlich nicht sterben werde, weil alles so schwarz ist. Mir geht es gesundheitlich nicht sehr gut."

Schon damals beschäftigte ich mich mit Träumen, ging seit fünf Jahren in die „Lehre" einer versierten Traumberaterin. Wir beide näherten uns im Gespräch dem Traum an und erarbeiteten folgende Aussage der Bilder: Ein Neuanfang, eine totale Veränderung steht mir bevor. Ich bin nur der Beobachter, greife nicht in das Geschehen ein und – ich werde gebraucht.

Drei Wochen später wurde bei mir der Lymphdrüsenkrebs mit nicht operablen Tumoren im Bauchraum entdeckt. Diese Diagnose bestätigten noch zwei „naturheilkundige Experten". „Chemo" war die Aussage auch dieser Menschen. Nun wusste ich, der Homöopathie schon sehr lange verbunden, dass die Grenze erreicht war, dass „Neuland" betreten, die so genannte Schulmedizin zum Einsatz kommen darf und muss. Das natürlich Gewachsene soll verwandelt und abgetragen werden, damit eine neue „Aufforstung" möglich ist, besagt der Traum. Das beziehe ich auf die körperliche und die seelische Ebene, mein Leben innen und außen.

Meinen Beobachterposten gab ich auf und brachte mich mit ein. Mein Einsatz bei der Feuerwehr war gefordert: Was kann ich für meine Gesundung tun?

Mein Ansatz war nicht, warum habe ich Krebs, sondern warum habe ich speziell Lymphdrüsenkrebs? Bei Louise Hay („Heile deinen Körper. Seelisch-geistige Gründe für körperliche Krankheit“) finde ich Antworten auf die Fragen. Mit einer erweiterten Erkenntnis meiner damaligen Lebensumstände und einem veränderten Lebensmuster kann eine Gesundung erfolgen.

Inzwischen bin ich der Ansicht, dass mein Körper mit mir spricht. Nach dem Erkennen dieser Botschaften können sich die Symptome bei mir – mit Gottes Hilfe – wieder zurückziehen.

Doch nun zurück zum Traum:

Auf einem entfernten und mir relativ unbekannten Gebiet (Griechenland) wird mein altes Geworden-Sein (Baumbestand) vernichtet. Alte, verkohlte Stämme werden abgetragen, damit ein Neuanfang (Aufforstung) beginnen kann. Eine Wandlung (Feuer) entsteht in meinem Bewusstsein. Ich werde gebraucht.

Die Chemo begann im November 2007 – und ich sah sie als Tanklastzüge – besonders auch, als jedes Mal eine große Spritze mit rotem Inhalt zusätzlich in die Infusion gegeben wurde. Eine Vielzahl von Heilmitteln, Heilangeboten und verständnisvollen Menschen kamen auf mich zu (Gewusel bunter LKWs), und ich ließ dem Geschehen seinen Lauf. Es ist alles gut durchorganisiert, sagt der Traum.

Der „Zufall“ führte mich in ein Klinikum zu einem sehr verständnisvollen Arzt. Dieser ging voll auf meine Gefühle und Empfindungen ein: vier- statt dreiwöchiger Abstand der Chemo (längere Erholungsphase für meinen Körper), sechs anstelle von acht Chemos (sechs machen mich gesund – acht machen mich krank). Essen und Chemo machte ich

„miteinander bekannt", denn Essen ist mir sehr wichtig. Die ganze Versorgung klappte wunderbar, in jeder Beziehung. Ich zog für ein Jahr von zu Hause aus, um zu erkennen, dass danach durch Veränderungen meiner Lebens- und Beziehungsumstände auch ein Neuanfang an gleicher Stelle möglich und erstrebenswert war.

Keiner wusste Ende 2007, wie es mit mir weitergehen würde.

Aber ich hatte ja meinen Traum. Nach dem Abtragen des alten, verbrauchten Geworden-Seins und beginnender Neuversorgung dieses großen – mir nahezu unbekannten – Gebietes bin ich für Schulen und öffentliche Gebäude zuständig. Diese Stelle des Traumes trug mich durch meine Zeit der Gesundung.

Hier begann mein Bündnis mit Gott: „Lieber Gott", so nahm ich unsere persönliche Beziehung auf, „wenn du noch etwas in diesem Leben mit mir vorhast, so gehe ich mit dir in die Gesundung. Wenn nicht, lieber Gott, so gehe ich mit dir ins Sterben."

Mittlerweile sind seit dem Ausbruch der Krankheit sieben Jahre vergangen. Ich bin mit Gottes Hilfe, sechs Chemos, unterstützender Homöopathie, Bewusstseinserweiterung, Menschen als Geschenken des Himmels und einer großen Portion Gottvertrauen gesund geworden.

Die Traumarbeit ist aus meinem Leben nicht mehr wegzudenken. Träume sind bei mir federführend geworden und geben meinem Unterbewusstsein die Möglichkeit, sich sicht- und spürbar zu machen. Ich verstehe sie als Möglichkeit des Sehens, des Spürens meiner Lebensumstände und Lebensgewohnheiten, auch als eine Art der Korrektur meiner Lebensweise.

Ich verlasse mich auch heute noch auf meine Träume. Für die Arbeit mit Träumen gebe ich mein Wissen gerne an interessierte Menschen weiter, sehe mich als Traumbegleitung. Für mich entspricht es den Schulen und öffentlichen Gebäuden in meinem Traum.

Ich bin Gott und dem Leben dankbar für die Erfahrungen und Erkenntnisse, die mich diese (meine) Krankheiten gelehrt haben.

Jetzt nach der langen Zeit des Gesund-Werdens bin ich, die immer als Ich-AG unterwegs war und nicht auf Quoten, Statistiken und Erfahrungsberichte zurückgriff, bei der Aufarbeitung der Geschehnisse während meiner Krebserkrankung. Hierbei hilft mir eine Psychoonkologin. Meinen Weg in der Traumbegleitung verstehe ich als unterstützendes Angebot, auch während einer schweren Erkrankung.

Jeder Mensch hat seine eigene Wahrheit und seinen eigenen Umgang mit dem Leben und mit dem Sterben. Das ist gut so.

Ich danke meinem Gott für seine Hilfe, seinen Beistand und seine Liebe.

So möchte ich mit einem Schmunzeln im Gesicht auch über die „LebensLäufer" berichten.

Bei der erwähnten Psychoonkologin, die mir sehr in der Betrachtungsweise meiner Lebensumstände half und die es verstand, sich auf meine Einstellungen im Umgang mit meiner Non-Hodgkin-Erkrankung einzulassen, begann ein neues Kapitel in meinem Leben.

Ich nahm 2014 an einem zehnteiligen Seminar für an Krebs erkrankte Menschen teil, die sich auf die Suche nach ihren Ressourcen machten:

Dem Leben entgegenlaufen – der Name wurde Programm für eine ganze Gruppe.

Nach jedem Seminar-Block war eine einstündige Laufeinheit um unser Klinikum angesagt, die als Training für die zweitägige Abschlusswanderung des Seminars diente. Tatsächlich wurden zweimal zirka 20 km Wanderweg an zwei Tagen bewältigt. Mit einem regen Austausch untereinander wuchsen wir in diesen Tagen so richtig zusammen. Nach Beendigung trafen wir uns weiterhin in der Krebsberatungsstelle. Der Austausch tat so gut. Jedem von uns.

Endlich jemand, der wusste, wovon man sprach, der ähnliche Erfahrungen gemacht hatte, der mitfühlen konnte, den es ebenfalls wurmte, wenn er auf sein „gutes Aussehen“ angesprochen wurde, trotz schwerer Krankheit und miserabler Begleitumstände. Was antwortet man auf solche Aussagen? „Ich bin noch nicht im Endstadium“, das war für mich bislang die beste Empfehlung eines Gruppenmitglieds. Wahrscheinlich auch eine Frage des Humors!

Diese lockeren Zusammenkünfte nutzte unsere Psychoonkologin durch Vermittlung von interessierten Klienten von ihr, die in unser Schema passen könnten.

So wurde aus uns die Selbsthilfegruppe „LebensLäufer“, die 2015 mit fünfzehn Mitgliedern ihre Tätigkeit aufnahm. Auch die wöchentlichen Laufübungen wurden als die „DienstagsLäufer“ ins Leben gerufen.

Die Öffentlichkeitsarbeit wurde von einem männlichen Gruppenmitglied übernommen. Es war uns sehr wichtig, auch für Männer einen Ansprechpartner zu haben.

Je größer wir wurden, desto aufwändiger wurden auch die Anforderungen. Eine Finanzchefin unterstützte mich, da wir auch berechtigt waren, Gelder zu beantragen für medizinische Vorträge, Fahrten zu Kliniken, Wahrnehmungen von Interessen zur Weiterbildung usw.

Schon bald hatten wir ein buntes Jahres-Programm, und für jeden war etwas dabei. „Ich mach das schon, ich bin ja die einzig Gesunde in dieser Gruppe“, dachte ich. Mit den vielen positiven Rückmeldungen oder auch dem Satz „Das hat mir jetzt weitergeholfen“ wurde aus dem anfangs zusammengewürfelten Haufen eine homogene und liebenswerte Gruppe: meine Gruppe. Mittlerweile sind wir 25 Mitglieder, mit einem festen Kern von fünfzehn LebensLäufern.

Wir schätzen einander in unserer Vielfalt und schaffen eine vertrauensvolle Atmosphäre. Wir suchen nach individuellen Kraftquellen und machen uns unsere Stärken bewusst. Wir erfreuen uns zusammen an der fortschreitenden Genesung und stützen einander, wenn es gerade mal nicht so gut läuft.

Im Unterstützen hat sich eine wunderbare Dynamik entwickelt. Immer ist irgendwer zur Stelle, wenn Hilfe nötig ist. Im Auffangen von schlechten Nachrichten wird beigestanden. Um zu informieren, werden Ansprechpartner gesucht und gefunden. Doch eines überlagert die ganze Gruppe: Wir arbeiten und sind möglichst zukunftsorientiert.

Die Krankheit im Auge behalten und mit Freude, Mut und Hoffnung dem Leben zuversichtlich begegnen, das sind wir – die LebensLäufer.

Freude zu empfinden ist für uns sehr wichtig, sie zu teilen, Vergnügen zu haben, sich zusammen zu vergnügen, Neugier zu entwickeln und zusammen Neues auszuprobieren, Herzensangelegenheiten zu besprechen, sich verstanden zu fühlen. Zukunftspläne schmieden und miteinander umsetzen.

„Leben“ – ist das langsame Ausatmen der Vergangenheit und das tiefe Einatmen der Gegenwart, um genügend Luft für die Zukunft zu haben.

Diese Dynamik der ganzen Gruppe und deren Herzlichkeit und Zuwendung erfahre ich nun buchstäblich am eigenen Leib.

Tausendfach bekomme ich zurück, was ich in den letzten Jahren weitergegeben habe. Ich bin erfüllt von Dankbarkeit, dass es die Gruppe für mich gibt. Ich werde gestützt und getragen, verstanden und geliebt, zurechtgewiesen, auch an mich zu denken, bestärkt in meinen – manchmal eigensinnigen – Denkweisen, werde hinterfragt und mit Weiterhilfs-Angeboten, Erfahrungen und Sprüchen, Post und zuversichtlichen Zeichen, Gesten und Umarmungen, eingehüllt.

Ich habe Brustkrebs. Etwas, das ich nie haben wollte.

„Ich hatte Non-Hodgkin, zehn Jahre gesund“, lautete meine Antwort auf: Hormonabhängig? Nebenwirkungen von Tamoxifen? Hormonrezeptoren? Zahnprobleme? Knochen- und Gelenkschmerzen? Wird Brustkrebs weitervererbt? Bisphosphonate? Aromatasehemmer? Ist mir alles viel zu kompliziert, würde ich nie durchblicken, aber ich weiß Ansprechpartner, ich kann verweisen an Ärzte, Psychoonkologen, Komplementärmediziner, Naturheilkundler, Literatur empfehlen, Selbsthilfegruppen nennen.

Im Laufe meines Lebens machte ich die Erfahrung, mit dem Wörtchen „nie“ sehr sparsam umzugehen. Bislang wurden mir oftmals diese abgelehnten, vermeintlich nicht zu bewältigenden Hürden doch vor die

Füße gelegt. Bislang mit dem Ergebnis, dass es für mich sehr wohl möglich ist, auch diese Dinge auf die Reihe zu bekommen. Mit Gottes Hilfe.

Bekomme ich den Brustkrebs auch auf die Reihe? Wo ist diesmal mein Ansatz?

Ich glaubte, dass ich meinem Körper keine zweite Chemo zumuten möchte. Das Wörtchen „nie" ist zwar nicht gefallen, aber ich war immer ganz schön nah dran. Ich weiß nicht, ob ich das durchstehen könnte, war jahrelang mein Gefühl, meine Aussage.

Plötzlich war die Situation da, der Lebensweg unsicher, all die Fragen von den anderen waren jetzt meine Fragen, ich musste die Antworten suchen und finden.

Vereinfacht ausgedrückt fand ich den Ansatz auch wieder bei Louis Hay. Es geht für mich ums Nähren, vielleicht auch das der anderen, nicht mich selbst. Wo fällt es mir schwer, mich selbst zu nähren? „Zeit" ist meine Antwort. Ich habe keine Zeit für mich. Erst alle anderen, dann vielleicht ich. Ja, das könnte ein Ansatz sein. Etwas, das in meinen Händen liegt, zu verändern. Etwas, das sich lohnt umzusetzen. Etwas, das ich allein für mich tun könnte. Es wäre den Versuch wert. Versucht das Leben, mich wieder zu korrigieren? Liegt in dieser Krankheit wieder eine Möglichkeit des Heil-Werdens? Ich glaube ja und nehme die Möglichkeit wahr.

Der Vollständigkeit halber möchte ich noch erwähnen, dass bei mir im Januar dieses Jahres zwei maligne Melanome entfernt wurden. Level 1 – noch nicht gestreut, dennoch Hautkrebs. Auch ein Basalzellkarzinom wurde entfernt.

„Wo überschreitest du Grenzen, liebe Sonja?“, war mein Ansatz.

Ja schon, ich bin zu sehr im Außen unterwegs, kümmere mich nicht um mich, meine Belange, meine Wünsche. Ja, ganz klar, ich muss da was ändern, werde da was ändern, aber – erst muss ich noch Tausend andere Sachen machen, vielleicht auch noch die Welt retten, wie es in diesem einen schönen Lied heißt, aber – in dem zweiten Halbjahr habe ich dann mein Programm durch, auch das der LebensLäufer, da kümmere ich mich dann um mich.

Im August dieses Jahres bekam ich meine Diagnose Mamma-Karzinom.

Wahrscheinlich kann ich nicht anders ausgebremst werden. Korrektur: Konnte ich bisher nicht anders ausgebremst werden? Ich habe verstanden. Es darf leichter werden.

Auch in dieser Zeit begleiteten mich die Träume. Ich träumte von meinen verstorbenen Eltern, die meinen kleinen Enkel und mich beschützen und auch gerettet haben.

Für mich eine Tatsache, dass man auch als Verstorbene/r noch die Möglichkeit hat, beschützend und rettend ins „Leben“ eingreifen zu können. Wie tröstlich. Außerdem träumte ich von meinem futuristischen Haus. Lauter Glasfronten, riesiges offenes Treppenhaus in der Mitte, mehrere Etagen, große Räume, spärlich eingerichtet, alles in Weiß. Ich werde überwacht, ich kann das Haus nicht verlassen.

Ein futuristisches Haus ist die Zukunft. Wo ist meine Zukunft? Wo bin ich in mir so beheimatet, dass es eine glasklare Angelegenheit ist, im Außen ist nichts zu sehen. Alles klar erkennbar, durchschaubar. Im Inneren alles neu beziehbar, alles neu zu gestalten. Überwacht von der Prämisse, das Haus nicht verlassen zu dürfen. Erst einmal in mir Heimat finden. Erst einmal meine eigenen Räume erschließen, erst einmal meine Etagen erkunden und mich einlassen auf ein neues ungewöhnliches Zuhause, ohne den Wunsch zu verspüren, es schnellstens wieder zu verlassen, um die Welt zu retten, die sich selber retten kann, indem jeder dabei mithilft, wie es so schön in einer Selbsthilfegruppe funktionieren kann. Vertrauen in den anderen setzen, um sich dann über das Ergebnis zusammen zu erfreuen und gemeinsam dem Leben entgegenzulaufen.

„Hoffnung ist nicht die Überzeugung, dass etwas gut ausgeht, sondern die Gewissheit, dass etwas Sinn hat – egal wie es ausgeht."
(Vaclav Havel)

Zur Autorin

Sonja Hübner (geb. 1954) lebt in Bayreuth. Sie leitet die Selbsthilfegruppe „LebensLäufer".

Kontakt und Infos

ajnoshuebner@web.de

www.shg-lebensläufer.de

Meine Buchempfehlungen

Hay, Louise: Heile deinen Körper; Lüchow Verlag, 6. Aufl. 2017

Vollmar, Klausbernd: Die Weisheit der Träume; Verlag Integral, 2003

Trauerbegleitung

Wir sind auf uns selbst zurückgeworfen

Die heilende Kraft der Trauer

Eva Vogt

Angst zu sterben
Und Angst zu leben
Hielten sich die Waage noch immer.
Natur trug unbekümmert ihr altes Gewand.
Herzzerreißende Schönheit.
Das Leben war noch immer ein Geheimnis.
Der Tod ein andres.
(Marie Luise Kaschnitz)

Das Leben ist geheimnisvoll und kostbar, es kann uns Angst machen und Freude bereiten. Manchmal läuft es rund, mal gerät es aus der Bahn oder ins Stocken. In jedem Lebenslauf finden sich Höhen und Tiefen, Hürden, Umwege, Brücken und grüne Auen. Wir haben ein Leben lang mit kleineren und größeren Veränderungen, Verlusten oder Abschieden zu tun. Wir sind traurig, ängstlich, wütend, erschüttert – und finden mit der Zeit wieder auf die Spur. In Krisenzeiten spüren wir deutlich unsere Angst, wir spüren aber auch unseren Mut und unseren Überlebenswillen, selbst wenn wir nicht genau benennen können, was da in uns wirkt.

Der Tod, so formuliert es die Psychologin Verena Kast, ragt in unser Leben immer schon hinein. Und doch sind wir fassungslos, wenn ein uns naher Mensch stirbt. Dann fühlen wir tiefen Schmerz und große

Verunsicherung. Unser System gerät durcheinander: Wir haben die vertraute Bezugs-Person, einen wichtigen Resonanz-Körper verloren. Manche Menschen fühlen sich wie amputiert. Andere sind wie betäubt oder überwältigt von ihren Gefühlen und Gefühlsschwankungen.

Diese langwierige Zeit der Unordnung und des Ordnens, diese besondere Identitätskrise wird Trauer genannt. Wir leiden unter dem Verlust des geliebten Menschen und wir leiden, weil uns gerade jetzt Trost, Rückhalt und Wärme dieser Person fehlen. Wir leiden auch, weil sich andere Menschen in unserem Umfeld oft hilflos und distanziert verhalten. Wir sind auf uns selbst zurückgeworfen.

Nach und nach können wir erkennen, wie die heilende Kraft der Trauer in uns wirkt, wie sie uns sanft leitet. Wenn es uns gelingt, diesem natürlichen Heilungsprozess Vertrauen zu schenken, können wir unseren Schmerz, unsere Angst, Verzweiflung, Wut und Ohnmacht, unser Lachen und unsere Sehnsucht leichter wahrnehmen und uns immer wieder beruhigen. All diese Gefühlsregungen sind Hinweise, mit denen wir etwas anfangen können: Was sagt mir die Angst? In welche Richtung weist die Sehnsucht?

Trauernde Menschen haben die Möglichkeit, Erfahrungen zu sammeln, was ihnen guttut und was ihnen nicht bekommt. Wir spüren, welch ungeheure Wucht die Trauer hat, und wir können auch herausfinden, dass sich unser Leben in dieser Zeit bewusst gestalten lässt: Es tut gut, sich zurückzuziehen, wenn uns danach ist – und lieben Menschen zu begegnen, wenn wir uns nach Geborgenheit und Fürsorge sehnen.

Manchmal ist es ein wichtiger Schritt, sich professionelle Unterstützung zu suchen. In vertraulichen Einzelgesprächen lässt sich in Ruhe besprechen und sortieren, was der Verlust eines geliebten Partners oder

Freundes, eines Eltern- oder Geschwisterteils in uns auslöst, und wie wir unsere Erinnerung bewahren können. Oftmals fällt es auch leichter, die Selbstheilungskräfte in sich zu spüren, wenn uns jemand darauf aufmerksam macht. Und vielen hilft es, dass ihr Ausnahmezustand gesehen, anerkannt und auch erklärt wird. In einer Welt, die kopfsteht, sind wir erst einmal orientierungslos. Landkarten gibt es nicht dafür, aber Wegbegleiter – wenn wir wollen.

Wir verändern uns durch die Trauer und wir lernen uns selbst neu kennen. Trauer ist eine Emotion der Wandlung. Sie gibt uns die Gelegenheit, uns intensiv und radikal mit unserem Leben auseinanderzusetzen. Wir entwickeln eine neue, andersartige Beziehung zu dem Menschen, der gestorben ist, finden dafür Orte, Symbole, Rituale. Indem wir zu fassen versuchen, was wir verloren haben, werden wir auf besondere Art vertraut mit unseren Empfindungen. Sind wir früher schon gut im Kontakt mit unserer Gefühlswelt gewesen, dann kann es etwas leichter sein, sich auf die Trauer einzulassen, ihre Qualitäten anzuerkennen und Geschenke entgegenzunehmen – in Form von erfreulichen Begegnungen, liebevollen Gesten oder bereichernden Träumen.

Die meisten Trauernden, denen ich begegne, sind in ihrer Versehrtheit mutige und feinfühlige Wesen. Sie haben sich entschieden, mit der Erinnerung an die verlorene Person und mit der Erfahrung der Sterblichkeit weiterzuleben. Vielleicht haben sie oft mehr Lebensmut, als sie selbst glauben.

Es berührt mich tief, wenn ich miterlebe, wie sich Menschen über Jahre entfalten, wie aus dem notwendigen Überlebensimpuls eine neue Lebendigkeit erwächst. Als hilfreich empfinden trauernde Menschen auch den Austausch mit anderen, die Ähnliches erlebt haben: In einer Trauergruppe oder bei einem Trauer-Spaziergang können sie über ihre Verluste und Fragen miteinander reden. Für alle ist es dabei von großer Bedeutung, dass sie in einer geschützten und wohlwollenden Atmosphäre andere Menschen und deren Erfahrungen kennenlernen.

Erleichtert und gelöst, manchmal heiter, gehen sie dann auseinander. Die Tage darauf klingt das Erlebte oder Gehörte nach. Der Schmerz, die Angst klopfen wieder an. Es geschehen keine großen Wunder. Die zarten Hoffnungsschimmer und Lichtblicke aber glimmen auf wie Glühwürmchen an dunklen Tagen.

Zur Autorin

Eva Vogt (geb. 1970) lebt in Berlin. Sie ist Dipl. Kulturpädagogin und Heilpraktikerin für Psychotherapie. Ihr Schwerpunkt liegt auf der Arbeit mit trauernden Menschen.

Info und Kontakt

www.abschiedundaufbruch.de

Meine Literatur-Auswahl zum Thema

Kaschnitz, Marie Luise: Dein Schweigen – Meine Stimme; Claassen 1962

Kast, Verena: Sich einlassen und loslassen; Herder, 23. Auflage, 2000

Daiker, Angelika: Es wird wieder schön, aber anders; Patmos 2013

Palmen, Connie: Logbuch eines unbarmherzigen Jahres; Diogenes; 2014

Varlay, Susan: Leb wohl, lieber Dachs; Annette Betz, 7. Auflage, 2012

Paul, Chris: Wie kann ich mit meiner Trauer leben?; Gütersloher Verlagshaus, 5. Auflage, 2000

Bucay, Jorge: Das Buch der Trauer; Fischer Taschenbuch, 3. Auflage, 2015

Grün, Anselm: Bis wir uns im Himmel wiedersehen; Verlag Herder, 2016

Y

Yoga

Yoga und Krebs

Wege zu neuer Kraft und innerer Ruhe

Gaby Kammler

Dürfen Menschen mit einer Krebs-Diagnose glücklich und zufrieden sein? Kann man sich trotz Chemo, Bestrahlung und Co. im eigenen Körper wohlfühlen? Wenn ich an meine Yogaschüler mit Krebserfahrung denke, muss ich diese Fragen ganz entschieden mit „Ja!" beantworten, und ich möchte gerne hier beschreiben, warum das so ist.

Heilung auf allen Ebenen

Betrachten wir Heilung aus yogischer Sicht: Yoga kommt ursprünglich aus Indien und gehört zu den ältesten Gesundheitslehren der Menschheit. Für meine moderne, auf die Bedürfnisse von Krebspatienten abgestimmte Praxis bediene ich mich im Wesentlichen ihrer Meditationstechniken, der Atemübungen und einer sehr gezielten Körperarbeit. Wie auch die Schwesterwissenschaft Ayurveda nimmt Yoga den Menschen als ganzheitliches Wesen in der Einheit aus Körper, Geist und Seele wahr. Diese Betrachtungsweise eines komplexen Systems, das niemals nur „das eine" oder „das andere" ist, rückt den Begriff des „Heilseins" in ein neues Licht: Wenn Körper, Geist und Seele miteinander im Einklang sind, führt dies zu einem tiefen Gefühl des wieder „ganz“, wieder „heil“ Seins. Und wer sich selbst als vielschichtiges Wesen betrachtet, dem eröffnet sich auch der Blick auf gesunde Anteile. Genau da beginnt die Besinnung und die Konzentration auf unsere Stärken. Yoga führt uns an die Stelle, wo tief in unserem Innersten Kraft- und Ruhe-Ressourcen schlummern. Diese Selbstheilungskräfte zu wecken und gezielt für unser Wohlbefinden einzusetzen ist das Ziel meiner YOGAundKREBS®-Begleitung.

Leben auf dem Prüfstand – Selbstfürsorge ist (wieder) erlernbar

Was passiert, wenn wir Krebs nicht nur als Lebenskrise, sondern auch als Chance betrachten, unser Leben nochmals auf den Prüfstand zu stellen?

Ich möchte in meinen YOGAundKREBS-Stunden dazu einladen, ein neues Bewusstsein zu entwickeln. Indem wir zum Beispiel unsere gesunden Anteile erforschen und uns mit einfachen Leitfragen wie „Was nährt mich?“ oder „Was tut mir gut?“ dem zuwenden, was im Behandlungsalltag oftmals zu kurz kommt: unserer ureigenen, liebevollen Selbstfürsorge. Denn für sich selbst zu sorgen, das heißt auch, als Patient „das Heft nicht aus der Hand zu geben“ und „die Ärzte einfach mal machen zu lassen“, sondern selbst aktiv den Genesungsprozess zu unterstützen. Die Wohltat liegt darin, „zu handeln statt behandelt zu werden“ wie es Roswitha Bayer, eine meiner Kölner Schülerinnen, so treffend auf den Punkt brachte.

Und wenn wir lernen, wieder mehr im Hier und Jetzt zu leben, wird es möglich, trotz aller Schwierigkeiten Momente des Glücks und innerer Ruhe zu erleben.

Heilsames Handeln: Kopf frei machen, atmen, bewegen.

Meditation: Mentales Training

Meditationen und die Arbeit mit inneren Bildern kann nicht nur im Kopf, sondern auch im Körper Prozesse aktivieren und somit positiv auf unseren Zustand einwirken. Meine KursteilnehmerInnen berichten regelmäßig, wie frisch und erholt sie sich nach ihren Meditationsübungen fühlen oder dass es ihnen leichter fällt, positive Gedanken und Gefühle zu kultivieren. Dies ist nicht nur eine subjektive Wahrnehmung: Die Neurowissenschaft hat in den letzten Jahren bestätigt, dass sich durch regelmäßige Meditationspraxis Strukturen und Vernetzungen im Gehirn verändern können. Aufgrund der sogenannten „Neuroplastizität" kann das zu einem verminderten Stressempfinden und nachweislich niedrigeren Spiegeln des Stresshormons Cortisol führen, ja, sogar zu einer dauerhaft veränderten Schmerzwahrnehmung. Positive Effekte des mentalen Trainings lassen sich auch auf körperlicher Ebene nachweisen: Es gibt Hinweise darauf, dass sich durch rein mentales Training die Anzahl der B- und T-Zellen im Blut, die wichtig für unsere Immunabwehr sind, erhöhen lässt. Mit diesem Zusammenhang zwischen Geist und Körper beschäftigt sich auch der relativ junge Forschungszweig der Psychoneuroimmunologie.

Atemübungen: Arbeiten mit dem Geschenk des Lebens

Indem wir uns bewusst auf die Atmung und damit unsere existenzielle Lebensenergie konzentrieren, nehmen wir direkten Einfluss auf das vegetative Nervensystem: Hier geht es vor allem darum, durch tiefe, langsame Atemzüge den beruhigenden Teil unseres Nervensystems zu aktivieren: den Parasympathikus. Sowohl Meditationen und Visualisierungen als auch Atem- und Achtsamkeitsübungen sind fester Bestandteil einer YOGAundKREBS-Stunde. Sie führen zu nachhaltiger Entspannung. Auch hier berichten viele meiner KursteilnehmerInnen von einer deutlich verbesserten Schlafqualität und davon, wie angstvolle Momente schwächer und freudige stärker werden.

Gezielte Bewegung

Die in wissenschaftlichen Studien erforschten positiven Effekte von Meditations- und Atemtechniken verdeutlichen nochmals, dass Yoga als ganzheitliches Übungssystem weit über die Möglichkeiten von Onko-Sport und Physiotherapie hinausgeht. Sollte jedoch der Eindruck entstanden sein, eine wirksame Yoga-Praxis erfordere keinerlei Anstrengung, will ich spätestens jetzt mit einem hartnäckigen Vorurteil aufräumen:

In unseren „YOGAundKREBS-Kursen" bauen wir nicht nur innere, sondern auch äußere Stärke auf. Die Körperübungen im Yoga, die sogenannten Asanas, stärken Muskeln, Bänder und Gelenke und führen besonders nach Operationen auf sanfte Weise zu mehr Beweglichkeit und neuer Kraft. Bereits während der Chemotherapie oder Bestrahlungsphase können leichte, fließende Bewegungen dabei helfen, den eigenen Körper besser zu spüren und eigene Kraftquellen wahrzunehmen. Ein fundiertes Wissen über Krebserkrankungen ermöglicht es uns Yogalehrern, Yogasequenzen zu erstellen, die Nebenwirkungen von Krebstherapien wie Lymphödeme, Fatigue-Syndrom oder Osteoporose gezielt lindern können. Zusätzlich können durch verbesserten Lymphfluss das Immunsystem unterstützt und die Durchblutung der Organe angekurbelt werden: Wir können also durch Bewegung den Wirkstoff-Transport zu den Zellen und damit letztlich auch die Wirksamkeit der Therapien positiv beeinflussen.

Komplementärkompetenzen: Yoga als wirksame Ergänzung onkologischer Therapien

Um eventuelle Missverständnisse aus dem Weg zu räumen: Keinesfalls darf Yoga als Ersatz einer medizinischen Behandlung betrachtet werden. In meinen Stunden findet weder eine medizinische Diagnosestellung noch eine Behandlung statt. Yoga versteht sich als ein komplementäres Angebot einer onkologischen oder psychoonkologischen Behandlung. Gerade deshalb freue ich mich darüber, dass die positiven Wirkweisen von Yoga und Meditation zunehmend von der westlichen Schulmedizin anerkannt werden. Positive Rückmeldungen aus Pilotprojekten deutscher Universitätskliniken machen Mut, und ich hoffe, dass sich bundesweit noch viele Nachahmer finden. Besonders möchte ich an der Stelle auf die neuen Leitlinien der Society for Integrative Oncology (1) hinweisen: In diesen internationalen Leitlinien für die ganzheitliche Therapie von Brustkrebs werden Yoga und Meditation ausdrücklich zur Linderung von Angstzuständen und Depressionen sowie zur Steigerung der allgemeinen Lebensqualität während einer Tumorerkrankung empfohlen. Und bereits 2014 legte eine Studie aus den USA eindrücklich dar, wie „regelmäßige Yoga-Übungen bei Brustkrebs-Patienten das Fatigue Syndrom gelindert haben, unter dem viele Frauen im Anschluss an die Therapie leiden." (2)

Das alte Wissen des Ostens wird heute nach und nach im Westen wissenschaftlich belegt: Yoga und Meditation bieten ein enormes Potenzial, Selbstheilungskräfte zu aktivieren und damit sowohl Therapie-Erfolge zu steigern als auch die Fähigkeit, mit großen Herausforderungen umzugehen. Der Psychologe Albert Bandura (3) prägte hier den Begriff der Selbstwirksamkeit.

Mein Herzensprojekt und meine Vision bestehen darin, allen Krebspatienten die Möglichkeit dieser heilsamen Selbsterfahrung zuteilwerden zu lassen.

Ich arbeite mit Universitätskliniken und medizinischem Fachpersonal zusammen und biete seit 2016 spezielle Weiterbildungen für Yogalehrer zu YOGAundKREBS®-Trainern an. Unter dem Motto #lasstunswasbewegen habe ich ein deutschlandweites Netzwerk qualifizierter YOGAund-KREBS®-TrainerInnen initiiert, um Menschen mit Krebserfahrung kompetent auf ihrem Weg begleiten zu können.

Zur Autorin

Gaby Nele Kammler (geb. 1966) lebt in Köln. Sie ist geprüfte Pharmareferentin sowie Yogalehrerin, bildet bundesweit Yogalehrer zum Thema Krebs weiter und arbeitet als Referentin für Patientenorganisationen, Ärzte und medizinisches Fachpersonal.

Kontakt und Infos

info@yoga-und-krebs.de

www.yoga-und-krebs.de

Literaturhinweise

(1) Clinical Practice Guidelines on the Evidence-Based Use of Integrative Therapies During and After Breast Cancer Treatment, CA CANCER J CLIN 2017; 67:194–232)

(2) Studie veröffentlicht im Journal of Clinical Oncology 2014. Doi: 10.1200/ JCO.2013.51.8860

(3) https://www.psychomeda.de/lexikon/selbstwirksamkeit.html

Yoga – ein wertvolles Werkzeug zur Selbsthilfe

Mit Übungsbeispielen

Karin Kleindorfer

Vom Zeitpunkt der Diagnose an können Sie Yoga begleitend zu den Interventionen/Behandlungen praktizieren. Yoga bietet hier zahlreiche Werkzeuge, um den Körper und die Psyche zu stärken und das vegetative Nervensystem in Gleichklang zu bringen.

Vorkenntnisse sind nicht erforderlich. Immer wieder höre ich bei Anfragen: „Ich bin aber nicht sportlich." Um Yoga zu üben, brauchen Sie nicht sportlich oder beweglich zu sein.

Yoga wirkt positiv auf:

- das Herz-Kreislaufsystem
- die Wirbelsäule
- den gesamten Bewegungsapparat
- den Hormonhaushalt
- die Organdurchblutung und damit auf die Organfunktion
- die Psyche
- die Faszien
- das Lymphsystem
- das zentrale, periphere und das autonome-vegetative Nervensystem

Sie können es im Stehen, im Sitzen (auf einem Stuhl) und im Liegen praktizieren. Yoga ist flexibel und lässt sich an alle Gegebenheiten anpassen. So können Sie Ihre Selbstheilungskräfte stimulieren, aktiv zum

Heilungsprozess beitragen. Je nach Schwere und Behandlungsstadium der Erkrankung können Atemtechniken und Handhaltungen, Körperhaltungen, Entspannung und/oder Meditation eingesetzt werden.

Atemtechniken – Pranayama

Mit gezielten Atemübungen erfahren und beeinflussen Sie den Körper und erwecken ein neues Bewusstsein für ihn. Hier ein leicht zu praktizierendes Beispiel – probieren Sie es aus:

Legen Sie dazu eine oder beide Hände auf den Bauch. Gehen Sie mit Ihrer Aufmerksamkeit dorthin. Lenken Sie die Atembewegung in den Bauchraum. Stellen Sie sich vor, Sie atmen in den Bauch. Üben Sie etwa drei Minuten die verlangsamte Bauchatmung, indem Sie beim Einatmen bis drei oder vier zählen, beim Ausatmen bis sechs oder acht zählen. Beenden Sie die Übung mit einer tiefen Ein- und langen Ausatmung. Spüren Sie nach.

Finger-/Handhaltungen – Mudras

Das Sanskritwort Mudra bedeutet Geste oder innere Einstellung. Mudras können als psychische, emotionale, hingebungsvolle oder ästhetische Gesten oder innere Einstellungen bezeichnet werden. Aus der Sicht der Wissenschaft beeinflussen Mudras das zentrale Nervensystem.

Mudras werden mit den Händen geübt. Versuchen Sie es.

Bhairava Mudra: Halten Sie die Handflächen beider Hände nach oben. Legen Sie die rechte Hand in die linke. Beide Hände ruhen im Schoß. Schließen Sie die Augen und entspannen Sie den ganzen Körper, halten

Sie ihn bewegungslos. Beide Hände stellen die Vereinigung Ihres individuellen mit dem kosmischen Bewusstsein (Gott) dar.

Körperhaltungen – Asana

Körperhaltungen erhalten, kräftigen und dehnen die Muskulatur. Einfache, sanfte Positionen, angepasst an das Krankheitsstadium, lassen den Menschen den eigenen Körper als Ganzes erleben und nicht auf den erkrankten Bereich beschränken.

Ein Beispiel zum Mitmachen im Stehen:

Stehen Sie hüftbreit mit Ihren Füßen, ziehen Sie Ihren Nabel Richtung Wirbelsäule, heben Sie das Brustbein leicht an, rollen Sie die Schultern nach hinten unten, Arme und Hände neben dem Körper, Ihr Kinn ist waagerecht. Ziehen Sie nun beide Hände Richtung Boden. Atmen Sie normal weiter und halten die Position für 20-30 Sekunden. Entspannen Sie sich wieder und beobachten Sie Ihren Körper im Stand. Führen Sie die Übung nur so lange aus, wie es Ihnen angenehm ist.

Entspannung

In der Entspannung lassen Sie die Körperhaltungen nachwirken, spüren nach, erfahren innere Ruhe und geistig-seelische Stärke. Im Nachwirken Lassen hat der Körper Zeit, das Geübte zu festigen. Im Nachspüren wird das Körpergefühl geschult. Äußere Ruhe wird zur inneren Ruhe. Ein körperbestimmtes Wirken des gesamten Organismus wird ermöglicht.

Runden Sie Ihre Mitmachübungen immer mit dieser kurzen Entspannung ab:

Legen Sie sich auf den Rücken. Die Unterlage sollte nicht zu weich sein. Ihre Beine liegen hüftbreit, die Arme etwas vom Körper entfernt. Ihre Hände zeigen offen nach oben. Der Nacken liegt tief. Ihre Stirn wird glatt, schließen Sie Ihre Augen sanft, schielen Sie leicht zur Nasenwurzel hin, die Zunge liegt weich im Mundraum. Ihr Unterkiefer ist nun entspannt. Beobachten Sie Ihren Atem. Lassen Sie ihn kommen und gehen. Schauen Sie einfach zu. Vertrauen Sie Ihrem Atem. Er kommt von alleine wieder. Sollte er unruhig sein, dann atmen Sie tief ein und lange aus. Beobachten Sie von Neuem. Konzentrieren Sie sich auf Ihren Atem, wenn Gedanken kommen.

Meditation – Dhyana

Es gibt verschiedene Methoden von Meditation. Buddhistische Meditation, Zen-Meditation, transzendente Meditation, MBSR (Achtsamkeitsbasierende Stressminderung – Mindfulness-Based Stress Reduction) nach Jon Kabat-Zinn, Gehmeditation, Sitzmeditation, Atemmeditation, geführte Meditation usw.

Regelmäßiges Meditieren führt zu positiverem Denken. Ihr Lebensgefühl wird angenehmer. Peter Falkai, Facharzt und ärztlicher Direktor für Psychiatrie und Psychotherapie der LMU München, erklärt in seinem Buch „Das Glück wohnt neben dem Großhirn“: „Gedanken lassen sich in bildgebenden Verfahren messen – wer meditiert, synchronisiert die Gamma-Wellen im Kopf, das erzeugt Glücksgefühle.“ Ist Meditation neu für Sie, können Sie mit einer CD oder mit einer Yogalehrerin bzw. einem Yogalehrer meditieren. Bei einer Krebserkrankung empfehle ich eine geführte Meditation, die Ihr körperliches Befinden und Ihre Bedürfnisse berücksichtigt.

Lachyoga

Auch Lachyoga ist eine Möglichkeit, selbstaktiv zu handeln. Nach Feuerabendt vermag ein „zwerchfellerschütterndes Lachen, täglich zweimal zehn Minuten im Anschluss an Runen Haltungen geübt, die Ge-sundheit des Menschen grundlegend heilsam zu beeinflussen".

Mit Yoga

- beweglich bleiben oder wieder werden
- die Muskulatur erhalten und stärken
- den Organismus anregen, Organe verstärkt durchbluten
- Gelassenheit für schwierige Situationen während der akuten Phase, ebenso wie zwischen und nach den Behandlungen erlangen
- die Körperwahrnehmung verbessern
- Hilflosigkeit und Ohnmacht begegnen
- ein Stück Selbstbestimmung zurückgewinnen.
- einen ruhigeren und positiveren Gemütszustand erreichen
- den Heilungsprozess aktiv unterstützen
- Mut und Zuversicht stärken
- ein angenehmeres Lebensgefühl entwickeln

Erfahrungen mit Yoga von zwei an Krebs erkrankten Frauen aus meiner Yogaschule.

Anna B. (Name geändert) ist verheiratet und berufstätig.

Anna erhielt im März 2006 die Diagnose Brustkrebs. Zu diesem Zeitpunkt praktizierte sie bereits seit Jahren Yoga in meiner Schule. Während der neunmonatigen Chemotherapie kam Anna zu meinem Erstaunen regelmäßig in den Gruppenunterricht. Ausnahmen waren die Tage, an denen sie in Behandlung war. Bis auf einzelne Körperhaltungen war es ihr möglich, an der regulären Yogaeinheit teilzunehmen. Das zeitliche Verweilen in einer Körperhaltung war je nach körperlicher Verfassung unterschiedlich. Für Anna war diese eine Yogaeinheit pro Woche eine Zeit zum – wie sie sagt – „Runterfahren, nicht an die Krankheit, die Nebenwirkungen und die Zukunft denken". Sie konnte den Krebs besiegen. Noch immer ist Anna bei mir im Yogaunterricht und praktiziert Yoga weiter, um „das Gedankenkreisen zu beruhigen und beweglich zu bleiben".

Eine weitere an Krebs erkrankte Teilnehmerin ist Silvia T. (Name geändert), unverheiratet, keine Kinder:

Zurzeit ist Silvia wieder im Krankenhaus. Per E-Mail hat Silvia einige Fragen von mir beantwortet, um ihre eigenen Erfahrungen Ihnen zu erzählen.

Silvia, wann bist du an Darmkrebs erkrankt?

Im Januar 2015 bekam ich die Diagnose, und es folgte die erste Operation und im August 2016 die zweite. Seither habe ich unterschiedliche Behandlungen durchlaufen.

Wie ist es dir in dieser Zeit mit Yoga gegangen?

Während der ersten Chemotherapie sehr gut, da ich fit war und Yoga immer zum körperlichen Ausgleich geführt hat. Es tat gut zu merken, dass nicht alles im Körper „krank" ist, sondern noch einiges funktioniert. Mit den weiteren Chemos hat der Körper so viel Ruhe benötigt, dass es irgendwann nicht mehr möglich war, zum Yoga zu gehen. Darum musste ich aufhören, habe aber immer im Hinterkopf, wieder anzufangen, wenn es mir besser geht.

Wie wichtig ist für dich der persönliche Kontakt mit deiner Yogalehrerin?

Ich fühle mich gut aufgehoben, da ich am Anfang der Stunde sagen konnte, was im Moment nicht so gut ist, und die Lehrerin dann während der Stunde Alternativübungen anbieten konnte.

Kannst du anderen Betroffenen/Erkrankten Yoga empfehlen?

Absolut! Solange man in der Lage ist, Yoga zu machen, sollte man es nutzen! Es fühlt sich nach normalem Leben an in all dem Wahnsinn, den man während einer Krankheit durchmachen muss. Nach einer Yogastunde fühlt man sich besser, körperlich und auch seelisch; Yoga fordert den Körper und lässt den Geist zur Ruhe kommen.

Ich möchte mich bei Anna und Silvia für ihre Beiträge zu diesem Buch herzlich bedanken. Bei unseren Treffen bzw. E-Mail-Unterhaltungen hat sich gezeigt, dass Anna und Silvia gerne ihre Erfahrungen weitergeben.

Yoga ist eine von vielen Möglichkeiten, in schwierigen Lebenssituationen innere Stabilität und Lebenskraft zu schöpfen. Finden Sie die richtige Methode, mit der Sie sich wohlfühlen und Ihre Lebensqualität verbessern können. Ich wünsche Ihnen gute Ärzte und angenehme Menschen in Ihrer Umgebung.

Zur Autorin

Karin Kleindorfer (geb. 1960) lebt in Ingolstadt. Sie ist zertifizierte Yogalehrerin und unterrichtet Yoga seit 2003.

Kontakt und Infos

karin.kleindorfer@yogahaus-in-zuchering.de www.yogahaus-in-zuchering.de

Meine Buchempfehlungen

Swami Satyananda Saraswati: Asana Pranayama Murdra Bandha – Yoga Übungen in Deutsch; Anada Verlag, 4. Aufl. 2010

Feuerabendt, Sigmund: Heilkraft Yoga – 100 Übungen für Ihre Gesundheit; Droemer-Knaur 2008

Pohl, Monika A.: Krebs und Yoga. Übungen für Körper, Geist und Seele. Extrateil Lachyoga; Verlag Weingärtner, 2014

Mehta, Ashish: Du bist Heilung – Mit Yoga, Ernährung und Achtsamkeit dem Krebs ganzheitlich begegnen; Aurum in Kamphausen 2017

Hirschi, Gertrud: Mudras – Finger Yoga für Gesundheit, Vitalität und innere Ruhe; Goldmann 2003

Z

Komplementäre Zahnmedizin

„Gesund beginnt im Mund"

Komplementäre ganzheitliche Zahnmedizin bei einer Krebserkrankung

Edith Nadj-Papp

Wissenschaftliche Studien untermauern die oben genannte Volksweisheit. Sie belegen, dass sich die Mundgesundheit und die allgemeine Gesundheit gegenseitig beeinflussen. Der Mund und die Zähne sind ein fester Bestandteil unseres Körpers. Jeder Zahn ist ein Organ mit lebenden Zellen, mit Blutgefäßen und Nerven, die direkt mit dem Nervensystem verbunden sind. Kranke Zähne belasten die Gesundheit, doch auch organische und seelische Erkrankungen spiegeln sich im Mund wider. Die Zahnmedizin hat für das Gesundbleiben und Gesundwerden eine übergeordnete Bedeutung, was Gesundheitsvorsorge und Genesung von (dramatischen) Erkrankungen betrifft. Man kann sich leicht vorstellen, dass so jede Zahnbehandlung ganzheitliche Auswirkungen haben muss, sowohl um die Zahngesundheit wieder so herzustellen, damit sie der Allgemeingesundheit dienlich ist, wie auch um Zusammenhänge zu erkennen zwischen Belastungen aus dem Mund-, Kiefer- und Kopfbereich und chronischen Erkrankungen. So kann beispielsweise beim Krebspatienten ein möglicher Zusammenhang zu chronischen Entzündungen, Störungen und Belastungen diagnostiziert werden, die zu diesen negativen Auswirkungen geführt haben. Zu den möglichen Belastungsfaktoren zählen Kunststofffüllungen, Amalgamfüllungen, Metalllegierungen, wurzeltote Zähne oder Titan-Implantate. Bei der Neuversorgung sollte darauf geachtet werden, dass die verwendeten Materialien den Patienten nicht (zusätzlich) belasten.

Sanierung des Zahn-Kiefer-Bereichs

Zahnfleisch

Gingivitis und Parodontitis sind die häufigsten entzündlichen Erkrankungen im Mundbereich. Die Gingivitis ist eine Entzündung des Zahnfleisches, die durch eine größere Menge besonders aggressiver Keime, Medikamente und Säuren oder durch einen Mangel an Mikronährstoffen ausgelöst wird. Bei der Parodontitis handelt es sich um eine entzündlich-destruktive Erkrankung des Zahnhalteapparates. Sie ist auf ein Ungleichgewicht zwischen lokalen Reizen wie nächtliches Knirschen, systemische Faktoren und ein geschwächtes Immunsystem zurückzuführen. Deshalb reicht eine auch noch so gute häusliche Mundpflege als alleinige Maßnahme für einen nachhaltigen Therapieerfolg nicht aus. Die ganzheitliche Parodontitis-Therapie umfasst neben der optimalen häuslichen Mundhygiene auch eine gezielte Einstellung des Mikronährstoff-Haushaltes, Ozondesinfektion sowie regelmäßige (alle drei Monate), professionelle, entzündungsbefreiende und unterstützende Therapie einen Leben lang.

Zähne

Füllungen

Das hochgiftige Quecksilber aus den Amalgam-Füllungen wird, wegen seiner Bedeutung als Zell- und Enzymgift, als Sondermüll deklariert. Dauerhaft getragen lösen sich im Mund einzelne Bestandteile durch Korrosion, Abrieb sowie durch Verdampfungsprozesse und werden so vom Organismus aufgenommen. Richtig ist, dass die sich hier freisetzenden Mengen keine akuten Vergiftungszustände auslösen, aber über eine jahrelange Tragezeit dieser Füllungen können sie schädigend auf das Immunsystem wirken und dadurch zu einer Krebserkrankung führen. Die Entfernung von Amalgam-Füllungen sollte deshalb nur von darin erfahrenen Zahnärzten vorgenommen werden. Nach der Entfernung aus den Zähnen sollte eine Ausleitungstherapie mit speziellen Komplexmitteln (DMPS, DMSA, Glutathion, Spurenelemente, vor allem Selen und Zink, sowie Antioxidantien wie Vitamin C) stattfinden. Dabei ist auf das Wiederauffüllen von Spurenelementen auf ihr normales Niveau zu achten. Mit Algenpräparaten wie Chlorella kann die Rückresorption des Quecksilbers im Darm verhindert werden. Als Alternativen sollten möglichst keine weiteren immunologisch sensibilisierenden

Ersatzmaterialien wie Gold- und andere Metalllegierungen verwendet werden. Alternativen sind sorgfältig verarbeitete Vollkeramik-Inlays.

Vollkeramik

Vollkeramik genießt in der Fachwelt einen hervorragenden Ruf und zeichnet sich durch sehr gute Biokompatibilität, Stabilität und maximale Umweltverträglichkeit aus. Aus diesem Grunde wird es immer häufiger eingesetzt und stellt auch bei empfindlichen Patienten die erste Wahl dar. Vollkeramische Inlays, Kronen und Brücken erfreuen sich wegen der ausgezeichneten Ästhetik und Körperverträglichkeit großer Beliebtheit. Aus Gründen der hochwertigen Materialqualität werden, bei hohen Ansprüchen an die Belastbarkeit, überwiegend industriell vorgefertigte Keramiken eingesetzt, die im CAD/CAM-Verfahren verarbeitet werden.

Kunststoff

Von Kunststofffüllungen sollte möglichst Abstand genommen werden, denn sie werden mit östrogenen, erbschädigenden und krebsfördernden Eigenschaften in Verbindung gebracht. Sollte aus bestimmten Gründen auf ihre Verwendung nicht verzichtet werden können, sollte unbedingt ein Material genommen werden, das keine belastende Komponente beinhaltet und im Vorfeld individuell getestet wurde.

Wurzelbehandelte und wurzeltote Zähne

Unter dem Mikroskop sehen Zahnwurzeln wie Bäume aus. Sie haben Haupt- und Nebenäste, Verzweigungen, Verbindungen, gerade und ungerade Stellen. In ihrer schwammigen Struktur (Kapillaren) verlaufen Blut- und Nervengefäße, die eine Verbindung zwischen der Zahnoberfläche und dem Zahnmark ermöglichen. Sterben die organischen, vitalen (lebenden) Zahnmarkanteile aus den Wurzelkanalverzweigungen und den winzigen Zahnbeinkanälchen (800 bis 40000 pro m3) ab, zersetzen sie sich und bilden Giftstoffe. Diese wandern in die umgebenden Knochenareale und können dort ihre zellschädigende Wirkung entfalten. Von dort können sie sich über die Blutzirkulation und den Lymphkreislauf im ganzen Körper verbreiten, um am Ort des geringsten Widerstandes zur Krankheit zu führen. Das Immunsystem nimmt diese Zersetzungsprodukte als Eindringlinge wahr und antwortet darauf mit einer dauerhaften unterschwelligen Entzündungsreaktion. Dadurch nimmt die Zellenergie im Körper weiter ab, was wiederum zur Entstehung von chronischen Erkrankungen führen kann. Daher muss ein solcher Zahn unbedingt behandelt oder entfernt werden.

Allerdings ist es bei einer Behandlung technisch unmöglich – und darüber sind sich konventionellen und komplementären Zahnmediziner einig – alle Eiweißreste aus den filigranen Nebenkanälen und Kapillaren zu entfernen. Unterschiede zwischen den beiden Richtungen der Zahnmedizin ergeben sich bei der Beurteilung der Folgen. Solange die Wurzelkanäle gereinigt und abgefüllt sind und im Röntgenbild nichts Auffälliges zu erkennen ist, betrachtet die konventionelle Zahnmedizin diese Zähne als vollkommen unproblematisch. Anders die ganzheitliche Zahnmedizin. Sie befürchtet eine Überlastung und Entgleisung des Immunsystems. Als Folge können chronische, onkologische oder Autoimmun-Erkrankungen entstehen. Deshalb zieht die ganzheitliche Zahnmedizin die schonende Entfernung dieser Zähne (unter optimalen Bedingungen mit entsprechender Vor- und Nachsorge) und einen individuell optimalen Zahnersatz vor. Wichtig dabei ist, nicht nur die Zähne zu entfernen, sondern auch das umliegende infizierte Gewebe. Der Verschluss der Wunde sollte so vorgenommen werden, dass eine möglichst reibungslose Wundheilung ermöglicht wird (zum Beispiel mit Eigenblut). Das

Verfahren kann auch allgemeinmedizinisch unterstützt werden, beispielsweise durch Akupunktur und mit Mikronährstoffen.

Implantate

Es zeigt sich zunehmend, dass Titan-Implantate nicht für jeden Menschen immunologisch unbedenklich sind. Im Mund herrscht eine spezielle, besonders aggressive Umgebung, die die Legierungen vor besondere Herausforderungen stellt. Darüber hinaus werden bei Titan-Implantaten im Zusammenhang mit Elektrosmog Risiken gesehen (Mobilfunk, DECT-Schnurlostelefone, WLAN, Funknetze) und somit unnötige Belastungen. Fazit: In der komplementär ganzheitlichen Zahnmedizin werden daher Patienten Implantate aus Keramik mit biologisch inaktivem Materialverhalten empfohlen. Diese Zirkon-Implantate gelten als stabil, biologisch unbedenklich und zudem sehr ästhetisch. Immunologische, toxikologische und chronisch-entzündliche Gesichtspunkte sollten bei Materialauswahl und zahnmedizinischer Technik entscheidend sein. Hierbei helfen die Leitlinien ganzheitlicher Umwelt und Zahnärztlicher Gesellschaften.

Kieferknochen

Verlagerte Weisheitszähne und ihre nach der Entfernung unvollständig verheilten Wunden oder eingewachsene Fremdmaterialien (Reste von Füllungen und überpresste Wurzelfüllmaterialien) sind Störfelder und führen häufig zu chronisch-entzündlichen Erweichungen des Kieferknochens. Diese Veränderungen werden als „NICO“ (Neuralgie induzierende hohlraumbildende Osteonekrosen) bezeichnet, weil sie häufig unspezifische Gesichtsschmerzen auslösen. Auch sie belasten das Immunsystem und fördern die Entstehung von chronischen Erkrankungen wie Krebs, Rheuma, Multiple Sklerose u. a. Deshalb sollte eine kieferchirurgische Säuberung unter ganzheitlichen Gesichtspunkten und optimalen Bedingungen durchgeführt werden.

Neuraltherapie

Narben, die durch Operationen oder das Entfernen von Zähnen entstanden sind, können sich auf Dauer störend auf andere Körperregionen auswirken. Akupunktur (mit Nadeln oder Laser) und Neuraltherapie können dazu beitragen, solche Narben aufzuspüren und zu behandeln. Ziel ist es, die Reizzustände zeitweise oder auf Dauer zu unterbrechen und narbenbedingte Fehlfunktionen des Körpers zu normalisieren.

Bisphosphonat-Therapie – Wichtig! Auf die richtige Reihenfolge kommt es an!

Bei den Bisphosphonaten handelt es sich um die bekanntesten und am meisten verordneten Medikamente in der Osteoporose-Therapie. Auch in der Krebstherapie werden sie mit Erfolg bei Knochenmetastasen (Brustkrebs/Prostatakrebs) und zur Prävention eingesetzt. Sie greifen in den Knochenstoffwechsel ein und reduzieren die Aktivität der Zellen, die für den Knochenabbau zuständig sind. In den Handel kommen sie z.B. unter den Namen Diphod, Didronel, Etidronat, Bonefos, Ostac, Skelid, Aredia, Fosamax, Bondranat, Actonel. Neben ihrem positiven Einsatz können Bisphosphonate leider auch gravierende Nebenwirkungen haben. Besonders betroffen sind die Patienten, die eine hohe Dosis intravenös verabreicht bekommen. Sie haben ein sehr hohes Risiko, nach Zahnentfernungen mit massiven Wundheilungsstörungen und Knochennekrosen zu reagieren, die sogar zum Verlust des gesamten Kieferknochens führen können. Aus diesen Gründen ist es so wichtig, eine umfassende Zahn-Mund-Kiefer-Sanierung unbedingt vor Beginn der onkologischen Therapien vorzunehmen, besonders vor dem Einsatz von Bisphosphonaten. Patienten müssen ihre Zahnärztin, ihren Zahnarzt unbedingt darüber informieren, wenn sie Bisphosphonate einnehmen, um anstehende Zahnsanierungen besonders vorsichtig vornehmen zu können. Der Austausch von Füllungen oder eine Kariesbehandlung ist dagegen meistens unproblematisch. Ebenso wichtig ist auch eine anschließende, lebenslange und regelmäßige professionelle Betreuung in der Zahnarztpraxis.

Einige Fallbeispiele (alle Namen geändert)

Margarethe hat Brustkrebs. Bevor sie mit der Chemotherapie beginnen kann, sucht sie ihre Zahnarztpraxis auf. Erst nach Sanierung aller Zahn-, Zahnfleisch-, Mund- und Kiefer-Erkrankungen kann mit der Therapie begonnen werden. Andernfalls könnten zum Teil schwer beherrschbare, großflächige und zum Teil lebensgefährliche Kieferdefekte entstehen. Um die Nebenwirkungen des Medikaments zu reduzieren, ist eine gleichzeitige, individuell eingestellte Einnahme von Vitamin D, Vitamin K, Calcium und Magnesium wichtig. Margarethe erhält in ihrer Zahnarztpraxis, die komplementär ganzheitlich arbeitet, wegen ihres stark entzündeten Zahnfleisches als Erstes eine medizinische Reinigung, anschließend eine antiinfektiöse Therapie und eine Ernährungsberatung. Danach werden alle kariösen Zähne repariert, Metalle und Kunststofffüllungen unter strengen Vorsichtsmaßnahmen entfernt und durch individuell gut verträgliche Materialien wie Keramik ersetzt. Ebenso werden die nicht erhaltbaren, toten, wurzelkanalbehandelten und verlagerten Zähne beseitigt, die chronischen Kieferknochenentzündungen therapiert und die fehlenden Zähne durch metallfreie Implantate oder Brücken ersetzt.

Hans-Dieter bekommt eine Chemotherapie und Bestrahlung. Wie Margarethe erhält auch er in seiner Zahnarztpraxis eine notwendige Zahn-Kiefer-Sanierung und eine intensive antiinfektiöse Gingivitis- und Paradontitis-Therapie. Neben einer optimalen häuslichen Mundhygiene holt er sich sowohl davor als auch während der Therapie und danach professionelle Unterstützung in seiner Zahnarztpraxis. Zum Strahlenschutz wird für ihn eine Schutzschiene angefertigt, die Zähne und Zahnfleisch während der Strahlentherapie schützt. Gegen die Übelkeit gibt es für ihn wirksame Maßnahmen und Medikamente (Ruhe und Entspannungstechniken, Autogenes Training, Selbsthypnose, Akupunktur und pflanzliche Präparate wie z. B. Ingwer). Beim Erbrechen schützt er Zähne und Zahnfleisch vor der Magensäure, indem er den Mund sofort sorgfältig ausspült und die Zähne vorsichtig putzt. Gegen das empfindliche bzw. entzündete Zahnfleisch gibt es Pflegemittel, Mundspülungen und Konzentrate auf der Basis von ätherischen Öle (Lemongras, Thymian, Rosmarin), sowie Sprays auf der Basis von Myrrhe, Blutwurz, Roter Ratanhia, Linde, Echinacea, Salbei und Kamille. Auf saure, scharfe und grobkörnige Speisen, Alkohol und Tabak verzichtet Hans-Dieter und achtet auf den Mineralhaushalt. Durch das häufige Erbrechen kann er gestört sein. Denn einerseits gehen durch das Erbrechen Mikronährstoffe verloren und andererseits können die eingenommenen Mittel die Nährstoffaufnahme beeinflussen. Deshalb lässt Hans-Dieter seine Versorgung mit bestimmten Mikronährstoffen regelmäßig überprüfen, damit er bei einem Mangel fehlende Nährstoffe gezielt ausgleichen kann (zum Beispiel Vitamin C, Selen und Coenzym Q10).

Magdalene hat Dickdarmkrebs. Neben der konventionellen onkologischen Therapie hat sie ihre Lebensweise und Ernährung verändert bzw. umgestellt. Sie hat sich einen Hometrainer gekauft und fährt täglich. Je nach Befinden steigert sie langsam den Schweregrad und die Fahrzeit. Am Wochenende geht sie mit ihrer Familie Schwimmen und einmal wöchentlich in einen Qi Gong-Kurs, der von ihrer Psychosozialen Krebsberatungsstelle vor Ort für Krebspatienten angeboten wird. Der Erfahrungsaustausch dort mit den anderen Patienten tut ihr zusätzlich sehr gut. Als Nahrungsergänzungsmittel nimmt sie gezielt Vitamine, Mineralstoffe und Aminosäuren. Ihr Bedarf wurde nach einer Laboruntersuchung individuell ermittelt und eingestellt. So hat sie nicht nur ihr Normalgewicht zurückgewonnen, auch die Bluthochdruck-, Cholesterin- und Blutzucker-Werte haben sich verbessert. Um die Belastungen in ihrem Umfeld möglichst klein zu halten, versucht sie Umweltgifte und Baulasten (wie Geophatie, Elektro-, Licht- und Lärmsmog) zu reduzieren und eine Zahnsanierung bzw. Parodontitistherapie durchführen. Durch einen geregelten Alltag mit ausreichendem Schlaf und einer positiven Lebenseinstellung schafft sie es immer besser, ihren vorher übergroßen Stress auf ein gesundes Maß einzugrenzen.

Zur Autorin

Edith Nadj-Papp, Dr. med. univ. (Budapest), Zahnärztin, M. A. MBA (geb. 1965) lebt in Ditzingen bei Stuttgart. In ihrer Praxis für ganzheitliche Oral- und Zahn-Medizin arbeitet sie interdisziplinär, biologisch und umweltmedizinisch ausgerichtet.

Kontakt und Infos

praxis@dr-nadj-papp.de
www.dr-nadj-papp.de

Weiterführende Links und Adressen

„Als Krebspatient zum Zahnarzt" Gemeinsamer Flyer von Krebsinformationsdienst (DKFZ)/ Bundesärztekammer (BZÄK)/ Kassenzahnärztliche Bundesvereinigung (KZBV)

https://www.bzaek.de/fileadmin/PDFs/b14/als-krebspatient-zum-zahnarzt.pdf

Arbeitsgemeinschaft „Supportive Maßnahmen in der Onkologie, Rehabilitation und Sozialmedizin" der Deutschen Krebsgesellschaft (ASORS); ASCORS-

Laufzettel: Überweisung/Konsil vor anti-resorptiver Therapie des Knochens (Bisphosphonate, Denosumab) www.onkosupport.de

Deutsche Gesellschaft für Umwelt-Zahnmedizin e.V.,
Siemensstraße 26 a, 12247 Berlin, Tel. 030-76904520, www.deguz.de

Internationale Gesellschaft für Ganzheitliche Zahnmedizin
Kloppenheimer Str. 10, 68239 Mannheim, Tel.: 0621-48179730, www.gzm.org

Bundesverband der naturheilkundlich tätigen Zahnärzte in Deutschland e. V. (BNZ) Grootestr. 30, 50968 Köln, Tel.: 0221-3761005, www.bnz.de

Schlusswort: Danke, Danke, Danke

Ich bedanke mich von ganzem Herzen und mit höchster Wertschätzung bei allen, die mich in allen Phasen motiviert haben, meine Idee vom „Mut-mach-Buch“ als Projekt Wirklichkeit werden zu lassen. Sie haben durch ihre tatkräftige Unterstützung und hervorragende Zusammenarbeit die Entstehung der ersten Anthologie 2011, der erweiterten Neuauflage 2015, des Folgebandes 2016 und zum Abschluss des Buchprojektes dieses nun vorliegende Kompendium, eine Art Nachschlagewerk, möglich gemacht. Allen Beteiligten ein herzliches Vergelt‘s Gott!

Ich danke allen für die Hinweise auf das Buchprojekt sowie für das Verteilen von Projektflyern an mögliche Interessierte im gesamten deutschsprachigen Raum.

Mein großer Dank gilt allen Autorinnen und Autoren für die eingereichten Texte. Ohne ihren Mut und die Bereitschaft, als Krebsbetroffene die individuellen Erfahrungen und Erkenntnisse, Stärken und Schwächen, Erfolge und Hemmnisse auf ihrem Genesungsweg in Worte zu fassen, hätten die Bücher nicht entstehen können. Mit großer Wertschätzung für das Buchprojekt haben sich ebenso die Autorinnen und Autoren dieses dritten Buches, trotz ihrer engagierten Arbeit mit Krebsbetroffenen, die Zeit für einen Buchbeitrag über ihr Fachgebiet genommen und damit das Buchprojekt für alle Leserinnen und Leser wertvoll bereichert.

Besonders dankbar bin ich Irmgard Wiesenhütter für ihren großen persönlichen Einsatz bei der journalistischen Beratung. Als ideenreiche und kompetente Partnerin hat sie von Anfang an das Buchprojekt, vor allem das erste „Mut-mach-Buch“, mit Nachdruck und unbeirrbarem Einsatz konstruktiv gefördert. Aus persönlichen Gründen konnte sie mich leider beim dritten Teil des Buchprojektes nur noch sehr eingeschränkt beraten. Glücklicherweise hat Michael Heberling nun ihren wichtigen Part übernommen und mich vor allem in der Endphase mit seinen vielfältigen beruflichen Kompetenzen journalistisch beraten und damit bei der Umsetzung des dritten Projektteils sehr tatkräftig unterstützt. Für diese konstruktive Zusammenarbeit und wohltuende mentale Unterstützung ein herzliches Danke.

Dankenswerterweise halfen mir die konstruktiven Anregungen der Testleser/innen Birgit, Bernd, Christine, Katharina und Trude, eine gewisse „Betriebsblindheit" zu überwinden und aus der großen Zahl an Beiträgen mit so unterschiedlichen Themen eine stimmige Dramaturgie für das Buch zu finden.

Ich bin sehr froh, dass ich bei der Umsetzung dieses Buches wieder mit „Dreamteam und Ideen-Werkstatt" der vorhergehenden Bücher, Karin Law Robinson-Riedl, Gerhard Riedl und Manuela Bößel erfolgreich zusammenarbeiten konnte. Das Ehepaar Robinson-Riedl gab auch dieses Mal allen Texten kompetent und sehr engagiert, aber behutsam vor dem Druck den notwendigen letzten sprachlichen Schliff.

Manuela Bößel gelang es auch dieses Mal als Grafikerin/Illustratorin/Webdesignerin mit ihren Talenten, ihrer Professionalität und ganz viel Herzblut, das gemeinsame Werk mit einem attraktiven Äußeren und wertvollen Innenleben zu einem stimmigen Ganzen zu vollenden. Mit ihrem unbeirrbaren Optimismus und ihrer äußerst feinen Wahrnehmung in ihren Rückmeldungen hatte sie als Krankenschwester und Heilpraktikerin auch inhaltlich einen besonderen Zugang zum Buchprojekt. Sie gestaltet auch die entsprechenden Buchflyer.

Meiner Familie danke ich ganz besonders für ihre grenzenlose Liebe und die alles umfassende Unterstützung zu jeder Zeit. Sie hat gespürt, dass ich mit der Realisierung des Buchprojektes nach und nach bedeutsame Ziele für die eigene Gesundung verfolge. Viele Gespräche drehten sich bei uns um diese Idee und die entsprechenden Umsetzungsmöglichkeiten. Mein Schwiegersohn Frank nahm mir meine letzten Zweifel, und nachdem er den Projektflyer und die Homepage mit meinen Inhalten gestaltet hatte, konnte es 2010 richtig losgehen. Er betreut seitdem die Homepage www.projekt-mut-mach-buch.de

Gerade beim Umgang mit der Thematik dieses Buches, in den Gesprächen und Begegnungen mit den Autorinnen und Autoren wurde mir immer wieder bewusst, wie dankbar ich meiner engagierten Berliner Hausärztin Dr. Lisa Liccini bin. Nicht nur für die vertrauensvolle und kompetente Betreuung während meiner Jahre dort, sondern vor allem dafür, dass sie mich 2008 nach der Entdeckung des Tumors gleich in die Lungenfachklinik „Heckeshorn“ im Helios Klinikum Emil von Behring überwiesen hat. Dort schafften es die Ärzteteams der Thorax-Chirurgie und Onkologie, meinen wegen seiner Größe und Lage anfänglich inoperablen Tumor mit Chemotherapie und Bestrahlung so zu verkleinern, dass er wider Erwarten doch noch erfolgreich entfernt werden konnte.

Wie wohltuend umsichtig und doch professionell hat sich das Pflegepersonal dort auf beiden Stationen während meiner Aufenthalte im ersten halben Jahr der Erkrankung um mich gekümmert! Nach unserem Umzug 2009 nach Ingolstadt bin ich zu allen Kontrollterminen der Nachsorge gern wieder nach Berlin ins „Behring Krankenhaus“ gefahren. Dankbar durfte ich jedes Mal die Freude über das gute Ergebnis als Erstes hier mit meinen „Spezialisten“ teilen.

Anfang 2014 war ich zum letzten Mal bei der Krebs-Nachsorge in Berlin. Ich konnte sie mit einem guten Ergebnis abschließen und mich dabei dankbar und glücklich von den behandelnden Ärzten und dem Pflegepersonal verabschieden.

Mir geht es den Umständen entsprechend gut, denn meine Gesundheit liegt auch hier wieder in besten medizinischen Händen, mit ganzheitlichem Blick auf Körper, Geist und Seele.

Christel Schoen

Projektinitiatorin und Herausgeberin

„Finde deine verlorenen Träume und schicke sie auf die Reise“ (Agilus)

Kurzbiografie

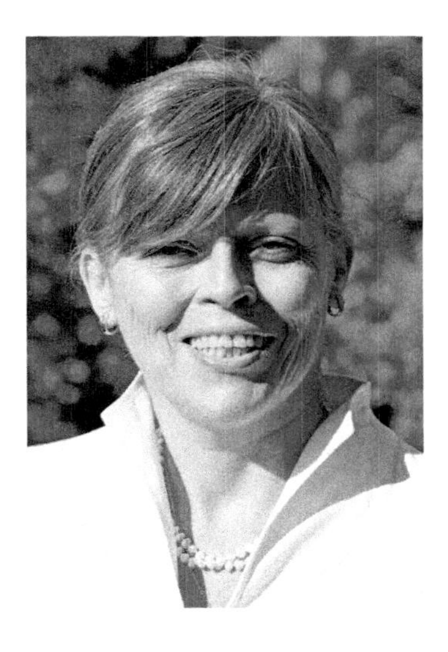

Christel Schoen
Herausgeberin
Projektinitiatorin
Diplompädagogin
Diplom-Sozialpädagogin
Gesundheitstrainerin (BGT)
Ingolstadt

- 1956 im Münsterland geboren
- Kindheit und Jugend hier auf dem elterlichen Hof
- nach der Schule zum Studium nach Bayern
- berufliche Arbeitsfelder: unterschiedliche sozialpädagogische Einrichtungen, zuletzt in Berlin als Geschäftsführerin bis zur Erkrankung 2008
- verheiratet, zwei erwachsene Kinder und fünf Enkelkinder
- Seit 2009 wieder in Ingolstadt, berentet (Erwerbsminderungsrente)

Neben dem „eigenen zeitaufwendigen Gesundheitsmanagement“ mit viel Freude beschäftigt mit den Enkelkindern, mit dem Buchprojekt, Lesungen, Kreativen Schreibwerkstätten, als freiberufliche Gesundheitstrainerin nach dem Modell der Ruhr-Universität Bochum und in der Erwachsenenbildung mit Vorträgen und Seminaren.

Link- und Adressenliste für wichtigen Kontakte und Informationen im deutschsprachigen Raum

www.biokrebs.de

Gesellschaft für Biologische Krebsabwehr e.V. (GfBK)
Zentrale Beratungsstelle, Hauptstr. 44, 69117 Heidelberg
Tel: 06221/ 13802-0
E-Mail: information@biokrebs.de

Mit Beratungsstellen in Dresden, Berlin, Hamburg, Bremen, Wiesbaden, Stuttgart, München. Der ärztliche Beratungsdienst beantwortet Fragen zu ganzheitlichen Krebstherapien kostenfrei, weiter Erhalt von Informationen zu biologischen, ganzheitlichen Heilweisen bei Krebserkrankungen, Vielzahl von Informationsschriften und Faltblättern zum Ausdrucken oder Bestellen, Verzeichnis biologischer Fachkliniken und niedergelassener naturheilkundlich tätiger Ärzte im ganzen Bundesgebiet.

www.krebsgesellschaft.de

Deutsche Krebsgesellschaft e.V.
Kuno-Fischer-Str. 8, 14057 Berlin
Tel: 030/ 32293290

Wissenschaftlich-onkologische Fachgesellschaft in Deutschland, Basisinformationen zum Thema Krebs und Neues aus der Forschung für Patienten und Fachpersonal, organisiert wissenschaftliche Konferenzen und Symposien für übergreifenden fachlichen Austausch, Mitarbeit in nationalen und internationalen Verbänden

Unterhält in 16 Bundesländern die Psychosoziale Krebsberatungsstellen der Landeskrebsgesellschaften für umfangreiche Beratung und professionelle Unterstützung für Krebskranke.

www.onkosupport.de

Arbeitsgemeinschaft „Supportive Maßnahmen in der Onkologie, Rehabilitation und Sozialmedizin“ der Deutschen Krebsgesellschaft (ASORS)
ASCORS-Laufzettel: Überweisung/Konsil vor antiresorptiver Therapie des Knochens (Bisphosphonate, Denosumab)

www.krebshilfe.de

Deutsche Krebshilfe e.V.
Buschstr. 32, 53113 Bonn
Tel: 0228/ 729900

Vielseitige Broschüren zu einzelnen Tumorerkrankungen

www.krebsinformationsdienst.de

ID Krebsinformationsdienst
Im Neuenheimer Feld 280, 69120 Heidelberg
Tel: 06221/ 41022 oder Tel: 0800/ 4203040

Homepage des Krebsinformationsdienstes KID, umfassende und übersichtliche Informationen mit vielen Adressen und Links, Informationsdienst für krebsbezogene Anfragen zu klinischen Therapien und den häufigsten Erkrankungen

www.dkfz.de

Informationen des Deutschen Krebsforschungszentrums, aktuelle Hinweise über diverse Krebserkrankungen; Diagnostik und Therapie

www.inkanet.de

Informationsnetz für Patienten, die sich mit anderen Betroffenen und Experten austauschen wollen. Diese Seite bietet eine Plattform für Fragen, Antworten, Meinungen und Kommentaren zum Thema Krebs.

E-Mail: redaktion@inkanet.de

www.krebs-kompass.de

Krebs Kompass

Bietet Begleitung durch das Informationsangebot des Internets, größter deutscher Chat für Krebspatienten und Angehörige

www.senologie.org

Deutsche Gesellschaft für Senologie e.V.
Interdisziplinäre Fachgesellschaft für Brusterkrankungen, Übersicht über zertifizierte Brustzentren, Brustkrebs-Studien, Kontakte zu Brustkrebs-Experten

www.osteoonkologie.org

Deutsche Osteoonkologische Gesellschaft
Die Fachgesellschaft ist interdisziplinär und richtet sich an alle, die von Berufs wegen oder als Patient mit onkologischen Problemen des Skeletts konfrontiert sind

www.brustkrebsdeutschland.de/www.brustkrebsdeutschland.tv

Brustkrebs Deutschland e.V.
Ausführliche Informationen über Früherkennung, Behandlung von Brustkrebs, Nebenwirkungen und Nachsorge, aktuelle Kongressberichte in patientenverständlicher Sprache, kostenloses Brustkrebstelefon und 2 × monatlich kostenlose ärztliche Telefonsprechstunde unter: 0800/ 0117112

www.brca-netzwerk.de

BRCA-Netzwerk e.V.
Information, Beratung und Hilfe bei familiärem Brust- und Eierstockkrebs. Hier können sich Betroffene über die prophylaktische Brustentfernung und die Kostenübernahme der Krankenkassen informieren.

Selbsthilfe und Beratung

www.hksh-bonn.de

Haus der Krebs-Selbsthilfe
Thomas-Mann-Str. 40, 53111 Bonn
Tel: 0228/ 338890

www.frauenselbsthilfe.de

Geschäftsstelle des Bundesverbandes der Frauenselbsthilfe nach Krebs e.V.
„Haus der Krebs-Selbsthilfe“
Thomas-Mann-Str. 40, 53111 Bonn
Tel: 0228/ 33889402

www.kompetenz-gegen-brustkrebs.de

Kompetenz gegen Brustkrebs e.V.
Gemeinnütziger Verein zur Förderung ganzheitlicher Medizin und Psychotherapie bei Brustkrebs

www.allianz-gegen-brustkrebs.de

Allianz zu Organisationen gegen Brustkrebs e.V.
Brustkrebs-Patientinnen-Initiative mit regionalen Gruppen

www.komen.de

KOMEN Deutschland e.V.
Information und bundesweite Unterstützung von Brustkrebsprojekten

www.brustkrebs-beim-mann.de

Netzwerk Brustkrebs beim Mann
Informationen rund um das Thema Brustkrebs beim Mann; Möglichkeit, Kontakt zu anderen Betroffenen aufzunehmen

www.ilco.de

Deutsche ILCO f. Menschen mit künstlichem Darm- oder Blasenausgang e.V.
Bundesgeschäftsstelle Haus der Krebs-Selbsthilfe
Tel: 0228/ 33889450

www.adp-bonn.de

Arbeitskreis der Pankreatektomierten e.V. (AdP)

Haus der Krebs-Selbsthilfe

Tel: 0800/7080123

www.kehlkopfoperiert-bv.de

Bundesverband der Kehlkopflosen e.V.

www.leukämie-hilfe.de

Deutsche Leukämie- und Lymphomhilfe e.V.
Haus der Krebs-Selbsthilfe
Tel: 0228/ 33889200

www.prostatakrebs-bps.de

Bundesverband der Prostata-Selbsthilfe e.V.
Alte Str. 4, 30989 Gehrden
Tel: 0800/780123

www.datadiwan.de

Zu naturheilkundlichen Themen eine umfangreiche Datenbank

www.upd-online.de

Unabhängige Patientenberatung Deutschland UPD
Littenstr. 10, 10179 Berlin
Bundesweit kostenloses Beratungstelefon
Tel: 0800/ 0117722

www.nakos.de

NAKOS
Nationale Kontakt- und Informationsstelle zur Anregung und Unterstützung von Selbsthilfegruppen; Otto-Suhr-Allee 115, 10585 Berlin-Charlottenburg
Tel: 030/ 31018960

www.krebsberatung-berlin.de

Psychosoziale Beratungsstelle für Krebskranke
und Angehörige – Selbsthilfe Krebs e.V.
Cranachstr.59, 12157 Berlin
Tel: 030/ 89409040
Tel: 030/ 89409041 (Betroffenen-Beratung)
Tel: 030/ 89409042 (Angehörigen-Beratung)

www.cancerdecisions.com

Der amerikanische Medizinjournalist und Autor des Buches „Fragwürdige Chemotherapie“ Dr. Ralph W. Moss bietet sehr umfassende Informationen zum Thema Onkologie, speziell über alternative und komplementäre Ansätze.

www.ago-online.de

Arbeitsgemeinschaft Gynäkologische Onkologie (AGO)
Die Kommission Mamma hat einen Patientenratgeber zu Leitlinien des Brustkrebses erstellt.

www.deutsche-fatigue-gesellschaft.de

Deutsche Fatigue Gesellschaft e.V.

www.dapo-ev.de

Deutsche Arbeitsgemeinschaft für Psychosoziale Onkologie (dapo)
(Adresseninformationen über Psychoonkologen)
Ludwigstr. 65, 67059 Ludwigshafen
Tel: 0700/ 20006666

Gesundheitstrainingsgruppen

www.bochumergesundheitstraining.de

Bochumer Gesundheitstraining
Dipl.-Psych. Erhard Beitel, Spinozastr. 14, 45279 Essen
Tel: 0201/ 534377

www.hildesheimer-gesundheitstraining.de

Hildesheimer Gesundheitstraining
Institut für Therapie und Beratung an der Hochschule für angewandte Wissenschaft und Kunst (HAWK) – FH Hildesheim/Holzminden/Göttingen
Hohnsen 1, 31134 Hildesheim
Tel: 05121/ 881421

Simonton-Gruppen

www.zist.de

ZIST gGmbH
Zentrum für Individual- und Sozialtherapie, u.a. Kurse nach Simonton
Zist 1, 82377 Penzberg
Tel: 08856/ 93690

Verbände der Komplementärmedizin

www.zaen.org

Zentralverband der Ärzte für Naturheilverfahren und Regulationsmedizin e.V. (ZÄN)
Am Promenadenplatz 1, 72250 Freudenstadt
Tel: 07441/ 918580

www.anthroposophischeaerzte.de

Gesellschaft anthroposophischer Ärzte in

Deutschland e.V. (GAÄD)
Tel: 0711/ 7799711

www.daegfa.de

Deutsche Ärztegesellschaft für Akupunktur e.V.
Tel: 089/ 71005-11

www.dght-ev.de

Deutsche Gesellschaft für Hyperthermie e.V.
Tel: 04221/ 2094480

www.gzm.org

Internationale Gesellschaft für Ganzheitliche ZahnMedizin e.V. (GZM)
Geschäftsstelle, Kloppenheimer Str.10, 68239 Mannheim
Tel: 0621/ 48179730

www.bnz.de

Bundesverband der naturheilkundlich tätigen Zahnärzte in Deutschland e.V. (BNZ)
Auf der Seekante 7, 50735 Köln
Tel: 0221/ 3761005

www.afa-atem.de

Arbeits- und Forschungsgemeinschaft für Atempflege e.V. (AFA)
Tel: 030/ 3953860

www.qigong-gesellschaft.de

Deutsche Qigong Gesellschaft e.V.
Geschäftsstelle, Guttenbrunnweg 9, 89165 Dietenheim
Tel: 07347/ 3439

www.tai-chi-zentrum.de

Deutscher Dachverband und Qualitätsgemeinschaft Tai-Chi-Zentrum
Wohlerallee1, 22767 Hamburg
Tel: 040/ 210213

www.geobiologie.de

Forschungskreis für Geologie Dr. Hartmann e.V.
Adlerweg 1, 69429 Waldbrunn-Waldkatzenbach
Tel: 0627/ 912100

Sonstige

www.mamazone.de

Frauen und Forschung gegen Brustkrebs e.V.
Max-Hempel-Str. 3, 86153 Augsburg
Tel: 0821/ 2684191-0

www.mammamia-online.de

Mamma *Mia!* – Die Krebsmagazine
Altkönigstraße 31, 61476 Kronberg
Tel.: 06173/ 3242858

www.vdk.de

Sozialverband – Rechtsberatung: Gesetzliche Renten- und, Krankenversicherungen. Rehabilitation, Schwerbehindertenrecht, Vertreter der sozialpolitischen Interessen u.v.m.
www.vdk.de/deutschland/pages/mitgliedschaft/73646/rechtsberatung_des_sozialverbands_vdk
www.vdk.de/deutschland/pages/72443/diagnose_krebs_wie_geht_es_weiter

Nützliche Links und Adressen, Österreich

www.oego.or.at

Österreichische Gesellschaft für Onkologie
Sofienalpenstr. 17, A-1140 Wien
Tel: +43(0)222/ 972140

www.homoeophatie.at

Österreichische Gesellschaft für homöopathische Medizin
Billrothstr. 2, A-1190 Wien
Tel: +43-1-5267575

www.gamed.or.at

Wiener Akademie für Ganzheitsmedizin (GAMED)
Otto-Wagner Spital, Sanatoriumstraße 2, A-1140 Wien
Tel: +43-1-6887507

www.oegpo.at

ÖGPO – Österreichische Gesellschaft für Psychoonkologie
Gladbeckstr. 2, A-2320 Schwechat
Tel: +43(0)2235-47230

www.frauenselbsthilfe-brustkrebs-wien.at

Frauenselbsthilfe nach Krebs – Österreichischer Dachverband bzw. LV Wien
c/o Medizinisches Selbsthilfezentrum „Martha Frühwirt"
Obere Augartenstr. 26-28, A 1020 Wien
Tel: +43(0)-1-3322348

www.selbsthilfe-oesterreich.at

ArGe Selbsthilfe Österreich
Koordinationsstelle: Dachverband Selbsthilfe Kärnten
Simmeringer Hauptstr. 24, A-1110 Wien
Tel: +43(0)664-3429137

www.drbanis.com

Psychosomatische Energetik, Geobiologie
Praxis Dr. med. Ulrike Banis, Rathausstr.11, A-6900 Bregenz
Tel: +43(0)5574-58460

www.anthromed.at

Gesellschaft anthroposophischer Ärzte Österreichs
Tilgnerstr. 3, A-1040 Wien
Tel: +43(0)6644416144

www.knospe.at

Knospe – ganzheitliches Konzept bei Krebs
Abteilung für Gynäkologie und Geburtshilfe, Wilhelminenspital der Stadt Wien, Montleartstr. 37, A-1160 Wien
Tel: +43(0)149150-4708

www.qigonggesellschaft.at

Österreichische Qigong Gesellschaft
Postfach 12, A-1212 Wien
Tel: +43(0)664/ 6303081
Tel: +43(0)699/ 18303081

www.mammamia.or.at

Mamma mia – Selbsthilfe bei Brustkrebs
Marktplatz 10, A-2380 Perchtoldsdorf
Tel: +43(0)18690208-71

www.ganzheitsmedizin.at

Dachverband der Österreichischen Ärzte für Ganzheitsmedizin

www.krebshilfe.net

Dachverband der Österreichischen Krebshilfe

Rudolf-Hans-Bartschstr. 15-17, A-8042 Graz
Tel: +43(0)316-474433

Nützliche Links und Adressen, Schweiz

www.clinicasantacroce.ch

Clinica Santa Croce (Homöopathische Abteilung)
Sekretariat Dr. Spinedi, Via al Parco 27, CH-6644 Orselina
Tel: +41(0)91-7354371

www.lukasklinik.ch

Lukas-Klinik, Spezialklinik für Misteltherapie
Pfeffingerweg 1, CH-4144 Arlesheim
Tel: +41(0)61-7057111
Infoline: 041(0)61-7020909

www.vfk.ch

Verein für Krebsforschung (anthroposophisch)
Kirschweg 9, CH-4144 Arlesheim
Tel: +41(0)61-7067272

www.homoeopathie-welt.ch

Schweizer Verein homöopathischer Arztinnen und Ärzte
Sekretariat: Dorfhaldenstr. 5, CH-6052 Hergiswil
Tel: +41(0) 41-6300760

www.homoeopathie-schweiz.org

Schweizerische Homöopathie Gesellschaft
Postgasse 15, Postfach 817, CH-3000 Bern 8

www.medizin.ch

Schweizer Gesundheitsnetz – Medizinprotal: Medizin-Therapiethemen, Gesundheitsinfos, Gesundheitsratgeber, Forum, um-fassende Gesundheits- und Berufsverzeichnisse u.a.

www.spo.ch

Schweizer Patienten- und Versicherten Organisation SPO
Geschäftsstelle: Häringstr. 20, CH-8001 Zürich
Tel: +41(0)44-2525422
Telefonische Beratung für Nichtmitglieder: Tel: +41(0) 900-567047

www.patienten.ch

Verein Patienten
Patientenplattform, c/o Marco Todesco, Steigstr. 3, CH-8245 Feuerthalen
E-Mail: info@patienten.ch

www.kosch.ch

Stiftung Kosch Koordination und Förderung von Selbsthilfegruppen in der Schweiz
Laufenstr. 12, CH-4053 Basel
Tel: +41(0)613338601;
Zentraler Auskunftsdienst: +41(0)848810814

www.svnh.ch

Schweizerischer Verband für natürliches Heilen
Blumensteinstr. 2, CH-3012 Bern 14
Tel: +41(0)31-3024440

Liste der Benefizbücher der GfBK e.V. und der Ebo Rau Stiftung

Klatt, Stefan: Sonne im Herzen – Lebensrezepte mit Atem- und Yogaübungen

Das immerwährende Kalendarium des Atemtherapeuten Stefan Klatt mit zahlreichen praktischen Übungen, Meditationen und anschaulichen Illustrationen motiviert zum Mitmachen. Der Yogalehrer und Autor lädt uns zu zahlreichen energetisierenden und entspannenden Yoga- und Atemübungen ein.

Klatt, Stefan: Zwischen Himmel und Erde

Mit diesem Kalendarium führt der Atem- und Yogalehrer die Leser wieder an zahlreiche einfach und alltäglich praktizierbare Atem- und Yogaübungen heran. Die Übungen bieten die Möglichkeit, die medizinische Technologie durch ein umfassendes und ganzheitliches System der Gesundheitsfürsorge zu ergänzen.

Klatt, Stefan/Rau, Ebo: Stille in Dir

Kalendarium mit Atem-, Yoga- und Lebensrezepten

Rau, Ebo: Alles zu seiner Zeit

Dr. Ebo Rau zeigt in dem ersten seiner immerwährenden Kalender auf, wie man sich auch gerade in Grenzsituationen neue Lebensräume eröffnet, und weist damit Wege zu einem vertieften Leben.

Rau, Ebo: Carpe Vitam. Liebe das Leben – Lebe dein Leben

Ein immerwährender Kalender mit täglichen Anregungen zur Aktivierung der Lebens- und Selbstheilungskraft; mit lebensfrohen, lebensbejahenden, besinnlichen und auch lustigen Texten und Bildern.

Rau, Ebo: Tagebuch „Krebs! Was nun, Ebo?“
Ein sehr persönliches und berührendes Tagebuch über den komplexen Heilungsweg des Autors bei der Diagnose Bauchspeicheldrüsenkrebs.

Rau, Ebo: Karl-Lottchen und Charlotte – Der Weg der Seele

Ein transdimensionales Märchen-Kalendarium: Lassen Sie sich entführen in die Welt von Karl-Lottchen und Charlotte und staunen Sie über einfache Weisheiten wie auch tiefgründige Erkenntnisse.

Rau, Ebo/Irmey, György: Bewusste Gesundung
Immerwährendes Kalendarium und CD mit Heilübungen, täglichen Anregungen und Affirmationen. Das Kalendarium möchte Ihnen Anregungen geben, sich mit Ihren persönlichen Glaubenssätzen auseinanderzusetzen. Für jeden Tag haben wir Ihnen eine heilsame Affirmation ausgesucht.

Rau, Ebo/Irmey, György: Impulse von Mensch zu Mensch
Immerwährender Taschenbuchkalender mit täglichen Anregungen zur Krankheits-, Konflikt- und Lebensbewältigung.

Rau, Ebo/Klatt, Stefan: Stille in Dir. Atem-, Yoga- und Lebensrezepte
Dieser immerwährende Taschenbuchkalender ist all denen gewidmet, die ihr körperliches, seelisches und geistiges Wohlbefinden verbessern wollen und auf diesem Weg Yogastellungen, Atemübungen und gedankliche Inspiration einbeziehen möchten.

Rau, Ebo/Schäferling, Helga: Chakrade – Heilbotschaften – Geistige Heilmitte

Lassen Sie sich von den vielen positiven Heilbotschaften in Text und Bild aus der Tier- und Pflanzenwelt in dem jüngsten farbigen Kalendarium des bekannten Arztes berühren. Jedes Lebewesen kann ein geistiges Heilmittel für uns Menschen sein.

Rau, Ebo/Winkler, Uta/Donnerstagsgruppe-Hospizverein Amberg: Flieg – Seele – Flieg

Ein Kalendarium voll mit Gedanken, Sprichwörtern und vor allem auch Bibelzitaten. Dieser einmalige Hospizkalender schenkt Kraft, Mut, Zu- und Loslassenkönnen, Freude, Sprache, Stille, Ruhe, Lächeln, Berührung, Tränen, Liebe – ganz schlicht „Menschlichkeit".

Rau, Ebo/Jordan, Ute/ Kunz, Sabine: Stärke Deinen Beckenboden; Broschüre, Hörbuch „Mit dem Herzen heilen"

Zwei CDs mit den besten Gedichten und Geschichten aus unseren immerwährenden Kalendarien, gelesen von Dr. Ebo Rau und Dr. György Irmey. Mit ausgewählten Worten aus den vielseitigen immerwährenden Kalendarien haben Sie stets einen treuen Wegbegleiter und Heilimpulsgeber an Ihrer Seite.

Hörbuch „Dankbarkeit von Herzen"

CD mit meditativen Heilimpulsen, gelesen von Dr. György Irmey und Dr. Ebo Rau; Musik: Günther Baumgartner

Infos und Kontakt:

www.biokrebs.de

www.eborau.de